BASTEI
LÜBBE
TASCHENBUCH

Weitere Titel der Autorin:

Tu Buße und stirb

Fürchte, was du begehrst

Über die Autorin:

Jo Spain arbeitet als Journalistin und Beraterin des Irischen Parlaments. Ihr Krimidebüt TU BUSSE UND STIRB avancierte in Irland sogleich zum Bestseller und schaffte es auf die Shortlist des renommierten RICHARD AND JUDY BESTSELLER COMPETITION. Auch die beiden Folgebände der Serie mit dem sympathischen Ermittlerteam um Inspector Tom Reynolds schafften den Sprung auf die irische Bestsellerliste. Jo Spain lebt mit ihrem Ehemann und ihren vier gemeinsamen Kindern in Dublin.

JO SPAIN

Das Tal der toten Mädchen

IRLAND-KRIMI

Aus dem Englischen von
Anke Angela Grube

BASTEI LÜBBE
TASCHENBUCH

BASTEI LÜBBE TASCHENBUCH
Band 17846

MIX
Papier aus verantwortungsvollen Quellen
FSC® C083411

Dieser Titel ist auch als E-Book erschienen

Vollständige Taschenbuchausgabe

Deutsche Erstausgabe

Titel der englischen Originalausgabe: »Sleeping Beauties«
Originalverlag: Quercus Publishing Ltd, London

Textredaktion: Ulrike Brandt-Schwarze, Bonn
Titelillustration: © Raul Touzon/getty-images
Umschlaggestaltung: www.buerosued.de
Satz: hanseatenSatz-bremen, Bremen
Gesetzt aus der Stempel Garamond
Druck und Verarbeitung: CPI books GmbH, Leck – Germany
ISBN 978-3- 404-17846-9

2 4 5 3 1

Sie finden uns im Internet unter
www.luebbe.de
Bitte beachten Sie auch: www.lesejury.de

Für Julie und Maureen, zwei schöne Damen

Prolog

Fiona, 2012

Wie konnte ich bloß so dämlich sein?

Was für eine erbärmliche, blöde Idiotin ich bin.

Ich bin genau wie diese Frauen, auf die ich immer so verächtlich herabgesehen habe. Ich habe ihm geglaubt, als er sagte, er habe es nicht so gemeint, es täte ihm leid. Beim ersten Mal. Beim zweiten Mal. Immer wieder. Ich dachte, er würde sich ändern.

Aber jetzt ist er zu weit gegangen.

Er bringt mich noch um, wenn ich es nicht beende.

Nein. Das hört jetzt auf.

Ich werde kein stummes Opfer sein.

Das versichert Fiona sich selbst, tapfer und entschlossen, als sie langsam das einsame, schmale, von Hecken gesäumte Sträßchen entlanghumpelt, das zu ihrem Zuhause führt.

Die Sonne sinkt bereits, aber es ist ein warmer, diesiger Sommerabend. Fiona hat ihre dünne gelbe Strickjacke ausgezogen, hält sie locker in der Hand und lässt sie fast über den Boden schleifen. Die Haut ihrer bloßen Arme ist blass. Der Träger ihres Oberteils rutscht ihr bei jedem Schritt, den sie tut, von der Schulter und landet auf einem hässlichen, wie vier Finger geformten Bluterguss. Immer wieder zieht sie den Träger grob hoch und wünscht sich, er würde bleiben, wo er ist.

Sie ist jetzt fast am Fluss angelangt. Wütende Mücken

schwirren um ihr Gesicht, und sie schlägt sie weg. Dabei streift sie aus Versehen ihren Mund und zuckt zusammen. Ihre lädierte Lippe brennt noch.

Bei der Brücke wird sie haltmachen und sich ein wenig auf dem Mäuerchen ausruhen, das ihr Großvater mit seinen eigenen Händen erbaut hat, aus Steinen, die er vom Land der Familie genommen hat. Sie hat diese Stelle immer geliebt. Sie wird sich ein bisschen herrichten, das Blut, die Tränen und die verschmierte Mascara notdürftig abwaschen, bevor sie zu ihren Eltern zurückkehrt. Dort wird sie sicher sein. Fiona saugt den süßen Duft der gestutzten Kirschlorbeerbüsche ein und fängt langsam an, sich zu entspannen.

Als hinter ihr eine Hupe ertönt, fährt sie zusammen. Ihr Herz rast. Sie hat das Auto nicht kommen hören, obwohl die Stille über der Landschaft nur durch das Abendlied einer Singdrossel und das Rascheln der Blätter in der leichten Brise unterbrochen wird.

Ängstlich dreht sie sich um – ist er es?

Die Straße ist so schmal, dass sie sich gegen die Hecke drücken muss, damit das Auto an ihr vorbeifahren kann. Die scharfen Zweige zerkratzen ihren Rücken.

Es ist der blaue Ford des Nachbarn, der zwei Meilen weiter die Straße hinauf wohnt. Ein älterer Mann, der gerade in das Haus seiner kürzlich verstorbenen Mutter gezogen ist, um es zu renovieren.

Er hält sich nicht an die Bräuche auf dem Land. Weder winkt er, noch hält er an, um ihr anzubieten, sie mitzunehmen. Er versucht, sie völlig zu ignorieren, keine leichte Aufgabe, da sie nur Zentimeter von seiner Kühlerhaube entfernt ist, als das Auto sie im Schneckentempo passiert. Als er dann doch kurz zur Seite blickt, merkt sie, wie sehr ihn ihr Anblick erschreckt.

Er überlegt, ob er anhalten soll, wird ihr klar, als er nicht beschleunigt, obwohl er an ihr vorbeigefahren ist. Aber nein. Er legt einen Gang ein. Das Mädchen sieht furchtbar aus, denkt er sich wahrscheinlich. Was ist, wenn sie behauptet, dass ich ihr das angetan habe? Er ist kaum eine Woche hier, aber vielleicht hat er bereits alles über Fiona Holland erfahren. Was für eine Art Mädchen sie ist.

Sie weiß nicht, dass er sich später nicht bei der Polizei melden wird, um auszusagen, dass er sie auf dieser Straße gesehen hat. Aus Angst, man könnte versuchen, ihm, einem alleinstehenden, kinderlosen älteren Mann, etwas anzuhängen. Schließlich ist er derjenige, der sie zuletzt gesehen hat. Er wird schweigen, solange die Suche nach ihr läuft.

Beschämt lässt sie den Kopf sinken, als das Auto weiterfährt und Auspuffgase in die schimmernde heiße Luft stößt. Und dann, weil sie sicher ist, dass er einen Blick in den Rückspiegel wirft, zeigt sie ihm trotzig den Mittelfinger.

»Fick dich doch«, ruft sie tonlos dem davonfahrenden Auto hinterher. Ihre Rippen schmerzen von der Prügel, die sie bezogen hat, und an ihren Fersen haben sich Blasen gebildet, weil ihre Schuhe eher schön als praktisch sind. Sie hätte dankbar angenommen, wenn der Mann angeboten hätte, sie mitzunehmen.

Eine einsame Träne rinnt ihr über die Wange, und sie setzt ihren Fußmarsch fort.

Sie ist am Fluss angelangt, als sie das nächste Auto hört. Diesmal wird sie nicht davon überrascht. Sie hatte angefangen, sich etwas zu entspannen, aber nun schreckt sie zusammen und ist auf der Hut. Ihr Puls geht ein wenig rascher, all ihre Sinne sind angespannt. Albern, im Grunde. Ihr Freund ist viel zu besoffen zum Autofahren. Und doch ist sie unruhig, fürchtet Gefahren bei jedem unerwarteten Geräusch, jeder plötzlichen Bewegung. Das hat er ihr angetan, er hat sie zu dieser nervösen, schreckhaften Person gemacht.

Der Wagen hält an, und trotz allem empfindet sie Erleichterung. Sie ist müde. Sie braucht eine kühle Dusche und ihr weiches Daunenbett – und ihre Mutter, die ihr starken Tee und Toast bringen wird, gerade richtig goldbraun geröstet und bis zum Rand mit echter Butter bestrichen. Ihre Mutter wird sie nicht verurteilen, sie liebt ihr kleines Mädchen, egal, was passiert. Das Auto könnte Jack the Ripper gehören, und Fiona würde trotzdem einsteigen. Das denkt sie sich, aber sie weiß, dass kein Risiko besteht. Die wirkliche Gefahr hat sie im Dorf zurückgelassen, wo ihr Freund Whiskey aus einem Becher herunterstürzt, seine wunden Knöchel bewundert und sich wie ein echter Kerl fühlt.

Der Fahrer winkt, aber die Sonne blendet, und sie kann sein Gesicht nicht erkennen – sie sieht nur eine freundliche Handbewegung.

Will sie einsteigen?

Verdammt, ja, und ob sie das will. Sie öffnet die Wagentür und gleitet auf den Beifahrersitz, schnallt sich an und lächelt ihrem Ritter in schimmernder Rüstung zu.

Er sieht sie nicht an, sondern hält den Blick starr auf die Straße gerichtet. Der Zorn, den er ausstrahlt, erfüllt das kleine Auto mit Bedrohung. Sie hört ein Klicken. Er hat die Türen verriegelt. Sie wird nicht mehr aussteigen können.

Erst dann, zu spät, begreift sie, was für einen Fehler sie gemacht hat.

1

»Er will nicht, dass ich meine Mutter besuche.«

»Wie bitte?«

»Sean. Er will nicht …« Die Stimme von June McGuinness erstarb. »Entschuldige, was habe ich gerade gesagt, Liebes?«

Louise Reynolds runzelte die Stirn. Sie wusste, was sie gehört hatte, war aber unfähig, es zu wiederholen. So bürstete sie weiter mit sanften Strichen Junes Haar mit der altmodischen Bürste mit weichen Naturborsten.

»Das ist doch jetzt nicht so wichtig«, sagte sie und hob das Kinn der älteren Frau an, damit sie sich im Spiegel betrachten konnte. »Sieh nur, wie hübsch du aussiehst. Was ist, gehen wir runter und führen es den Männern vor?«

Junes Augen leuchteten auf, als sie ihren ordentlichen Pagenschnitt im Spiegel erblickte. Sie langte nach ihrem Schminktäschchen, das auf dem Frisiertisch lag.

»Aber nicht ohne ein wenig Lippenstift, Liebes.«

Sie fanden Tom und Sean im Wintergarten auf der Rückseite des Hauses, wo sie sich leise unterhielten.

»Nun, was sagt ihr?«

June drehte sich vor ihrem Publikum und strich lächelnd über ihre grauen Haare.

Der Mann, mit dem sie seit fast einem halben Jahrhundert verheiratet war, erwiderte das Lächeln, und man merkte ihm kaum an, unter welcher Belastung er stand.

»Du siehst wirklich elegant aus, Liebling«, rief er mit seinem starken Kerry-Akzent, seiner Frau zuliebe mit gezwungener Fröhlichkeit. »Also, wie wär's mit etwas zu trinken? Was soll es sein, Jungs und Mädels? Tee oder Kaffee?«

»Ach, du liebe Zeit, Sean. Es ist so ein schöner Sommernachmittag. Warum machen wir nicht eine Flasche Weißwein auf? Ich hole die Gläser.«

June entschwebte in Richtung Küche, eine zierliche tickende Zeitbombe, gefolgt von ihrem über eins achtzig großen Bär von einem Mann.

Louise setzte sich zu Tom auf den Rattan-Zweisitzer und legte den Kopf auf seine Schulter. Die hitzeregulierenden Glasscheiben arbeiteten auf Hochtouren, um die Temperatur in der heißen Mittagssonne erträglich zu halten.

Tom nahm die Hand seiner Frau.

»So schwierig?«, fragte er beunruhigt.

Louise verzog den Mund.

»Einfach furchtbar. Es scheint in Wellen zu kommen. Einen Moment ist sie völlig klar, und im nächsten Moment erzählt sie mir, Sean würde nicht zulassen, dass sie ihre Mutter besucht. Ist ihre Mutter nicht vor dreißig Jahren gestorben? Ich weiß nicht, wie er das aushält.«

Tom seufzte.

Bis vor Kurzem war Sean McGuinness der Chief Superintendent des National Bureau of Criminal Investigation gewesen. Tom Reynolds war Leiter der Mordkommission, ein in Dublin ansässiges Team von Spezialisten, das zur Bundes-Kripo gehörte, und Sean war sein Vorgesetzter gewesen. Zudem waren sie alte Freunde.

Was es umso schwieriger machte, als im vorigen Jahr bei June Alzheimer mit frühem Beginn diagnostiziert worden war.

Ihr Zustand hatte sich schneller verschlechtert als erwartet, und der Chief, ein Mann, der für seine Arbeit lebte, jedoch seine Frau noch mehr liebte, war in Frühpension gegangen, um sie zu pflegen. Keine Sekunde hatte er erwogen, sie in ein Heim zu geben. Schließlich war er sechzig – es war Zeit zu gehen. Obwohl alle bei der Polizei angenommen hatten, der Chief würde irgendwann in einer Kiste aus seinem Büro getragen werden müssen, lange nachdem er sich aus dem Staub hätte machen sollen. Seine Hingabe an seinen Beruf war legendär.

Louise legte die Hände um das Gesicht ihres Mannes und bemerkte den sorgenvollen Blick seiner normalerweise lächelnden grünen Augen. Er hatte sich das Haar in diesem Sommer ganz kurz schneiden lassen, weil so das Grau darin weniger auffiel. Sie fand, dass ihm diese Frisur besser stand, und es störte sie nicht einmal, dass er sich offenbar heimlich den lange gewünschten Bart wachsen ließ. Tatsächlich sah er ausgesprochen gut damit aus.

»Er macht einfach jeden Tag weiter«, antwortete Tom ruhig. »Es ist zu seinem neuen Standard geworden. Alles wiederholen zu müssen, sie an alles erinnern zu müssen, ständig mit dem Unerwarteten zu rechnen.«

»Tut mir leid, dass es so lange gedauert hat.« June kehrte mit einem voll beladenen Holzbrett in den Wintergarten zurück. Darauf türmten sich eine Käseauswahl, Chutney, Obst und Cracker.

Sean folgte ihr mit resignierter Miene. »Ich habe sie nicht versteckt«, verwahrte er sich und stellte eine Flasche Riesling und Weingläser auf dem Tisch ab.

»Oh, deine Begonie ist ja prachtvoll!« Louise lenkte Junes Aufmerksamkeit auf sich.

»Ja, der ganze Garten ist wunderschön dieses Jahr«, bestätigte June. »Würdest du gern sehen, was ich gestern hinten in der Erde gefunden habe?«

Louise versuchte, einen begeisterten Eindruck zu machen. Sie folgte June durch die Tür aus dem Wintergarten, und die beiden Frauen steuerten auf einem gewundenen Plattenweg auf die Bäume und die Wildnis am Ende des Gartens zu.

Der Wintergarten war erfüllt von dem süßen Duft nach Gardenien, Nelken und frischgemähtem Gras, der von draußen hereinwehte. Tom verfolgte, wie die beiden Frauen mit Weingläsern in der Hand nebeneinanderher schlenderten. Die Szene wirkte so friedlich und entspannt, dass er sich fast einbilden konnte, es wäre ein ganz normaler, fauler Samstagnachmittag, so wie früher.

»Und wie kommst du mit Joe Kennedy zurecht?«, fragte Sean und brach damit den Bann. Er brauchte eine Ablenkung von dem täglichen Kampf gegen Junes Krankheit. Als er noch Toms Vorgesetzter gewesen war, hatten sie sich gesiezt, aber jetzt duzten sie sich.

Tom seufzte.

»Mit Chief Superintendent Joe Kennedy, um ihn bei seinem vollständigen Titel zu nennen«, fuhr Sean mit einem Lächeln fort. »So lässt er sich übrigens von mir anreden.«

»Du machst Witze.«

»Er will nicht, dass irgendjemand durcheinandergerät oder sich einbildet, dass immer noch ich der Boss bin.«

Tom fluchte leise. Seiner bescheidenen Ansicht nach war der neue Chief es nicht mal wert, die Stiefel von McGuinness zu lecken. Er wusste, dass Sean diese Ansicht teilte. Er wusste aber auch, wenn er mit dem Thema anfinge, würde Sean ihn tadeln und ihn daran erinnern, dass er seinem neuen Vorgesetzten mit dem Respekt zu begegnen habe, der der Position gebührte.

Das war die Art seines alten Chefs, seine Missbilligung

darüber auszudrücken, dass Tom den Posten nicht selbst übernommen hatte.

Er war ihm angeboten worden. Im Frühjahr, kurz nachdem Sean die Bombe hatte platzen lassen, hatte Bronwyn Maher, die stellvertretende Polizeipräsidentin, Tom zu sich bestellt und ihm erklärt, er könne den Job haben.

»Es gibt hochgestellte Persönlichkeiten, die viel von Ihnen halten«, hatte sie bemerkt.

»Sie wurden wohl unter Druck gesetzt«, hatte Tom gescherzt.

Bronwyn Maher lächelte.

»Überhaupt nicht. Ich bin Ihr größter Fürsprecher. Aber woher um alles in der Welt kennen Sie den neuen Taoiseach?«

»Jarlath O'Keefe, den Toaiseach? Oh, wir kennen uns schon ewig. Tja, zumindest seit diesem Fall im Leinster House im letzten Herbst.«

»Ah. Sie haben ihn also zu dem gemacht, was er heute ist. Er hat sich sehr für Sie eingesetzt, Tom. Als Nächstes gibt er Ihnen noch meinen Job. Ich kann nicht behaupten, dass mir das viel ausmachen würde. Ich wäre froh, wenn Sie der neue Leiter des NBCI werden, wissen Sie. Aber nur, wenn Sie bereit sind, sich mit Herz und Seele hineinzuknien. Bei dem Posten kann es keine Halbheiten geben.«

Und das war das Problem gewesen. Der Inspector wollte die zusätzliche Verantwortung und den Druck nicht, die mit der neuen Position einhergehen würden. Er war gern Leiter der Mordkommission, und diese Aufgabe war wahrlich anspruchsvoll genug. Und als er im letzten Jahr fünfzig geworden war, hatte er erkannt, dass er mehr Zeit für seine Familie haben wollte, nicht weniger.

Also hatte er die Beförderung abgelehnt, und Joe Kennedy bekam den Posten.

Kennedy war ein Meister der Selbstdarstellung. Es gelang ihm, gleichzeitig seriös, intelligent und beruhigend zu wirken. Er trug eine Brille im Retro-Look und einen Ausdruck ständiger Sorge um die Sicherheit der irischen Öffentlichkeit im Gesicht. Bei Pressekonferenzen, wenn aufmunternde Floskeln von seinen Lippen tröpfelten wie Honig, war er in seinem Element.

Ein größerer Unterschied zu dem Mann mit den buschigen schwarzen Augenbrauen und der grauen Haarmähne, der Tom gegenübersaß, war kaum vorstellbar. Das Weinglas wirkte direkt zierlich in einer Hand, die so groß war, dass sie ein kleines Bäumchen mit den Wurzeln hätte herausziehen können. McGuinness war brüsk und einschüchternd, aber er hatte Tiefgang.

Die Entscheidung, Sean durch Joe Kennedy zu ersetzen, war so abgeschmackt, dass es Tom ganz übel wurde.

»Alles ruhig an der Westfront«, antwortete er also und behielt seine Ansichten über den neuen Vorgesetzten für sich. »Bei der Hitze läuft niemand rum und bringt Leute um.«

»Ich würde momentan keinen Urlaub planen, Tom. Vielleicht ist gerade nichts los, aber diese Hitze … sie macht die Leute kirre. Ein Mann, der sich sonst nur leicht geärgert hätte, wenn seine Frau ihn drängt, im Garten zu arbeiten oder den Grill anzuwerfen, bekommt jetzt vielleicht Mordgelüste.«

»Wir waren ja schon weg«, sagte der Inspector und dachte wehmütig an ihre Kubareise im Mai zurück. Dort war es noch heißer, aber darauf waren sie vorbereitet gewesen. Während in Irland die Leute mit freudigem Staunen auf den ersten richtig sonnigen Tag reagierten, jedoch nach zwei Wochen Hitzewelle nicht begreifen konnten, wie um alles in der Welt jemand in der Lage sein sollte, in einem solchen Klima zu leben, geschweige denn zu arbeiten. »Aber du hast recht. Es ist zu ruhig. Ich glaube, wenn Louise mir noch einmal nahelegt, den Gartenschuppen zu streichen, begrabe ich sie darunter.«

»Was treiben die da nur?«, fragte Sean abgelenkt und rutschte auf die Stuhlkante, um besser in den hinteren Teil des Gartens spähen zu können. Kaum fünf Minuten waren verstrichen, und er war bereits unruhig wegen seiner Frau.

Louise und June knieten unter einem spätblühenden Judasbaum.

»Wollen wir zu ihnen gehen?«, schlug Tom vor, der selbst neugierig geworden war.

Als sie näher kamen, konnten sie June aufgeregt reden hören. Louise, die in die Hocke gegangen war, sah ihnen mit bleichem Gesicht entgegen.

»Oh, June«, sagte Sean bestürzt. »Sieh dir nur mal deine schönen Hände an. Sie sind ja ganz dreckig. Komm mit ins Haus, dann waschen wir sie.«

»Ich habe nur Louise den Schatz gezeigt«, protestierte June.

Sean half seiner Frau auf und führte sie zurück zum Wintergarten, ohne auf die Gegenstände zu achten, die auf dem Gras neben der aufgewühlten Erde verteilt lagen.

Tom hob fragend eine Augenbraue.

»Sie hat das Besteck vergraben«, erklärte Louise und sammelte Messer und Gabeln zusammen.

Tom machte den Mund auf und klappte ihn wieder zu. Ihm fehlten die Worte.

Das Brummen seines Handys brachte ihn unvermittelt in die Realität zurück.

»D.I. Reynolds«, meldete er sich, ohne vorher nachzusehen, welche Nummer das Display anzeigte.

»Tom? Ich bin's, Laura. Tut mir leid, ich weiß, Sie haben heute frei, aber in Glendalough ist eine Leiche gefunden worden. Ray und ich sind auf dem Weg, und im Präsidium wird gemunkelt, dass es dieses Mädchen sein könnte, das letzte Woche in Meath als vermisst gemeldet wurde. Offenbar handelt es sich um eine junge Frau.«

»Und es ist ganz sicher, dass es kein Suizid war?«, fragte der Inspector und dachte an die beiden idyllischen Bergseen im Nationalpark.

»Das ist offenbar auszuschließen.«

»Könnten Sie Willie Callaghan bitten, mich abzuholen, Laura? Sagen Sie ihm, ich bin bei Sean McGuinness zu Hause. Ich komme so schnell wie möglich.«

»Tut mir leid«, sagte er zu Louise und zog sie auf die Füße. »Willie holt mich ab, dann kannst du zumindest mit unserem Wagen nach Hause fahren.«

»Nicht zu ändern. Ich bleibe noch eine Weile hier. Ich stelle für Sean die Waschmaschine an und räume ein bisschen auf.«

»Du bist ein Engel.« Tom küsste sie zärtlich auf die Wange.

Sean hatte recht gehabt mit seiner Vermutung, dass der Friede nicht von Dauer sein würde.

Die Frage war nur, wie stark würde er erschüttert werden?

2

Auf dem Besucherparkplatz von Glendalough herrschten chaotische Verhältnisse. Große Touristenbusse und Mittelklassewagen mit schwitzenden, gestressten Familien bemühten sich, zu wenden und sich aus einer Situation zu befreien, die für den einzelnen diensthabenden Schutzpolizisten schnell zum siebten Kreis der Hölle wurde. Die einstige Klosteranlage lag spektakulär in einem von der Eiszeit tief eingeschnittenen Tal mit zwei Seen und war ein beliebtes Ausflugsziel. An diesem schönen Sommertag herrschte Hochbetrieb.

»Meine Alte wollte an diesem Wochenende eigentlich nach Glendalough fahren«, bemerkte Willie Callaghan. »Was für ein Glück, dass wir es nicht getan haben.« Toms Fahrer strich sich über den makellos gestutzten Schnurrbart und schüttelte den Kopf, noch immer fassungslos über dieses knappe Entrinnen.

Tom verzichtete auf den naheliegenden Hinweis, dass er sich ja jetzt genau dort aufhielt, in Glendalough.

»Warum wollten Sie denn nicht mit ihr hinfahren?«, fragte der Inspector, während Willie wiederholt auf die Hupe drückte, damit ein Bus voller erschrockener Rentner ihm Platz machte.

»Glendalough? An einem sonnigen Samstag im Juli?«, rief Willie aus. »Welcher Irre würde sich das wohl antun? Außerdem läuft ein Spiel im Fernsehen. Das ich jetzt verpasse. Toll.«

Er entdeckte den Bereich des Parkplatzes, der für die Einsatzkräfte abgesperrt worden war, und ließ die Hand auf der Hupe, bis sie die Stelle erreicht hatten.

»Meine Güte«, bemerkte Tom, als sein Fahrer den Wagen parkte. »Wir werden dafür sorgen müssen, dass Sie wegen Verkehrsrowdytums behandelt werden.«

Detective Sergeant Ray Lennon, Toms rechte Hand, erwartete sie innerhalb der Absperrung. Er trug ein kurzärmeliges weißes Hemd und eine locker gebundene Krawatte. Anders als Tom hatte Ray in diesem Sommer beschlossen, sein Haar wachsen zu lassen. Als wollte er seinen Boss ärgern mit seinem dunklen Schopf, in dem nicht eine einzige graue Strähne zu sehen war. Tom fand die zusätzlichen Zentimeter mitten in einer Hitzewelle ein bisschen masochistisch, aber für Toms superfitten Deputy war das wohl so etwas wie Bikram-Yoga.

Einige Meter entfernt standen ein paar Frauen Anfang zwanzig in einer Gruppe zusammen, kicherten, flüsterten miteinander und warfen dem hochgewachsenen Detective bewundernde Blicke zu. Ray hatte diese Wirkung auf Frauen, und wie immer bekam er nichts davon mit.

»Wir haben euch gehört, bevor ihr aufgetaucht seid«, begrüßte er Tom.

»Wo ist der Fundort?«, fragte der Inspector. »Und was soll dieser Menschenauflauf? Wurde den Leuten nicht mitgeteilt, dass Glendalough für die Öffentlichkeit gesperrt ist?«

»Die Leiche liegt in einem Waldstück in der Nähe des unteren Sees. Wir bemühen uns seit einer Stunde, die beiden Parkplätze zu räumen, aber es kommen ständig neue Fahrzeuge nach. Mittlerweile wird es im Radio durchgesagt, also werden sich die Besucher jetzt hoffentlich fernhalten. Die normalen unter ihnen jedenfalls.«

»Wer hat sie gefunden?«, fragte Tom, als sie sich in Bewegung setzten.

»Kinder mit ihrem Hund. Zehn und zwölf Jahre alt.«

»Oh, verdammt.«

»Nein, schon gut. Die Eltern sind traumatisiert, klar. Aber die Kinder sind begeistert. Offenbar erinnert es sie an ihre Lieblingsserie – *The Walking Dead*. Ich glaube, sie werden es überstehen.«

Tom schaute zum Parkplatz zurück, wo noch immer ein Riesenbetrieb herrschte. Alle diese Leute würden heute viel über ihren Ausflug zur größten Sehenswürdigkeit Wicklows zu erzählen haben. Bebend würden sie in ehrfürchtigem Schock berichten: »Es hätte auch mich treffen können, ich hätte sie finden können … wir waren ganz in der Nähe!«

»Wer ist am Fundort?«, fragte er.

»Laura ist mit mir hier rausgefahren, und einige andere aus dem Team sind auf dem Weg. Sie organisiert die Durchsuchung der näheren Umgebung. Wir haben einen Radius von einer Viertelmeile festgelegt, aber wir konzentrieren uns auf den Hauptzugang, den Wanderweg, auf dem wir uns gerade befinden. Wir gehen erst mal von der Annahme aus, dass derjenige, der sie hierhergebracht hat, seinen Wagen auf diesem Parkplatz abgestellt hat. Wenn er bei den Ruinen der Klostersiedlung geparkt hätte, wäre es noch ein Fußmarsch von zwanzig Minuten gewesen. Bis jetzt unterstützen uns zehn Streifenkollegen, aber wir werden mehr Leute brauchen. Moya und Emmet kümmern sich um die Leiche und den Fundort.«

Tom spürte, wie ihn trotz der brennenden Nachmittagssonne ein kalter Schauder überlief. Das ließ nichts Gutes ahnen. Moya Chambers war die neue leitende Rechtsmedizinerin und Emmet McDonagh der Leiter der Kriminaltechnik. Es war ungewöhnlich, dass die Chefs beider Abteilungen höchstpersönlich zu einem Tat- oder Fundort kamen.

Sie brauchten etwa zehn Minuten, um den Fundort zu erreichen, der in dem bewaldeten Gelände unterhalb des Hauptwanderwegs zwischen der Klostersiedlung und dem unteren See lag.

»Er kann unmöglich mit dem Wagen näher an diese Stelle herangekommen sein«, bemerkte Tom, bevor sie von dem Weg abbogen.

»Ich weiß. Deshalb gehen wir ja zu Fuß.«

»Genau das meine ich. Wenn er sie am Fundort ermordet hat, muss sie ihm genügend vertraut haben, um den öffentlichen Wanderweg zu verlassen und diesen Seitenpfad mit ihm einzuschlagen. Er kann sie kaum dazu gezwungen haben, nicht über diese Entfernung, und wenn er sie zum Wald gezerrt hätte, wäre es womöglich jemandem aufgefallen. Und falls er sie nicht hier ermordet hat, muss er die Leiche den ganzen Weg vom Parkplatz hergeschleppt haben. Bei diesem Szenario würden wir von einem körperlich fitten Täter oder aber zwei Tätern ausgehen. Könntest du eine Leiche über eine solche Entfernung tragen?«

Bei allen Dingen, in denen es um Körperkraft ging, war Ray sein Maßstab dafür, was möglich war und was nicht.

Der Detective Sergeant zuckte die Achseln. »Das hinge von ihrem Gewicht ab und davon, wie ich sie tragen würde. Über der Schulter, eine normal große Frau, ja – so gerade mal eben. Aber würde es nicht jemandem auffallen, wenn man eine Leiche mit sich herumträgt?«

»Nicht mitten in der Nacht. Ist sie es, was meinst du?«

»Fiona Holland? Ich weiß es nicht. Ich habe die Leiche noch nicht gesehen. Emmet und Moya waren gerade dabei, den Fundort und die Leiche zu sichern, als wir angekommen sind.«

Keiner der beiden fügte noch etwas hinzu. Was war schlimmer – wenn das vermisste Mädchen tot aufgefunden worden war oder wenn sie noch vermisst wurde, ihr Schicksal unbekannt blieb und es sich um irgendeine andere bedauernswerte Frau handelte?

Sie schlugen sich in den Wald und suchten sich mühsam ihren Weg auf Pfaden mit uralten Baumwurzeln, Felsen und einer wuchernden Moosdecke. Es war dunkler hier, die hohen Bäume dämpften das natürliche Tageslicht. Doch als sie sich dem Fundort näherten, wurde es heller, und sie fanden sich auf einer kleinen Lichtung wieder.

Dort war von Baum zu Baum ein Absperrband gespannt worden, und über dem Leichnam hatte man ein niedriges Zelt errichtet.

Tom und Ray zogen Schutzanzüge über, bevor sie zu den Kollegen traten.

Der liebevolle Spitzname für Moya und Emmet lautete Klein und Groß. Der Leiter der KTU, der sich dem Pensionsalter näherte, war zwar ein gut aussehender Mann, hatte aber mindestens vierundzwanzig Kilo Übergewicht und lief deshalb Gefahr, Opfer von Diabetes und Herz-Kreislauf-Erkrankungen zu werden. Moya war eine kleine, zierliche Frau Mitte vierzig. Sie hatte gebleichtes blondes Haar und eine Dauerwelle, die in eine Seifenoper der Achtzigerjahre gepasst hätte. Zusammen mit ihrem üppigen Busen verlieh ihr das eine gewisse Ähnlichkeit mit Dolly Parton, obwohl sich keiner der Kollegen je trauen würde, ihr das ins Gesicht zu sagen. Moya war scharfsinnig, hoch konzentriert, autoritär und hatte wenig Geduld mit Dummköpfen. Sie war praktisch eine Reinkarnation der Kriegerkönigin Boudicca.

»Tom, Moment mal«, rief Emmet zu ihnen hinüber. Er schwitzte heftig. Seine Brille hing an einer Kette um seinen Hals, da sie sich auf seinem schweißglatten Nasenrücken nicht halten konnte. Allein von der Anstrengung, an einem so heißen Tag arbeiten zu müssen, klebte ihm sein gefärbtes braunes Haar feucht am Kopf.

Der Inspector erwartete eine längere Schimpftirade über den erneuten Wochenendeinsatz und formulierte im Kopf bereits eine Erwiderung, die die Worte »Du kannst« und »mich mal« enthielt. Der Leiter der KTU stand im Ruf, brummig zu sein, doch es empfahl sich, seiner Grobheit mit gutmütiger Chuzpe zu begegnen anstatt mit kriecherischer Kapitulation.

Doch Emmet war heute nicht er selbst. Er wirkte beklommen, ja sogar außer Fassung.

Tom überlegte, was zum Teufel sich wohl unter diesem Zelt verbarg. Es gehörte schon einiges dazu, diesen Ausdruck im Gesicht seines Kollegen hervorzurufen.

»Einfach in einer geraden Linie bis hierher zur Mitte gehen«, wies Emmet die beiden Detectives an. »Meidet die Ränder der Lichtung.«

Tom und Ray, geschult in den Regeln der Forensik, gehorchten.

Die vier schüttelten sich die Hand.

»Was haben wir hier?«, fragte der Inspector, an Moya gewandt. »Ist es das Mädchen aus Meath?«

Die Rechtsmedizinerin presste die dünnen Lippen zusammen, sodass sie noch dünner wirkten, und schüttelte den Kopf.

»Eindeutig nicht. Der Grad der Verwesung lässt vermuten, dass diese Frau seit etwa einem Jahr in der Erde liegt. Es ist schwierig, da genauere Angaben zu machen – der Boden hier ist feucht, was den Verwesungsprozess beschleunigt.«

»Ein Jahr?«, wiederholte Tom. Im Kopf ging er eine Liste von Namen durch. Wer wurde seit Sommer letzten Jahres vermisst? Er konnte sich an keine Vermisstenfälle erinnern, die sich mehr als ein, zwei Tage in den Schlagzeilen gehalten hätten, und damit lange genug, um im Gedächtnis zu bleiben. »Werden Sie eine Obduktion machen müssen, um die Todesursache festzustellen?«

»Definitiv, aber sie scheint weder erstochen noch erschossen worden zu sein. Um die Identifikation der Leiche brauchen Sie sich wohl keine allzu großen Sorgen zu machen.«

»Was meinen Sie damit?«

»Sie trägt noch die Sachen, die sie anhatte, als sie verschwand. Jedenfalls das, was davon übrig ist. Wir glauben, dass es sich um Una Dolan handelt.«

»Una Dolan«, wiederholte Ray. »Una ... das war letztes Jahr im Frühjahr, oder?«

»Das ist richtig«, bestätigte Tom. »Ich erinnere mich. Vierundzwanzig Jahre alt. Kam nie von einem Clubbesuch nach Hause. Aber Sie sagen, sie wurde erst im letzten Sommer ermordet, vielleicht später? Bedeutet das ...«

»Dass er sie festgehalten hat?«, beendete Moya seinen Satz. »Möglich. Ein exaktes Datum werde ich Ihnen nicht nennen können, aber nachdem ich eine vollständige Untersuchung durchgeführt habe, lässt sich der Todeszeitpunkt sicher näher eingrenzen.«

»Dürfen wir mal sehen?« Der Inspector deutete auf den Waldboden. Emmets untypisches Schweigen machte ihn nervös.

Die beiden Fachleute traten zur Seite, und die Ermittler hockten sich neben dem kleinen Zelt hin. Sie zogen den Reißverschluss auf und nahmen die Überreste der Frau in Augenschein.

Der Leichnam lag auf einer Plastikfolie. Zerschlissene Überbleibsel enger Blue Jeans und eines schwarzen Samt-Kapuzenpullovers hingen daran – Kleidungstücke, verewigt durch die letzten Bilder, die eine Überwachungskamera von Una Dolan aufgenommen hatte. Das Foto war wochenlang in sämtlichen Medien veröffentlicht worden. Es war zu erkennen, dass es sich um eine Frau handelte, und ein paar schwarze Haarsträhnen klebten noch an der Kopfhaut. Aber sie würden auf keinen Fall die Angehörigen bitten, sie zu identifizieren. Ein DNA-Abgleich würde zeigen, ob es sich tatsächlich um Una Dolan handelte.

Emmet brach das Schweigen. »Sie wurde ausgegraben. Bevor sie von dem Hund und den Kindern gefunden wurde, meine ich. Wenn sie ursprünglich so dicht unter der Erdoberfläche verscharrt worden wäre, wäre sie längst entdeckt worden, und es wäre kaum etwas von ihr übrig, dafür hätten schon die wilden Tiere gesorgt. Meine Vermutung ist, dass sie ausgegraben und wieder verscharrt wurde, nur diesmal in einem flacheren Grab.«

Das war zu viel für Ray. Er erhob sich abrupt, presste die Hand vor den Mund und wandte sich vom Zelt ab.

»Nicht kotzen!«, blaffte Emmet ihn an.

Tom richtete sich auf, um seinem Ermittler beizustehen, der einen etwas schwachen Magen hatte.

»Sei nicht so hart«, meinte er. »Es ist kein schöner Anblick. Und du bist ehrlich gesagt selbst ein bisschen blass um die Nase. Was beunruhigt dich so?«

»Ich möchte, dass du dich mal mit jemandem unterhältst. Mark!«

Tom erkannte Mark Dunne, den Mann, den Emmet mit seinem Gebrüll herbeizitiert hatte. Ein freundlicher Typ, seit ein paar Jahren bei der KTU, gut in seinem Job. Soweit Tom sich erinnerte, spielte er in seiner Freizeit Rugby; seine Blumenkohlohren und die schiefe Nase deuteten jedenfalls darauf hin.

»Tom, du kennst Mark, oder? Also, wie sich herausgestellt hat, ist mein Assistent so was wie ein Naturexperte.«

»Okay.« Tom zog das Wort in die Länge und hob fragend eine Augenbraue. »Inwiefern spielt das eine Rolle?«

»Wissen Sie viel über Glendalough?«, erkundigte sich Mark.

»Nur Touristen-Fakten.«

»Gut, also, bevor ich Kriminaltechniker wurde, habe ich Botanik studiert. Mit der Flora und Fauna des Nationalparks Wicklow Mountains bin ich besonders gut vertraut.«

Tom und Ray starrten ihn verständnislos an.

»Äh, lassen Sie mich etwas ausholen. Sehen Sie diese Bäume um uns herum? Es sind hauptsächlich Eichen. Vor Jahrhunderten wurden die Bäume in Glendalough auf den Stock gesetzt, das heißt, durch radikalen Rückschnitt verjüngt. Das war damals eine gängige Praxis zur Bewirtschaftung der Wälder. Aber hier hat man es übertrieben, und eine Menge Bäume sind eingegangen. Mitte des achtzehnten Jahrhunderts wurde wieder aufgeforstet, aber es gibt immer noch kleine Lichtungen wie diese hier, eine Folge des radikalen Rückschnitts. Hauptsächlich jedoch ist Glendalough mit dichten Laubwäldern bestanden. Das Blätterdach ist so wenig durchlässig, dass darunter das Licht und der Platz zum Wachsen knapp werden. Also hat die Pflanzenwelt in diesen Wäldern sich angepasst. Man nennt das vertikale Schichtung.«

»Fahren Sie fort«, sagte Tom, der immer noch keine Ahnung hatte, worauf der Mann hinauswollte.

»Also, die oberste Etage bilden die Baumkronen. Darunter folgt die Strauchschicht, hier sind es hauptsächlich Stechpalmen. Ganz unten wachsen Moose, darüber krautige Pflanzen in Grashalmhöhe. Die müssen sich etwas einfallen lassen, um in dieser schwierigen Umgebung zu überleben. Können Sie mir folgen?«

»Bislang schon, und Hut ab, Sie wissen viel über die Pflanzenwelt von Glendalough«, entgegnete der Inspector trocken. »Aber worauf wollen Sie hinaus?«

Mark präsentierte ihnen einen Asservatenbeutel und entnahm ihm eine zarte blaue Blume. Erde hing noch an den Wurzeln.

»Das hier ist eine Blaue Binsenlilie, auch Blau-Augen-Grasschwertel genannt. Ich habe sie in dem lockeren Erdreich gefunden, mit dem das Opfer bedeckt war. Es war eine geniale Wahl. Wer immer sie hier gepflanzt hat, kennt sich mit Pflanzen aus. Die Blaue Binsenlilie gedeiht in feuchter Erde, und wir befinden uns hier dicht an einem See. Doch diese Pflanze ist in den Marschen und Feuchtgebieten im Westen Irlands heimisch. Nicht hier im Osten, und nicht in Glendalough.«

»Demnach hat jemand die Blume hergebracht und auf das Grab gelegt?«

»Nein. Wie gesagt, sie wurde eingepflanzt«, erwiderte Mark.

»Aber Sie sagten doch …«

»Sieh dich mal um, Tom«, unterbrach Emmet ihn.

Der Inspector runzelte die Stirn und musterte den Waldboden unter den Bäumen. Als er sich auf der Lichtung umsah, krampfte sich sein Magen zusammen.

Eine, zwei, drei, vier. Fünf, wenn man den Erdhügel unter dem Zelt mitzählte.

Tom zählte fünf verschiedene Stellen, an denen dieses

zarte blaue Blümchen blühte. Und dann erkannte er es. Die unnatürlichen Parzellen, zu ordentlich, zu kultiviert verglichen mit dem wilden Bewuchs, der den Waldboden außerhalb des Kreises bedeckte. An einigen Stellen hatten sich die blauen Blumen ausgebreitet, aber es sah trotzdem aus, als würde jemand sie pflegen.

Jemand hatte die natürliche Erdschicht entfernt und seine eigenen Blumen gepflanzt.

An fünf Stellen.

Fünf Gräber.

3

Una, 2011

Die Wirkung des Alkohols ließ allmählich nach.

Una begriff jetzt, wie dumm sie gewesen war, aber sie glaubte immer noch, dass es irgendeinen Ausweg geben musste. An diesen Gedanken klammerte sie sich.

Ihr war nicht klar, dass zwar sie zum ersten Mal entführt worden war, es aber nicht seine erste Entführung war.

Sie wusste nichts von den anderen. Noch nicht.

Alles hatte mit einer einzigen unbedachten Entscheidung begonnen. Sie war aus dem Club gestürmt, fest entschlossen, allein nach Hause zu gehen. Una war es nicht gewohnt, abgewiesen zu werden, was, wie sich herausgestellt hatte, eine bittere Erfahrung war. Und dass jemand ihr Mairead Towell vorziehen konnte … Du liebe Zeit! Sie waren befreundet und alles, aber was hatte Mairead, was sie nicht hatte? Ohne die zentimeterdicke Make-up-Schicht und einen Wonderbra war sie bloß eine dumme Kuh ohne Augenbrauen und mit A-Cups.

Tja, so dumm nun auch wieder nicht. Schließlich war nicht Mairead in diesem Auto gefangen.

Im Grunde war Una schlicht verletzt gewesen. Der Neuankömmling hatte ihr gefallen, auch wenn er etwas älter war. Sie hatte schamlos mit ihm geflirtet, und sie trug ihr knappstes Top und ihre höchsten High Heels. Die Männer hatten sich darum gerissen, ihr an die Wäsche zu gehen, wie immer. Aber sie wollte nur ihn.

Als er sich also so offen für Mairead entschied und ihr mitten auf der Tanzfläche die Zunge in den Rachen rammte, war das wie ein Schlag in den Magen gewesen. Der Seitenblick, den er Una zuwarf, verriet ihr, dass er Spielchen mit ihr spielte, sie provozieren wollte.

Sie hatte sich geweigert mitzuspielen, war aus dem Club gestampft, hatte am Eingang tief die frische Luft eingesogen und die besorgte Reaktion ihrer Freunde mit einem Achselzucken abgetan. Sie hatte den Reißverschluss ihres Hoodies hochgezogen und sich zu Fuß auf den Weg durch die Stadt gemacht. Ihr war klar, wie riskant und töricht das war, aber es war ihr scheißegal. Sie brauchte die Bewegung, um die peinliche Erinnerung loszuwerden.

Als sie auf ihren High Heels und mit zunehmend schmerzenden Füßen die Hauptstraße entlangstöckelte, war sie von ein paar Typen angemacht worden. Sie hatten ihr Angst eingejagt und sie daran erinnert, wie verletzlich sie war, so groß ihre Wut auch sein mochte. Sie war in eine Seitenstraße eingebogen, um den lüsternen Pfiffen zu entgehen.

Als das Auto neben ihr hielt, war sie zunächst dankbar gewesen. Die frische Luft hatte sie wieder nüchtern gemacht, und sie wollte nach Hause.

Anfangs war sie nicht beunruhigt gewesen. Es sah so aus, als würde er sie nach Hause fahren, und sie hatte den Kopf gegen das kühle Glas der Scheibe gelegt und sich wegen ihrer Überreaktion Vorwürfe gemacht. Eine berauschende Mischung aus Wodka und ihrem verdammten Ego. Sie musste unbedingt ruhiger werden und aufhören, so viel wegzugehen. Sogar ihre Freunde waren in letzter Zeit etwas angepisst von ihr. Die hatten gut reden. Alle hatten sie irgendwas vorzuweisen. Universitätsabschlüsse, Berufsaussichten, einen Partner. Alles, was Una vorzuweisen hatte, war ihr Aussehen, und sie musste dringend Kapital daraus schlagen. Ihre Eltern hatten es satt, dass sie noch zu Hause wohnte, sie waren es leid, dass sie ständig Ausbildungen abbrach und es nicht mal schaffte, irgendwelche Scheißjobs im Büro oder als Verkäuferin zu behalten.

Was sie verdammt noch mal brauchte, war ein Mann mit einem anständigen Gehalt, der es als Privileg betrachtete, für sie sorgen zu dürfen. Was nützte es ihr, dass sie eine Schönheit war, wenn es ihr nicht einmal das einbrachte, den bloßen Lebensunterhalt?

Sie hatte aufgeblickt, als er an der Abzweigung zu ihrer Wohnsiedlung vorbeifuhr, und ihn darauf hingewiesen.

Er antwortete nicht. Also hatte sie es wiederholt, mit lauterer Stimme und mit einem flauen Gefühl im Magen. Trotzdem glaubte sie noch nicht, dass es wirklich Grund zur Sorge gab. Vermutlich wollte er einfach sein Glück bei ihr versuchen.

»He!«, rief sie. »Ich sagte, Sie haben die Abzweigung verpasst. Halten Sie an, ja? Ich bin nicht daran interessiert, mit Ihnen irgendwo hinzufahren. Bringen Sie mich einfach nach Hause.«

Aber das hatte er nicht getan. Also hatte sie versucht, bei voller Fahrt die Autotür zu öffnen. Doch sie war verriegelt.

»Wo bringen Sie mich hin?«, hatte sie ruhig gefragt, obwohl Panik in ihr aufstieg. Er ignorierte sie weiterhin.

Es war, als wäre sie bereits nicht mehr da.

Sie war verstummt und hatte überlegt, was sie tun sollte. Langsam hatte sie in ihre Handtasche gegriffen und gebetet, dass er nichts bemerken würde. Ihr Handy lag ganz unten. Wenn sie es schaffte, eine Nummer zu wählen – irgendeine – und zu sprechen begann, würde man wissen, dass sie in Schwierigkeiten steckte. Vielleicht konnte man ihr Handy orten.

Ohne sie auch nur anzusehen, hatte er ihr die Tasche entrissen und Una dann mit einer Hand in den Sitz gedrückt, während sie versuchte, danach zu greifen. Sie biss ihn fest in den Arm, und da hielt er an und schlug sie ins Gesicht. Als der Schock über den Schmerz nachließ, hatte sie sich gewehrt, sie hatte geschrien und ihn mit ihren Fingernägeln gekratzt.

»Du kommst nicht raus aus diesem Auto«, hatte er gezischt und die Hand um ihre Kehle gelegt, bis sie aufhörte, sich zu wehren.

Jetzt war sie wie betäubt, starrte in die vorbeiziehenden Wälder und fragte sich, was zum Teufel hier vorging. Wenn er sie vergewaltigen wollte, würde sie es geschehen lassen. Sie würde ihn tun lassen, was immer er wollte, solange sie danach aus diesem Auto herauskam und diese entsetzliche Erfahrung überlebte.

Sie würde schon irgendeinen Ausweg finden.

4

Sie arbeiteten bis spät in die Nacht.

Alle Beteiligten, von den einfachen Streifenpolizisten bis hin zu den hart gesottensten Kriminalisten, waren schockiert über das Ausmaß der Entdeckung.

Tom blieb vor Ort, leitete die Operation und bot seinem Team Führung und Unterstützung. Als die Stunden vergingen und Müdigkeit um sich griff, liefen Laura und er zu dem Café am See, um Kaffee für das ganze Team zu holen. Die Inhaberin war geblieben und hatte freundlicherweise angeboten, die Einsatzkräfte mit Snacks und Getränken zu versorgen.

Sie standen am Seeufer, während sie auf ihre Bestellung warteten. Das Wasser des Sees plätscherte leise ans Ufer. Lauras kastanienbraune Locken wehten in der sanften Brise, die am frühen Abend aufgekommen war.

»Ich kann es einfach nicht fassen«, sagte sie leise und voller Entsetzen. »Wir sind in Irland! Ich kann mich noch daran erinnern, dass ein einziger Mordfall monatelang Thema in der Öffentlichkeit war. Seitdem ist die Lage eskaliert, ich weiß, aber ein Serienmörder? Hier?«

Laura war mit Anfang dreißig das jüngste Mitglied von Toms Team. Sie hatte für ihr Alter bereits zu viel gesehen, aber nichts kam an die heutige Entdeckung heran.

»Wir hatten schon Fälle, wo ein Täter mehrfach gemordet hat«, antwortete Tom. »Erinnern Sie sich an Kilcross? Aber es stimmt, bisher gab es nichts Vergleichbares. Obwohl es so überraschend nun auch wieder nicht kommt. Dafür sind in den letzten Jahren zu viele Frauen spurlos verschwunden.«

Er bückte sich, hob einen der glatten Kiesel vom Seeufer auf, warf ihn ins Wasser und verfolgte die konzentrischen Ringe, die sich bildeten. Dann sah er zu den Bergen hinauf, die am oberen Ende des Sees aufragten, gerade noch sichtbar im schwindenden Licht der Sommernacht.

»Als Kinder waren wir immer in Dublin, wenn die Gaelic-Football-Mannschaft aus Kerry im Croke-Park-Stadion um die Meisterschaft spielte«, sagte Laura. »Wenn mein Vater sich den Samstag freinehmen konnte, sind wir das ganze Wochenende geblieben. Unsere Eltern sind mit uns hierher gefahren oder in die Powerscourt Gardens. Ich erinnere mich noch an dieses wunderbare Gefühl von Freiheit. Wir sind in den Bergen herumgelaufen, auf Bäume geklettert, und wenn wir Glück hatten, bekamen wir ein Eis. Und jetzt, als Erwachsene ... merke ich erst, wie friedlich es hier ist.«

Sie stieß einen Seufzer aus und zog ihre Strickjacke zum Schutz vor einer imaginären Kühle enger um sich.

»Es ist schwer, sich vorzustellen, dass es hier Gewalt geben könnte. Man kann verstehen, warum die Mönche sich diesen Ort als Zentrum des Gebets ausgesucht haben. Es ist, als ...« Sie verstummte.

»Was?«, fragte der Inspector.

»Ich ... ich dachte nur gerade, hier ist es so wunderschön, als hätte Gott seinen Daumen auf die Erde gedrückt, um diesen Ort besonders auszuzeichnen.« Sie lief rot an.

Tom lächelte über ihre Offenheit und dachte dabei, dass er es nicht besser hätte ausdrücken können. Und er dachte genauso atheistisch wie sie, wenn nicht mehr.

Ihre Worte hatten ihn auf eine Idee gebracht.

»Hmm«, machte er.

»Worüber denken Sie nach?«

»Ich habe mich gerade gefragt – warum hier? Warum nicht an irgendeinem Ort, wo er etwas näher mit dem Auto hätte heranfahren können, selbst wenn er seine Opfer mitten in der Nacht verscharrt hat? Vielleicht ist ihm die religiöse Bedeutung von Glendalough wichtig.«

»Es gibt doch da einen alten Friedhof, unten bei den Klosterruinen.«

Tom nickte. Er war schon oft dort gewesen, hatte versucht, die Namen und Daten auf den verwitterten Grabsteinen zu entziffern, und verwundert festgestellt, wie sehr sich die Inschriften ähnelten, ob der Tod nun 1750 oder 1950 eingetreten war. Erde zu Erde, Asche zu Asche. Am Ende waren alle gleich.

»Also hat er seinen eigenen Friedhof angelegt, näher am See«, folgerte Laura mit eisiger Stimme. »Vielleicht seine Art, seinen Frieden mit dem zu machen, was er getan hat. Scheißkerl.«

Chief Superintendent Joe Kennedy traf ein, kurz nachdem sie zum Fundort zurückgekehrt waren. Tom hatte ihn früher erwartet; ihm war entfallen, dass sein Vorgesetzter ein Meeting mit seinem Amtskollegen aus Belfast gehabt hatte.

»Wie zum Teufel konnte das so lange unbemerkt bleiben?« Kennedy wippte leicht auf den Fußballen, die Hände fest im Rücken verschränkt. »Fünf Grabstellen in Glendalough, verdammt! Wie kommt es, dass das nicht schon früher entdeckt wurde?«

»Offenbar stimmen die Gerüchte.« Tom zuckte die Achseln.

»Wie meinen Sie das?«

»Dass in Irland ein Serienmörder aktiv ist. Vermutlich wollte es keiner glauben. Und nun …«

»Und nun stellt sich heraus, dass ein gefährliches Individuum jahrelang ungestraft morden konnte, während die Garda Síochána nicht die geringste Ahnung hatte, was vorgeht, wer der Täter ist oder wie man ihn aufhalten könnte.«

Tom spürte Ärger in sich aufsteigen und warf seinem Vorgesetzten einen scharfen Blick zu.

»Wenn eine der Leichen schon früher entdeckt worden wäre, hätten wir alles darangesetzt, den Täter zu finden. Wir können keine Mordermittlungen zu vermissten Personen durchführen.«

Kennedy hob eine Augenbraue.

»Ich habe nicht meine eigene Ansicht wiedergegeben, Inspector Reynolds. Sondern nur das, was sämtliche Talkshow-Moderatoren und Sonderberichtseiten in den nächsten Wochen und Monaten verbreiten werden. Wir werden mit heftiger Kritik und vielen Fragen konfrontiert werden.«

Kein Scheiß, Sherlock, erwiderte Tom im Stillen.

»Ich nehme mal an, Sie werden die Angestellten überprüfen«, fuhr Kennedy fort. »Leute, die die Gegend kennen und freien Zugang zu Glendalough haben? Wir müssen sagen können, dass wir konkreten Hinweisen nachgehen.«

Der Inspector nickte und versuchte, seine wachsende Irritation zu unterdrücken. Auch Sean McGuinness hätte auf die offensichtliche Vorgehensweise hingewiesen, aber er hatte sich dieses Recht verdient. Kennedy war ein paar Jahre jünger als Tom, der gerade fünfzig geworden war, und hatte früh einen Schreibtischjob übernommen. Er besaß sehr wenig praktische Erfahrung – die Art Erfahrung, die zählte.

»Wir werden die Angestellten überprüfen«, entgegnete Tom geduldig. »Aber Glendalough ist ein öffentlicher Park. Es wird kein Eintritt erhoben, und nachts patrouillieren keine Sicherheitskräfte. Wir müssen als Erstes die Identität der Opfer feststellen und dann die Details ihres Lebens durchforsten, um herauszufinden, ob es irgendetwas gibt, das sie verbindet.«

»Hmm«, machte Kennedy. Die Unzufriedenheit strahlte in Wellen von ihm aus. Tom war ihm nicht optimistisch genug. Der neue Chief Superintendent wollte, dass sein Ermittlungsleiter selbstsicher, ja fast arrogant auftrat, und er wollte, dass ihm schnelle Ergebnisse zugesichert wurden. Er hatte nichts dagegen, irgendwelchen Mist aufgetischt zu bekommen, solange es überzeugend klang und mit kurzen, prägnanten Sätzen an die Presse weitergegeben werden konnte.

Als die Nacht fortschritt, kam das heikle Thema zur Sprache, welche Mittel für die Ermittlungen zur Verfügung standen. Der Chief war gerade dabei, zu umreißen, was er seiner Ansicht nach beschaffen konnte – was nicht das war, was Tom brauchte –, als Emmet McDonagh zu ihnen trat. Kennedy nickte ihm kurz zu und ging. Der Chief Superintendent und der Leiter der KTU waren von Anfang an nicht gut miteinander ausgekommen, und bislang hatte Emmet den Krieg, in dem mit kühlen Blicken und abfälligen Bemerkungen gekämpft wurde, gewonnen. Eigentlich hätte Tom Mitleid mit seinem Vorgesetzten haben sollen. Emmet war ein herausragender Gegner. Aber bei Kennedys Talent dafür, anderen Leuten auf den Schlips zu treten, musste er irgendwas gesagt oder getan haben, was Emmets Verhalten rechtfertigte.

»Wir haben hier alles getan, was wir konnten«, erklärte Emmet. Er sackte ein wenig in sich zusammen und ließ die breiten Schultern hängen. »Die Leichen wurden alle aus der Erde geholt und werden in Kürze zu Moya in die Gerichtsmedizin transportiert. Sie lässt ein paar Rechtsmediziner aus London einfliegen, die sie unterstützen sollen. Wir müssen den Todeszeitpunkt eingrenzen. Keine der Leichen ist vollständig verwest, also sprechen wir vermutlich von einer Zeitspanne von ein paar Jahren, nicht Jahrzehnten.«

Emmet gegenüber sprach Tom die Sorge aus, die ihn umtrieb.

»Wo ist Fiona Holland? Unter den Leichen ist sie nicht, aber hat er wieder zugeschlagen? Wird sie von einem Serienmörder festgehalten?«

Emmet seufzte. Er war kein Mensch, der zu Körperkontakt neigte, doch jetzt klopfte er Tom zur Bekundung seiner Solidarität auf den Rücken, und die beiden starrten auf die Lichtung, auf der die fünf Leichname lagen.

»Keine Ahnung, *chara*. Vielleicht ist sie mit irgendeinem Typen abgehauen. Oder sie hat sich umgebracht. Wer weiß …?«

Sie ließen den Rest unausgesprochen.

»Du solltest nach Hause fahren«, riet Emmet. »Ruh dich ein bisschen aus.«

Tom warf einen Blick auf seine Uhr. Es war fast Mitternacht. Fairerweise musste er zugeben, dass Kennedy die ganze Zeit am Fundort geblieben war und sich geweigert hatte, vor die zahlreich versammelte Presse zu treten, die außerhalb des Parkplatzes wartete, solange sie noch nicht mit Bestimmtheit wussten, wie viele Leichen hier lagen.

Tom wollte nicht gehen. Er könnte ohnehin nicht schlafen. Wie auch, wenn es darum ging, Fiona Hollands Leben zu retten, und ihnen möglicherweise die Zeit davonlief? Seine Leute würden ebenfalls ohne Pause durcharbeiten, wenn er sie dazu aufforderte.

Doch ihm war klar, dass das wenig Sinn hätte. Nach ein paar Stunden Schlaf würden sie sich alle mit wacheren Köpfen im Präsidium treffen, bereit, mit den Ermittlungen in einem Fall zu beginnen, den es so noch nicht gegeben hatte.

»Es wäre besser, weißt du …«, fuhr Emmet fort und setzte zu einem Vortrag über die Bedeutung von ausreichend Schlaf an.

Tom lächelte grimmig und schnitt ihm das Wort ab.

»Ich weiß. Ich habe diesen Rat selbst oft genug erteilt, alter Freund. Du solltest auch nach Hause fahren. Lass dein Team für heute Schluss machen. Macht morgen mit frischen Kräften weiter. Für diese Ermittlungen werden wir alle einen klaren Kopf brauchen, und die Fundstelle wird so lange abgesperrt bleiben, wie wir es wollen.«

»Tust du mir einen Gefallen, Tom?«

»Was denn?«

»Sprich ein Gebet mit mir.«

Tom blinzelte, überrascht über diese Bitte des KTU-Leiters. Er hatte Emmet nie für einen religiösen Menschen gehalten. Doch als sie jetzt hier standen, zu dieser späten Stunde, die Leichname der ermordeten Frauen nur wenige Meter von ihren Füßen entfernt, hatte er plötzlich das Gefühl, dass ein Gebet absolut richtig und angemessen war.

Also neigte er den Kopf und schloss die Augen, während Emmet ein Ave Maria sprach und die Mutter Christi bat, ihnen zu helfen, den Mörder zu finden. Als er geendet hatte, fügte Tom, obwohl er sich vorkam wie der letzte Heuchler, im Stillen seine eigene Bitte an einen Gott hinzu, an den er schon lange nicht mehr glaubte. Er betete für die Angehörigen der ermordeten Frauen, und er betete darum, dass ihm selbst die Trauer erspart bleiben möge, die sie bald würden durchleben müssen.

*

Willie fuhr ihn zu seinem Haus in der Blackhorse Avenue, die neben der Mauer des riesigen Phoenix Park im Westen Dublins verlief. Beide schwiegen. Tom lehnte den Kopf gegen die Nackenstütze des Beifahrersitzes. Es kam ihm vor, als hätte er den ganzen Tag den Atem angehalten, und nun, nachdem er den Fundort verlassen hatte, spürte er die Erschöpfung.

Willie saß aufrecht auf dem Fahrersitz, nur gelegentlich schüttelte er den Kopf und hustete, um seinen Hals freizubekommen. Er hatte eine Zigarette nach der anderen geraucht, während er in Glendalough wartete. Er hatte seine Freizeit geopfert, um bereit zu sein, falls Tom ihn brauchen sollte. Auch er war entsetzt gewesen, als sich die Nachricht über die zahlreichen Leichen verbreitete.

Zu Hause sah Tom erst nach seiner Tochter und seiner Enkelin, bevor er ins Bett ging.

Maria hatte die kleine Cáit mit ins Bett genommen. Die beiden lagen nebeneinander, die Köpfe einander zugewandt, das Gesichtchen praktisch ein Spiegelbild der Mutter, abgesehen von der Größe. Das kastanienbraune Haar seiner Tochter lag auf dem Kissen ausgebreitet. Das hellere Haar seiner Enkelin klebte ihr in schlaffeuchten Löckchen am Kopf.

Tom spürte, wie es ihm die Kehle zuschnürte, als er seine beiden schlafenden Prinzessinnen betrachtete. Sie schliefen sicher und glücklich, ohne etwas von dem Bösen zu ahnen, das außerhalb ihrer Träume existierte, einer Niedertracht, deren Geruch er noch an den Fasern seiner Kleidung wahrzunehmen meinte.

Maria war einundzwanzig. Noch war das Alter der Frauen nicht bekannt, die heute aufgefunden worden waren, aber Tom vermutete, dass sie alle zu einer bestimmten Altersgruppe gehörten: von unter zwanzig bis Anfang dreißig. Una Dolan war vierundzwanzig gewesen. Fiona Holland war neunzehn.

Normalerweise gab es einen bestimmten Opfertypus.

Morgen würden sie damit anfangen, die Vermisstenlisten durchzugehen und zu versuchen, die Opfer auf diese Weise zu identifizieren.

Es gab fünf Familien da draußen, sechs, wenn man die Angehörigen von Fiona Holland mitzählte, die auf Nachricht von einer Tochter, einer Schwester, einer Freundin warteten. Jedes der Opfer war von irgendeinem Menschen geliebt worden, war irgendwann mit derselben Inbrunst in den Armen gehalten worden, die Maria für Cáit empfand und Tom für sie beide. Als die Frauen verschwanden, mussten der Verlust und das Leid für die Eltern und alle, die den Opfern nahestanden, unbeschreiblich gewesen sein.

Und nun würden fünf Familien die schlimmste aller möglichen Nachrichten erfahren.

Morgen, dachte Tom seufzend, morgen.

5

Die Leichen waren unter Aufsicht der leitenden Rechtsmedizinerin ins Mater Hospital im Zentrum von Dublin gebracht worden. In dem Komplex mit der viktorianischen Fassade gab es eine große Leichenhalle und ein hochmodernes forensisches Labor. Moya Chambers hatte ihre beiden Stellvertreter herbeigerufen und zwei Kollegen des London Metropolitan Police Service hinzugezogen. Mehrere erfahrene Labortechniker waren zur Vervollständigung des Teams angefordert worden.

Die Rechtsmediziner hatten die Nacht durchgearbeitet, und das Mater-Hospital war der erste Anlaufpunkt des Inspectors an diesem Sonntagmorgen.

»Sie haben also die echten Experten zusammengebracht.« Tom wies mit dem Kopf auf das neue Personal aus dem Ausland.

»Sind gestern Nacht eingeflogen. Klar, alles, was ich über Serienmorde weiß, habe ich aus irgendwelchen Folgen von *CSI – Den Tätern auf der Spur*.«

»Meine Güte. Das war nur ein Witz. Sie sehen müde aus.« Er reichte ihr einen Becher mit Kaffee.

»Wollen Sie eine Belohnung dafür, dass Sie etwas aussprechen, das jedem ins Auge springt?«, erwiderte Moya und zog ihren Mundschutz herunter. Der Styroporbecher, den Tom ihr in die Hand gedrückt hatte, war heiß, und sie verzog das Gesicht. »Uh. Früher gab es solche Pappringe, die man um diese Dinger tun konnte, damit man sich nicht die Hand daran verbrannte. Wie viel, glauben Sie wohl, haben diese Affen aus der Buchhaltung eingespart, indem sie uns diesen kleinen Luxus gestrichen haben? Geizige Saubande.«

»Ich hätte ja allen einen Kaffee mitgebracht, aber bei zwei Euro fünfzig pro Becher erschien mir das ein wenig übertrieben.«

Moya machte eine wegwerfende Handbewegung in Richtung ihres Teams.

»Machen Sie sich keine Gedanken wegen der Lakaien. Ich wollte sie sowieso gerade zum Frühstück hochschicken. Gummiwürstchen und angebrannter Toast, und das wird sie vermutlich einen halben Tageslohn kosten. Kommen Sie, ich setze Sie darüber ins Bild, was wir bislang herausfinden konnten.«

Auf ihr Kommando hin leerte sich das Laboratorium. Übrig blieben nur die Rechtsmedizinerin, der Inspector und fünf Leichname in verschiedenen Stadien der Verwesung.

»Unser größtes Problem besteht darin«, begann Moya, »dass sie in feuchter Erde begraben wurden. Der Täter hat sie in Plastikplanen gewickelt, aber das hat nicht ausgereicht, um die Aasfresser fernzuhalten. Sehen Sie selbst – die Maden hatten ganz offensichtlich schon ihre Freude daran, das gilt vor allem für die frühesten Opfer.«

»Ich bin gerade dabei, mein Frühstück zu verdauen«, stöhnte Tom. Er hatte die Vorsichtsmaßnahme ergriffen, sich Eukalyptus-Salbe unter die Nase zu reiben, bevor er das Labor betrat. Es bestand keine Gefahr, dass irgendjemand ihn mit einem hart gesottenen Ermittler verwechselte, dem der Geruch verwester, frisch ausgegrabener und aufgeschnittener Leichen nichts ausmachte.

Sie zuckte die Achseln. »Ich kann das nicht beschönigen, mein Bester. Wie dem auch sei, aufgrund der Insekten und der Feuchtigkeit ist es bei einigen der Opfer unmöglich, den Todeszeitpunkt genau zu bestimmen – ich kann mich nur auf das Todesjahr festlegen. Mit Bestimmtheit kann ich sagen, dass Una Dolan vor weniger als zwölf Monaten umgebracht wurde. Sie hatten also recht mit Ihrer Vermutung: Er hat sie für eine Weile gefangen gehalten. Das muss seine Vorgehensweise sein.«

»Sehr wahrscheinlich«, sagte Tom. »Fahren Sie fort.«

»Wir haben Genproben genommen und Röntgenaufnahmen der Zähne gemacht, das können Sie zur Identifizierung verwenden. Meiner Schätzung nach dürfte das erste Opfer seit fünf oder sechs Jahren tot sein. Es sind noch Fleischreste und Membranen erhalten, keine der Leichen ist vollständig skelettiert. Wir können bestätigen, dass alles Frauen sind, und vermutlich waren alle noch relativ jung. Unter vierzig in jedem Fall. Das ist nur eine Vermutung, wohlgemerkt. Und ich bin mir ziemlich sicher, dass alle weiß sind. Das habe ich heute Morgen schon diesem Mädel aus Ihrem Team mitgeteilt. Die Information wird bei der Sichtung der Vermisstendatei helfen. Die Bestätigung steht noch aus, wir arbeiten dran. Wenn Sie wegen der DNA-Proben Druck machen und die Namen feststellen können, wird das teilweise überflüssig werden.«

»Fünf Opfer in fünf Jahren«, sagte Tom mit zusammengebissenen Zähnen. »Ist Fiona Holland also Nummer sechs im sechsten Jahr?«

»Sieht so aus, aber sonderlich überzeugt klingen Sie nicht.« Moya befreite ihr blondiertes, dauergewelltes Haar aus dem engen Knoten und massierte sich die Kopfhaut an der Stelle, wo eine Spange die Locken festgehalten hatte.

»Linda McCarn wird uns unterstützen«, entgegnete der Inspector. »Und ich vermute, sie wird uns sagen, dass ein derartig strukturiertes, kontrolliertes Vorgehen ungewöhnlich für einen Serienmörder ist. Normalerweise eskaliert die Sache, wenn die Täter nicht gefasst werden.«

Linda war die führende Kriminalpsychologin des Landes. Tom hatte schon oft mit ihr zusammengearbeitet und hatte großen Respekt vor ihr, auch wenn er ihre exzentrische Persönlichkeit ein wenig anstrengend fand. Es war allerdings nicht unproblematisch, sie zu einer Ermittlung hinzuzuziehen. Sie und Emmet McDonagh hatten einmal eine Affäre miteinander gehabt, die böse geendet hatte. Seit vielen Jahren behandelten die beiden sich gegenseitig mit offener Verachtung und waren nur zu gern bereit, unwillige Zuschauer in ihren Krieg hineinzuziehen und sie zu zwingen, Partei zu ergreifen.

Früher hatte Tom sich auf die Seite von Emmet gestellt, weil er ebenfalls ein Mann war – ein peinlich stereotypes Verhalten. Doch im letzten Jahr hatte er die tragische Wahrheit über die Trennung erfahren und wusste jetzt, dass Linda es nicht leicht gehabt hatte.

»Ich halte es für klug, Linda zu konsultieren«, bemerkte Moya. »Die Londoner hatten schon vorgeschlagen, dass Sie einen Kriminalpsychologen hinzuziehen. Aber zurück zum Hier und Jetzt. Ich kann Ihnen zwar nicht die exakten Todeszeitpunkte nennen, aber das heißt nicht, dass ich völlig nutzlos bin. Kommen Sie mal hier rüber.«

Sie führte ihn zu dem jüngsten Opfer, Una Dolan, wie sie annahmen.

»Wir glauben, dass wir die Todesursache feststellen konnten. Und wenn man bedenkt, dass die meisten Serienmörder eine bestimmte Methode haben, nach der sie vorgehen, wird es bei den übrigen Opfern vermutlich ebenso gewesen sein. Sehen Sie mal hier.«

Moya trank einen Schluck Kaffee und drückte mit einem behandschuhten Finger auf dem Hals des Leichnams herum.

Tom beugte sich hinunter, um festzustellen, was die winzige Rechtsmedizinerin ihm zeigen wollte. Er besaß nicht ihren medizinisch geschulten Blick. Ihm fiel nichts auf.

»Was kann man da sehen?«, erkundigte er sich. Er war zu erfahren, um ein Fachwissen vorzutäuschen, das er nicht besaß.

»Trotz der Verwesung kann man noch die Verfärbungen an der Haut am Hals erkennen«, antwortete Moya. »Und die Luftröhre wurde zerquetscht. Sehen Sie?« Sie drückte an einem beweglichen Klumpen unter der Haut herum.

Tom schauderte zurück und richtete sich rasch wieder auf. »Er erwürgt seine Opfer?«

»Ja. Mit den Händen. Gewaltsam. So in etwa. Meine Güte, bücken Sie sich mal ein bisschen, wir sind nicht alle genetisch modifizierte Riesen.«

Der Inspector beugte sich vor, und Moya zog ihre Gummihandschuhe aus und legte die Hände um seinen Hals, die Daumen auf seinen Stimmbändern. Sie kam ihm so nahe, dass er Kaffee und bitteren Zigarettenrauch in ihrem Atem riechen konnte.

»Der Mörder hat sie mit solcher Gewalt gewürgt, dass der Kehlkopf gebrochen ist«, erklärte Moya. »Wahrscheinlich war sie da schon bewusstlos. Sie wird um Atem gerungen haben, als er anfing, und den Großteil des Sauerstoffs für die heftige Gegenwehr aufgebraucht haben. Der Schmerz und das Brennen in der Lunge werden nach wenigen Sekunden aufgehört haben, und ihr wird schwindelig geworden sein. Dann wurde sie sicher ohnmächtig. Aber er wird weiter zugedrückt haben. Wenn ihre Augen nicht aufgefressen wären, würden sie hervorquellen. Es ist eine sehr unerfreuliche Art, jemanden umzubringen. Sehr intim. Und es erfordert echte Kraft. Ich könnte Sie nicht mal erwürgen, wenn ich auf Crack wäre. Wahrscheinlich würde ich mir durch Ihre Gegenwehr eher die Daumen brechen. Wenn sie bereits bewusstlos war, als er sie erwürgt hat, wäre es natürlich einfacher gewesen.«

Moya löste ihren Griff, und obwohl sie die Hände nur leicht um seinen Hals gelegt hatte, strich Tom sofort mit der Hand über die betreffende Stelle.

»Übrigens«, bemerkte sie und zog eine Augenbraue hoch. »Ist dieser Bart als eine Art Geburtenkontrolle für Sie und Ihre Frau gedacht? In meine Nähe kämen Sie damit nicht. Keine Rasur, kein Sex.«

»Ich musste etwas unternehmen, um andere Frauen fernzuhalten«, konterte er trocken. »Lässt sich feststellen, ob die Opfer vergewaltigt wurden?«

»Das wird schwierig, es sei denn, er war sehr gewalttätig und hat innere Schäden angerichtet. Insbesondere bei den älteren Leichnamen.«

»Wunderbar. Ich muss zurück ins Präsidium und eine Teambesprechung leiten. Wann können wir mit den DNA-Ergebnissen und dem Zahnstatus rechnen?«

»Demnächst. Wieso sollten wir Laborratten auch Nahrung oder Schlaf oder solchen Kram brauchen?« Sie lächelte grimmig. »Keine Sorge. Emmet und ich haben Anrufe von einem VIP bekommen. Wir werden schuften, bis wir haben, was Sie brauchen.«

»Einen VIP wie Joe Kennedy?«, fragte Tom.

Moya hob eine Augenbraue. »Also ehrlich, Tom! Sean McGuinness hat mich angerufen. Glauben Sie mir, es gibt nur sehr wenige Männer, bei denen ich springe, wenn sie es wollen, und Joe gehört nicht dazu. Wenn es je einen Fall dafür gab, dass ein Mann trotz Inkompetenz befördert wurde … Oh, verdammt. Das hätte ich fast vergessen. Das Wichtigste.«

Moya trat zu einem Stahltisch, auf dem fünf Plastikbeutel neben nummerierten Karten lagen. Sie streifte frische Latexhandschuhe über, reichte Tom ebenfalls ein Paar, öffnete dann den ersten Asservatenbeutel und zog ein zierliches Armband heraus.

»Erkennen Sie das?«, fragte sie.

Er nahm ihr das angelaufene Silberarmband ab und drehte es hin und her, um die kleinen Herzchen-Anhänger zu begutachten, die daran hingen.

»Sollte ich?«, fragte er zurück.

»Glaube ich kaum. Ich habe es heute früh mit den Angaben in Una Dolans Vermisstenakte verglichen. Ein Armband mit Anhängern war nicht unter den Sachen, die sie an dem Abend trug. Das hier ist ihre Kleidung.«

»Na gut, aber vielleicht wusste ihre Familie nicht, dass sie dieses Armband besaß oder es trug – ihr Freund oder ein Freund könnte es ihr gegeben haben. Das wäre nicht ungewöhnlich.«

»Ganz und gar nicht. Aber das hier ist es.«

Moya ging am Tisch entlang, öffnete alle fünf Asservatenbeutel und entnahm jedem den gleichen Gegenstand – ein silbernes Armband mit Herzchen-Anhängern.

»Herr im Himmel!«, sagte Tom, als die fünf Armbänder nebeneinander auf dem Tisch lagen.

»Ja.« Moya nickte. »So wie es aussieht, hat er ihnen ein kleines Andenken mitgegeben.«

6

Der Raum im Präsidium, den man der Sonderkommission zugewiesen hatte, war doppelt so groß wie gewohnt, was ihnen erneut vor Augen führte, vor welch gewaltiger Aufgabe sie standen. Für die zusätzlichen Kollegen waren Schreibtische und IT-Ausrüstung bereitgestellt worden, und an der Stirnseite des Raumes prangten nagelneue Glastafeln. Joe Kennedy hatte sie vor Kurzem als Ersatz für die Whiteboards, die sie bisher benutzt hatten, angeschafft. Tom kam nicht damit klar, dass sie durchsichtig waren. Irgendwann spätabends hatte er sich bei Louise darüber beschwert und gespöttelt, Kennedy habe die Idee vermutlich aus einer der schwedischen Krimiserien, in denen er so gern mitgespielt hätte.

»Klären die in diesen Filmen ihre Fälle nicht immer auf?«, hatte seine Frau erwidert, bevor sie sich hinter die Seiten ihres neuesten skandinavischen Thrillers zurückzog.

Die Tafeln gelangten jetzt zum Einsatz.

Detective Sergeant Michael Geoghegan schrieb Namen darauf, die ihm von Laura Brennan zugerufen wurden. Sie arbeitete sich durch den Stapel Akten, den sie vor sich auf dem Schreibtisch liegen hatte, und hielt gelegentlich inne, um sich mit einer leeren Mappe Luft zuzufächeln. Ihre leichte Baumwollbluse und der Rock mit abgesteppten Falten waren modisch, luftig und kühl, aber immer noch zu warm. Michael, der sich auch bei angenehmeren Temperaturen eher lässig kleidete, trug Nike-Shorts und ein blaues Polohemd mit Schweißflecken unter den Achseln, was man sah, wenn er den Arm hob.

Tom durchquerte den Raum und klaute sich unterwegs eine Flasche gekühltes Mineralwasser von Ray Lennons Schreibtisch. Er war zu Fuß von Moyas Labor zum Präsidium gegangen, aber als er das Mater-Hospital am frühen Vormittag verlassen hatte, war es schon überdurchschnittlich heiß gewesen. Auch er klebte vor Schweiß.

»Boss, wir brauchen hier drin eine Klimaanlage«, beschwerte sich Michael. »Die Farbe läuft fast von der Tafel runter.«

»Ich lasse ein paar Ventilatoren bringen«, versprach Tom. »Sie werden uns wegen einer Jahrhundert-Hitzewelle keine hochmoderne Klimaanlage spendieren, Michael. Das hier ist Irland. Wahrscheinlich werden wir nächste Woche Schneemänner bauen. Also, wollen wir anfangen?« Er hatte Ray entdeckt, der mit dem letzten Mitglied der Soko hereinkam.

Toms übliches Team war bereits versammelt. Zusätzlich waren ihnen zwanzig Schutzpolizisten zugeteilt worden.

Auch Natasha McCarthy, die Leiterin des Dezernats für Sexualdelikte, war zur Lagebesprechung gekommen. Noch wussten sie nicht, ob der Mörder auch ein Vergewaltiger war, doch der Inspector war froh über ihre Anwesenheit. Natasha war eine Powerfrau mit einer eindrucksvollen Erfolgsbilanz und blieb immer beharrlich an ihren Fällen dran. Ihr war es zu verdanken, dass inzwischen sehr viel mehr Vergewaltigungsfälle vor Gericht kamen. Leider war die Justiz noch nicht bereit für ihren beständigen Tatendrang. Die meisten Täter, die sie fasste, kamen entweder frei oder erhielten Urteile, die eine Beleidigung für die Opfer waren. Doch Natasha blieb beharrlich am Ball.

Ihre Entschlossenheit und ihr Ehrgeiz waren schon aus

persönlichen Gründen nötig. Natashas Vater stammte aus Mali. Sie gehörte zu den wenigen gemischt-ethnischen Polizeiangehörigen und war die einzige Nicht-Weiße, die einen höheren Rang innehatte.

Auch Linda McCarn war anwesend. Tom war mittlerweile ziemlich geübt darin, keine sichtbare Reaktion auf die unkonventionelle Aufmachung der Psychologin zu zeigen. Inzwischen hätte es ihn mehr überrascht, wenn sie in einem Outfit erschienen wäre, das als normal gelten konnte. Heute hatte sie ein weißes Kleid angelegt, das an eine Toga erinnerte und in der Taille mit einer Schnur zusammengehalten wurde, dazu trug sie griechische Sandalen. Ihre braunen Korkenzieherlocken wurden von einem gemusterten Goldschal zusammengehalten. Sie sah aus, als hätte sie auf dem Weg ins Kolosseum hier vorbeigeschaut. Tom musste zugeben, dass sie von ihnen allen für dieses Wetter vermutlich am passendsten gekleidet war.

»Ruhe, bitte«, rief er über den Lärm hinweg.

Er gab den Versammelten einen kleinen Moment, um ihre Unterhaltungen einzustellen.

»Also«, begann er. »Ich freue mich, so viele von Ihnen hier zu sehen. Sobald wir die Identität der Opfer festgestellt haben und wissen, woher sie stammen, können wir zweifellos auch mit der Unterstützung von Kollegen aus dem betreffenden County und darüber hinaus rechnen. Die Arbeitsbelastung bei dieser Ermittlung wird immens hoch sein, also bereiten Sie besser Ihre Lieben darauf vor, dass sie den Sommerurlaub vergessen können.

Leute, wir haben es hier mit etwas zu tun, von dem wir alle gehofft haben, dass es uns nie begegnet. Wir haben fünf Opfer, und daraus lässt sich nur die Schlussfolgerung ziehen, dass ein Serienmörder in Irland aktiv ist. Vielleicht sogar mehrere. Die

Rechtsmedizin hat Spezialisten aus London hinzugezogen, und auch die KTU berät sich mit internationalen Experten. Unsere führende Kriminalpsychologin, Linda McCarn, ist heute bei uns. Sie wird uns beratend zur Seite stehen und uns erklären, mit welchem Typ Mensch wir es möglicherweise zu tun haben. Ich spreche von *dem* Täter, aber in Wahrheit wissen wir derzeit nicht einmal genau, ob es ein Mann oder eine Frau ist oder ob es sich um einen oder zwei handelt.

Wir haben viel Arbeit vor uns, und es ist höllisch heiß. Deshalb werde ich Sie kurz über die bisherigen Ergebnisse der Rechtsmedizin informieren, und dann möchte ich, dass wir anfangen, über den Fundort, die Identität der Opfer und mögliche Verdächtige zu sprechen.«

Als Tom alle über die Ergebnisse von Moyas Arbeit in Kenntnis gesetzt hatte, hob Michael die Hand.

»Boss, gehen wir von der Annahme aus, dass auch Fiona Holland zu den Opfern gehört? Ihre Eltern sind völlig aufgelöst. Sie sind bei ihrer örtlichen Polizeidienststelle erschienen und haben gefragt, ob wir auch die Leiche ihrer Tochter gefunden haben.«

»Nein, haben wir nicht«, antwortete Tom. »Sorgen Sie dafür, dass ein Kollege vom Opferschutz sich um die Eltern kümmert. Was die Frage angeht, ob der Täter Fiona in seiner Gewalt hat – ich möchte nicht, dass irgendjemand außerhalb dieses Raums die Möglichkeit erwähnt, sie könnte das neueste Opfer des Serienmörders sein. Die Medien werden ihre eigenen Vermutungen anstellen, aber von uns werden sie nichts erfahren, was Schlagzeilen bringt. Denken wir an Fionas Angehörige. Unter uns jedoch müssen wir in Betracht ziehen, dass er sie womöglich entführt hat. Die Umstände ihres Verschwindens erinnern beunruhigend an die von Una Dolan im letzten Jahr, abgesehen von der Tageszeit.

Und wenn wir bedenken, dass dieser Mann seine Opfer offenbar für eine Weile gefangen hält, bevor er sie umbringt, besteht zudem die Chance, dass sie noch am Leben ist. Ich werde selbst zu den Hollands fahren und den Vermisstenfall mit unseren Kollegen aus Meath durchsprechen. Nun zurück zu den möglichen Identifizierungen. Laura?«

Die Angesprochene stellte sich neben die Tafel mit der Liste von Namen.

»Also, die Garda-Vermisstenfahndung hat uns bei der Zusammenstellung der Namen sehr unterstützt. Die Leute da sind fantastisch. Es ist unglaublich, mit wie vielen Fällen sie es zu tun haben. Allein 2011 haben sie über achttausend entsprechende Dateien gespeichert. Am Ende des Jahres hatten sie es auf dreiundzwanzig ungeklärte Fälle reduziert. Die meisten erledigen sich von selbst – die Vermisstenanzeige war ein Irrtum, jemand ist wieder zu Hause, so in der Richtung. Manchmal war die vermisste Person auch in einen Unfall verwickelt. Und dann sind da noch die Suizide.«

Sie hielt inne. Alle im Raum wussten, dass Irland mit die höchste Selbstmordrate von ganz Europa hatte.

»Seit Gründung der zentralen Vermisstenfahndung Anfang der Achtzigerjahre haben sich über fünfzehnhundert ungeklärte Fälle angehäuft. Das sind die Personen, die nie wieder nach Hause gekommen sind oder deren Leichen nie gefunden wurden. Seit ein paar Jahren wird vermutet, dass ein relativ hoher Prozentsatz davon junge Einwanderinnen und Minderjährige sind, die Opfer des Sexhandels wurden.«

Aus dem Augenwinkel sah Tom Natasha McCarthy nicken. Sie war mit den Fakten und den Zahlen vertraut.

»DS Geoghegan und ich konnten es in Zusammenarbeit mit der Vermisstenfahndung auf Fälle von erwachsenen

Frauen eingrenzen, die in den letzten zehn Jahren als vermisst gemeldet wurden, zum Zeitpunkt ihres Verschwindens vierzig Jahre alt oder jünger waren und deren Verschwinden nie aufgeklärt wurde. Wir haben das Netz sehr breitmaschig gespannt, für den Fall, dass der Täter einige seiner Opfer für längere Zeit festgehalten hat, bevor er sie ermordete. Nach der bisherigen Einschätzung der Rechtsmedizinerin gehen wir von der Annahme aus, dass sämtliche Opfer noch relativ jung waren, und ein Höchstalter von vierzig Jahren schien uns ein guter Ausgangspunkt.«

Sie wandte sich der Tafel zu.

»Das sind die übrig gebliebenen Fälle. Achtzig Frauen zwischen siebzehn und vierzig, vermisst ab dem Jahr 2002, die nie wieder aufgetaucht sind. Dies sind die Namen, die am ehesten in Frage kommen, aber wir haben noch eine zweite Liste von weniger wahrscheinlichen Kandidatinnen erstellt. Fiona Holland ist der aktuellste Fall. Der Name davor ist einer, den wir kennen – Una Dolan.

Wir glauben, dass wir ein paar Namen auf der Liste ausschließen können, beispielsweise Frauen, die wegen Depressionen in Behandlung oder suizidgefährdet waren. Eine von ihnen, Pauline O'Hara, hatte offenbar einen Freund, der sie misshandelte. Es war ihr Partner, der sie als vermisst meldete, nicht ihre Angehörigen, die überzeugt waren, dass sie ihn verlassen hätte und irgendwo sicher lebte. Selbst wenn wir diese Fälle beiseitelassen, bleiben immer noch sehr viele Namen übrig, und wir haben nur fünf Leichen. Zudem haben wir nach den ersten Erkenntnissen von Moya Chambers nur weiße Frauen auf die Liste gesetzt. Sollte sich herausstellen, dass eines der Opfer doch zu einer anderen Ethnie gehört, wird die Zahl sich noch vergrößern.«

Tom überflog die Liste der Namen auf der Tafel. Einige

kamen ihm bekannt vor, und er konnte sich an die Gesichter und die ihrer besorgten Angehörigen bei den Pressekonferenzen erinnern. Frauen, die ohne Vorwarnung einfach verschwunden waren; nichts hatte darauf hingedeutet, dass irgendetwas nicht stimmte.

»Ein Muster«, sagte er. »Wenn er seine Opfer im Frühjahr entführt und sie ein paar Monate lang festhält – könnte das die Sache eingrenzen?«

Laura und Michael wechselten einen Blick, der verriet, dass der Inspector da auf etwas gestoßen war.

Michael stellte sich vor die Tafel und begann, neben einige der Namen, die er unterstrich, weitere Angaben zu notieren.

Als er fertig war, trat er zur Seite. Es gab ein kollektives Luftschnappen, als alle die neuen Informationen in sich aufnahmen.

Der Detective hatte fünf Namen hervorgehoben. Daneben hatte er das Alter der Frauen zum Zeitpunkt ihres Verschwindens geschrieben, ihren letzten Aufenthaltsort – das County – sowie das Datum ihres Verschwindens.

Una Dolan, 24, Waterford, 29. April 2011
Eimear Johnson, 20, Kerry, 26. Februar 2010
Treasa Lee, 33, Cork, 2. Mai 2009
Mary Ellen Lehane, 25, Cork, 17. April 2008
Geraldine Lougheed, 30, Tipperary, 25. März 2007

»Zwischen den vielen anderen vermissten Personen fallen sie nicht besonders auf«, bemerkte Laura. »In den doppelseitigen Artikeln, die die Boulevardblätter über einen möglichen Serienmörder in Irland bringen, tauchen etliche Namen der hier aufgeführten Frauen auf, sogar solche, die wir laut der Vermisstenfahndung ausschließen können. Doch diese fünf passen eindeutig ins Muster. Junge Frauen, die im Frühjahr verschwunden sind und aus einer bestimmten geografischen Gegend stammen.«

»Es scheint mir ein bisschen zu einfach, dass wir es schon jetzt auf fünf Namen eingrenzen können«, meinte Tom. »Sind in den letzten Jahren keine anderen Frauen in diesen Monaten verschwunden? Februar bis Mai ist eine lange Zeit.«

Laura nickte.

»Da kommt die zweite Liste ins Spiel, die ich eben erwähnt habe. Es gibt noch weitere Fälle, klar, aber diese fünf sind es, die ins Auge springen. Es gibt da beispielsweise eine Frau, die im März letzten Jahres verschwunden ist, zweiundvierzig, drei Kinder im Teenageralter. Laut den Angehörigen kam das völlig unerwartet und passte überhaupt nicht zu ihr. Doch die Akte zeigt, dass sie vorher schon zweimal untergetaucht ist, und es gibt eine Vorgeschichte psychischer Probleme. Diese Frau, die ich am Anfang erwähnt habe – Pauline O'Hara – wird seit Februar 2006 vermisst, aber wir haben sie aus den genannten Gründen nicht in die Liste aufgenommen. Solange die Identität der Opfer noch nicht durch DNA-Proben und einen Zahnabgleich bestätigt ist, sollten wir davon ausgehen, dass jede der hier aufgeführten Frauen zu den Opfern gehören könnte. Diese fünf Namen sind die wahrscheinlichsten Kandidatinnen.«

»Wenn er sich an diese Monate und diese bestimmte Region hält, sollte uns das in der Fiona-Holland-Sache beruhigen?«, fragte Bridget Duffy. »Wir haben Juli, und sie ist in Meath verschwunden – das ist weit weg von der Provinz Munster.«

Tom hatte sich diese Frage auch schon gestellt, und er sah Laura und Michael erwartungsvoll an. Laura legte den Kopf zur Seite, ein Signal für Ray, der sich mit entschuldigender

Miene erhob, und Tom wusste, dass die Entspannung nur von kurzer Dauer sein würde.

»Nachdem Laura und Michael ein Muster festgestellt hatten, habe ich nach Berichten über versuchte Entführungen im Frühjahr dieses Jahres suchen lassen. Eine Frau gibt an, dass im April ein Mann versucht hat, sie in ein Fahrzeug zu locken, das vor einem Pub in Clare stand, aber offenbar fuhr gerade ein anderes Auto vor, und der Mann raste davon. Sie war zu dem Zeitpunkt betrunken und konnte weder den Mann noch den Wagen beschreiben, und die Überwachungskamera des Pubs war defekt. Aber die Kollegen unten haben die Anzeige ernst genommen, weil die betreffende Frau die Tochter eines der örtlichen Polizisten ist. Der Fahrer des Fahrzeugs, das offenbar den Täter verscheucht hat, sah ein Auto mit erhöhter Geschwindigkeit wegfahren, aber es war zu dunkel, um die Farbe oder das Modell zu erkennen.«

Tom bewegte die Schultern, um die Anspannung zu lösen, die sich darin aufgebaut hatte. Ein dünner Schweißfaden rann ihm vom Nacken zwischen den Schulterblättern hinunter. Um dem Ganzen die Krone aufzusetzen, juckte sein neuer Bart wie verrückt.

»Also«, seufzte er, »du glaubst, dass er gemäß seiner Gewohnheit im April versucht hat, eine Frau zu entführen, aber verscheucht wurde, und die nächste Gelegenheit, die sich ihm bot, war letzte Woche mit Fiona Holland?«

Ray zuckte die Achseln.

»Das wäre eine Möglichkeit. Die andere Möglichkeit ist, dass Fiona Holland mit diesem Fall überhaupt nichts zu tun hat. Vielleicht hat er bereits ein Opfer in seiner Gewalt, von dem wir nichts wissen, oder aber er hat aufgehört.«

»Was meinen Sie, Linda?«, fragte Tom. »Klären Sie uns darüber auf, mit was wir es hier zu tun haben.«

Er hockte sich auf den Rand seines Schreibtischs und überließ der Kriminalpsychologin das Feld.

Linda reckte beide Arme über den Kopf und stieß laut die Luft aus, während sie über ihren Beitrag nachdachte.

»Nun, Darling«, raunte sie dann in ihrem rauchigen Dubliner Oberklassen-Akzent. »Ich kann wiedergeben, was die Forschungsergebnisse vermuten lassen. Es ist hochgradig unwahrscheinlich, dass wir es hier mit einer Täterin zu tun haben, zumindest nicht mit einer Täterin, die allein handelt. Wir wissen, dass mehr als achtzig Prozent aller Serienmörder Männer sind, und zwar Männer zwischen zwanzig und Ende dreißig. Zudem würde das Erdrosseln rein körperlich die Kraft der meisten Frauen übersteigen.

Wie Sie bereits sagten, suchen Sie mit großer Wahrscheinlichkeit nach einem Mann oder mehreren Männern. Serienmörder tendieren dazu, weiße Frauen als Opfer auszuwählen, was zu unseren Opfern passen würde. Eine Anomalie gibt es jedoch – es ist ungewöhnlich, dass ein Serienmörder über eine so lange Zeitspanne hinweg derart organisiert bleibt. Wegen der dazu nötigen Disziplin möchte ich vermuten, dass wir es mit einem Einzeltäter zu tun haben. Wenn es zwei wären, hätte sich einer inzwischen sehr wahrscheinlich längst über die Regeln hinweggesetzt. Die meisten Wiederholungstäter neigen dazu, die Anzahl ihrer Verbrechen zu steigern, wie viele von Ihnen wissen – sie suchen den Rausch des Mordens immer häufiger. Doch das gilt nur, wenn sie die Opfer nur deshalb in ihre Gewalt bringen, um sie zu töten. Wenn dieser Mann Frauen entführt und sie für eine Weile gefangen hält, ist ihr Tod vielleicht nicht das Endziel. Möglicherweise will er irgendetwas anderes von ihnen – sexuelle Befriedigung, Folter oder auch nur ihre Gesellschaft. Vielleicht bringt er sie um, wenn sie ihren Zweck erfüllt haben oder sich weigern, ihm das zu geben, was er von ihnen will.«

Die hochgewachsene, dünne Kriminalpsychologin erhob sich und ging zielstrebig zur Tafel hinüber. Sie streckte die Hand nach Michaels Textmarker aus.

»Darf ich?«, fragte sie Tom und deutete auf die Tafel.

»Nur zu.«

»Also gut. Der entdeckte Fundort deutet auf sorgfältige Planung und Organisation hin. Daraus ließe sich schließen, dass der Täter nicht mehr ganz so jung ist und einen hohen IQ hat. Sehr wahrscheinlich begräbt er seine Opfer aus einem bestimmten Grund immer an dieser Stelle. Vielleicht arbeitet er in Glendalough und kann die Grabstellen regelmäßig besuchen.«

Linda drehte sich zur Tafel um und schrieb:

Alleinstehender Mann, weiß
35+?
Kräftig/körperlich fit
Glendalough bedeutet ihm etwas

»Wir haben eine Theorie darüber, warum er sich ausgerechnet diese Stelle ausgesucht hat«, sagte Tom und erläuterte die Idee, die ihm gekommen war, als er mit Laura am Seeufer stand.

»Ja, die religiöse Symbolik von Glendalough könnte relevant sein«, bestätigte die Psychologin. »Seine Art, Frieden mit den Opfern und mit sich selbst zu schließen. Auch die Nähe des Friedhofs könnte bedeutsam sein. Zudem gibt es einen Rundturm in der Klostersiedlung. Das klingt wie ein Märchen – schlafende Prinzessinnen, so in der Richtung. Der Umstand, dass er allen seinen Opfern ein Geschenk mitgegeben hat – die von Ihnen erwähnten Armbänder –, könnte darauf hindeuten, dass ihm auf seine verkorkste Weise etwas an diesen Frauen liegt. Vielleicht erinnern sie ihn an jemanden, und die Jahreszeit ist der Schlüssel.«

Diesmal schrieb sie:

Verlust eines geliebten Menschen im Frühjahr? – Wurde er verlassen? Scheidung? Mord? Unfall?

»Es ist unwahrscheinlich, dass er alle diese Frauen gewaltsam entführen konnte, ohne dass irgendjemandem etwas aufgefallen wäre«, fuhr sie fort. »Ich vermute also, dass er entweder seine Opfer über einen längeren Zeitraum hinweg ausgespäht hat, um sich mit ihrem Tagesablauf vertraut zu machen, um sie dann zu überwältigen, als sie allein waren, oder aber, dass er sie dazu verleiten konnte, freiwillig mitzugehen. Sie sollten mit der Frau sprechen, die, wie Sie glauben, in diesem Frühjahr fast entführt worden wäre, und feststellen, ob es regelmäßig vorkam, dass sie spätabends vor diesem Pub stand. Ist sie jeden Freitag dort gewesen und dann allein nach Hause gegangen?

Vermutlich sieht er gut aus, oder er wirkt harmlos. Er könnte eine Brille tragen. Frauen neigen dazu, Brillenträger als weniger bedrohlich zu empfinden. Als er sich den Opfern genähert hat, muss er ihnen vertrauenswürdig vorgekommen sein – vielleicht ist er Arzt oder konnte sich entsprechende Berufskleidung beschaffen.«

Linda zögerte, die Schreibhand erhoben.

»Wenn er Fiona Holland als Ersatz für das eigentlich vorgesehene Opfer entführt hat, das ihm im Frühjahr entgangen war, dann ist er von seiner üblichen Routine abgewichen. Er hat die Gelegenheit beim Schopf ergriffen, statt die Tat vorher zu planen – das ist eine Eskalation, die ich in Betracht ziehen würde. Aber er greift sich nicht planlos irgendwelche

Frauen von der Straße, also handelt er immer noch kontrolliert, und wir müssen davon ausgehen, dass er völlig normal wirkt – selbst wenn er gerade ein Opfer irgendwo festhält.«

»Lebt er in der Region, in der er die Opfer entführt?«, fragte Tom. »Oder näher an Glendalough, wo er sie begräbt?«

Linda runzelte die Stirn.

»Hmm. Gute Frage. Es ist wahrscheinlicher, dass Munster sein Jagdrevier ist und er sie in der Nähe seines Wohnorts begräbt, damit er ein Auge auf sie haben kann, sie besuchen und so weiter. Das heißt, er lebt eventuell in Dublin oder in einem der umgebenden Countys – Wicklow oder Kildare. Ich würde mein besonderes Augenmerk auf Meath richten, wo Fiona gewohnt hat. Es würde zur Theorie der Eskalation passen, dass er ein Opfer in der Nähe ihres Zuhauses entführt hat, möglicherweise sogar eine Frau, die er seit langer Zeit kennt. Er könnte jemand sein, der beruflich viel unterwegs ist, besonders im Süden Irlands – ein Vertreter oder so. Die meisten Serienmörder sind beruflich mobil. Es würde absolut mit den Fakten übereinstimmen, dass er in einer Gegend entführt und mordet und seine Opfer in einer anderen ablegt.«

Sie drehte sich wieder zur Tafel um und schrieb: *geografisch mobil.*

»Warum macht einer so etwas?« Die Frage kam von Ray. Er war zu Tom hinübergegangen und hatte sich seine halb leere Flasche Wasser zurückgeholt, nicht ohne seinem Chef einen bösen Blick zuzuwerfen.

»Ich kann Ihnen alle Klischees aufzählen, und leider stimmen sie normalerweise. Falls wir es nicht mit einem der extrem seltenen absoluten Psychopathen zu tun haben, ist die Wahrscheinlichkeit hoch, dass der Täter als Kind misshandelt oder missbraucht wurde und entweder damals von einem Elternteil verlassen wurde oder später von einer Ehefrau. Aber nichts von alledem wird in seinem alltäglichen Verhalten sichtbar sein. Auf was Sie achten sollten, ist ein Groupie. Eine Person, die mit dem Fall zu tun haben möchte.«

Während sie das an die Tafel schrieb, sprach sie weiter, über die Schulter gewandt.

»Auf was Sie ebenfalls achten sollten, ist eine direkte Verbindung zu einem der Opfer – höchstwahrscheinlich dem ersten oder zweiten. Es ist sehr wahrscheinlich, dass er von dem Wunsch verzehrt wurde, eine bestimmte Frau zu töten, und seitdem versucht, dieses Gefühl wiederherzustellen. Ich sage dem ersten oder dem zweiten Opfer, weil er vielleicht erst eine ihm fremde Frau umgebracht hat, um sicherzugehen, dass er dazu in der Lage war.«

Tom hatte so intensiv zugehört, dass er völlig vergessen hatte, wie sehr er geschwitzt hatte, bevor Linda mit ihrem Vortrag begann. Tatsächlich schien seine Körpertemperatur gesunken zu sein. Es war wenig hilfreich, dass die Psychologin die grässlichsten Dinge auf derart höfliche, sachliche Weise schilderte.

»Am Fundort«, sagte er, denn er wollte jeden Tropfen wertvollen Wissens aufsaugen, »meinte Emmet, der Leichnam, den wir für die Leiche Una Dolans halten, sei offenbar ausgegraben und neu beerdigt worden, und zwar so flach, dass der Hund sie leicht aufspüren konnte. Die anderen Opfer waren viel tiefer vergraben. Welches Motiv könnte der Täter dafür haben, Una Dolan wieder auszugraben?«

Die Gesichter mehrerer Polizisten im Raum nahmen eine eindeutig grünliche Färbung an. Das galt auch für Ray, dem diese grausige Tatsache bereits bekannt gewesen war.

»Wissen Sie noch, Tom, vor ein paar Jahren haben wir uns

über dieses Buch unterhalten, das Ihre Frau so liebt – *Sturmhöhe* von Emily Brontë?«

Der Inspector musste seine Erinnerungen durchforsten. Du liebe Zeit, Linda McCarn vergaß wirklich nichts. Dann fiel es ihm wieder ein. Ein gemütliches Wohnzimmer in einem Kloster in Limerick. Die Psychologin hatte nach dem liegengelassenen Lieblingsbuch einer Nonne gegriffen, die eine wesentliche Rolle bei den damaligen Ermittlungen gespielt hatte.

Er nickte.

»Und Sie erinnern sich, dass wir über diese grässliche, aber wunderschöne und bewegende Szene sprachen – Heathcliff, der die tote Cathy ausgräbt, weil er sie unbedingt ein letztes Mal sehen und in den Armen halten will?«

»Das ist ja widerlich!«, rief Ray aus.

Linda zuckte die Achseln. »Es gäbe noch eine andere Erklärung, wenn es tatsächlich der Täter war, der sie wieder ausgegraben hat.«

»Und die wäre?«, drängte Tom.

»Er wollte, dass sie und die anderen gefunden werden. Er ist es leid, zu morden, ohne dass die Polizei etwas davon ahnt. Entweder er lädt Sie auf seine Tanzfläche ein, oder …«

»Oder was, Linda?«

»Oder er will, dass man ihn aufhält.«

7

»Wir müssen sobald wie möglich mit den Familien dieser Frauen sprechen.«

Tom war in sein Büro zurückgekehrt und hatte die Sonntagszeitungen vor sich ausgebreitet. Kennedy hatte sie ihm freundlicherweise zukommen lassen, als Erinnerung daran, gegen was sie antraten.

»Die Presse stellt bereits Spekulationen über die Opfer an und gräbt Berichte über alte Vermisstenfälle aus. Sie werden den Angehörigen keine Ruhe lassen.«

»Einige werden sicher ganz froh darüber sein«, bemerkte Ray. »In diesem Artikel hier geht es um eine Frau, die vor fünfzehn Jahren verschwunden ist. Die Familie wird sicher nichts dagegen haben, ihren Namen wieder in der Zeitung zu lesen, schließlich wird dadurch die Öffentlichkeit wieder auf den Fall aufmerksam.«

»Sicher«, stimmte Tom zu. »Sie alle wollen, dass der Name in der Berichterstattung auftaucht, weil sie hoffen, dass sich doch noch jemand meldet, der irgendwas weiß oder gesehen hat. Oder dass es die vermisste Frau bewegen könnte, zu ihrer Familie zurückzukehren. Aber sie wollen ganz bestimmt nicht, dass ihre Tochter, Schwester oder Frau sich unter den Glendalough-Opfern befindet. Die Familien werden noch hysterisch, wenn weiterhin Unsicherheit hinsichtlich der Identität der Opfer besteht. Wir werden ein Memo an alle Polizeidienststellen im Land verschicken müssen, in dem wir erklären, dass wir uns auf bestimmte Fälle konzentrieren, damit die Kollegen den Angehörigen irgendwas sagen können, wenn sie zu ihnen kommen. Wir müssen weiterhin eng mit den Vermisstenfahndern zusammenarbeiten. Sie werden bestimmt von Anfragen überschwemmt.«

»Ja. Wie willst du das Team aufteilen?«

Ray stellte die Frage ganz beiläufig und ohne von der Zeitung aufzublicken, die er gerade überflog. Doch der Inspector ließ sich nicht täuschen. Sein Deputy hoffte inständig, dass Tom ihn zusammen mit Laura losschicken würde.

Die Dynamik innerhalb des Teams hatte sich grundlegend verändert.

Laura hatte sich jahrelang nach Ray verzehrt, wovon er wie gewöhnlich nichts mitbekommen hatte. Doch dann hatte er sich mehr und mehr mit der jüngeren Kollegin angefreundet. Und als sie irgendwann etwas mit einem anderen Mann anfing, war Ray endlich aufgewacht und hatte bemerkt, was für eine attraktive Frau sie war.

Mit dem Freund hatte Laura inzwischen Schluss gemacht, und der Inspector hatte angenommen, dass sie und Ray zusammenkommen würden. Aber Laura gab sich gleichgültig. Entweder sie empfand nichts mehr für Ray, oder sie ließ ihn zappeln.

Tom hatte seine allsehende, allwissende Frau nach ihrer Meinung gefragt.

»Wahrscheinlich ist sie nur nervös«, hatte Louise entschieden erklärt.

»Nervös? Warum sollte sie nervös sein? Es ist offensichtlich, wie hingerissen Ray von ihr ist. Meine Güte, Louise, selbst ich kann das erkennen, und du weißt, wenn es um Herzensangelegenheiten geht, ist meine Sicht eher zweidimensional.«

»Für sie ist es vielleicht nicht ganz so offensichtlich«,

schnaubte seine Frau. »Und selbst wenn, er hat sie damals tief gekränkt, als er hinter der armen Ellie Byrne her war, oder nicht? Laura hat keine Probleme mit ihrem Selbstwertgefühl. Wenn er sie haben will, wird er warten, bis sie so weit ist.«

Rays missliche Lage ließ Tom keineswegs kalt. Aber er war der Vorgesetzte der beiden, und er hatte nicht die Absicht, den Kuppler zu spielen oder Laura in eine für sie unangenehme Situation zu bringen.

»Wir zwei bilden ein Team«, erklärte er. »Wir kümmern uns um Fiona Holland und Una Dolan. Zwei werde ich Laura und Michael übertragen, zwei weitere übernehmen Bridget und Brian. Damit wären die sechs Akten mit der höchsten Priorität abgedeckt, den Rest können die Streifenkollegen übernehmen. Die großen Entfernungen stellen ein Problem dar. Laura und Michael kümmern sich um die beiden Fälle in Cork – Mary Ellen Lehane und Treasa Lee. Bridget und Brian werden die Angehörigen von Geraldine Lougheed in Tipperary aufsuchen und dann zu Eimear Johnsons Familie in Kerry weiterfahren. Wir werden Termine vereinbaren, sobald die Ergebnisse der DNA-Proben und des Zahnabgleichs vorliegen. Damit wir wissen, woran wir sind, wenn wir mit den Angehörigen reden. Wir beide können nachher noch zu den Hollands fahren, die wohnen nur einen Katzensprung entfernt.«

Als Ray das Büro verlassen wollte, stand Natasha McCarthy vor der Tür, die Hand zum Klopfen erhoben.

»Hätten Sie kurz Zeit?«, fragte sie Tom.

»Klar.« Er winkte sie herein und deutete auf den Stuhl, den sein Deputy gerade geräumt hatte. »Danke, dass Sie bei der Lagebesprechung dabei waren. Wie ist Ihre Einschätzung?«

»Sie meinen, abgesehen von einem Gefühl von Widerwillen und Ekel?« Natasha zuckte die Achseln und spielte mit der Goldkette herum, die ihren langen, eleganten Hals zierte. »Ich weiß es nicht, Tom. Ich weiß nicht, ob ich Ihnen bei diesem Fall eine große Hilfe sein kann. Oh, diese Hitze!«

Amüsiert verfolgte Tom, wie sie ihre hellrosa Sommerstrickjacke auszog und die Unterarme mit einem Papiertuch abtupfte, das sie aus der Box auf seinem Schreibtisch genommen hatte.

»Sehen Sie mich nicht so an – ich wette, Sie haben heute bereits zweimal das Hemd gewechselt.«

Er lächelte. »Gute Detektivarbeit. Also, was meinen Sie – ist der Täter auch ein Vergewaltiger?«

»Wer weiß? Wir wissen, dass Vergewaltigung und Mord oft Hand in Hand gehen. Insbesondere, wenn die Todesursache Erwürgen ist. Es kommt dem Täter darauf an, die totale Kontrolle auszuüben. Deshalb legt er die Hände um den Hals des Opfers, manchmal mit der Absicht zu töten, aber häufig, ohne zu merken, dass er es tatsächlich erwürgt hat. Beide Typen kommen dazu, den Kick des Mordens mit dem sexuellen Höhepunkt zu assoziieren, und werden mit großer Wahrscheinlichkeit versuchen, dieses Gefühl erneut zu erleben. Linda würde Ihnen sagen, dass es sich dabei um ›Lust‹-Serienmörder handelt. Ted Bundy, John Wayne Gacy – die fallen in diese Kategorie. Aber ich bin mir nicht sicher, ob es in diesem Fall zutrifft.«

»Warum nicht?«

»Täter, die aus Lust töten, neigen dazu, es häufiger zu tun als einmal im Jahr. Die Amerikaner nehmen an, dass Bundy mehr als hundert Opfer auf dem Gewissen hat. Die einzige mögliche Anomalie, die hier vorliegt, ist das Ausgraben der Leiche. Bundy verging sich gelegentlich an den Leichen seiner Opfer. Aber wenn dieser Täter das in Glendalough getan hätte, hätte Moya Spuren davon finden müssen.«

Tom legte die Ellbogen auf den Schreibtisch und stützte das Kinn in die Hände.

»Ich hätte nie gedacht, dass ich es einmal mit so etwas zu tun bekommen würde«, sagte er mit belegter Stimme. »Ich habe als Polizist schon alle möglichen Formen von Verderbtheit erlebt – aber Nekrophilie?«

Natasha hob die Augenbrauen. »Ach, Tom, wenn Sie wüssten, was ich schon an Sexualverbrechen gesehen habe … die Toten spüren nichts mehr, belassen wir es dabei. Aber wenn es Sie tröstet, ich glaube wirklich nicht, dass wir es hier mit so was zu tun haben, und ich denke, Linda McCarn sieht das auch so. Die sorgfältige Behandlung, die dieser Mann seinen Opfern angedeihen lässt, weist darauf hin, dass er sie nicht missbraucht und wegwirft, wie es die meisten Sexualmörder tun würden. Ich tue gern, was ich kann, um zu helfen, aber ich glaube nicht, dass ich viel beisteuern kann.«

Der Inspector seufzte. Er hoffte inständig, dass sie damit richtiglag.

Kaum war Natasha gegangen, schrillte das Telefon. Er hatte immer den Eindruck, dass der Klingelton schriller wurde, wenn Joe Kennedy anrief.

»Sir«, meldete er sich. Es war kindisch, aber es wurmte ihn, jemanden, der jünger war als er, mit »Sir« anreden zu müssen.

»Ich bin enttäuscht, dass Sie die Lagebesprechung bereits beendet haben, Inspector. Ich wollte eigentlich noch reinschauen und ein paar Worte sagen.«

Tom hatte vermutet, dass Kennedy das plante, und daher die Lagebesprechung extra so gelegt, dass sie sich mit der morgendlichen Sitzung der Führungsmannschaft überschnitt. Wichtig war jetzt, sofort mit der Arbeit loszulegen, anstatt sich eine halbe Stunde lang eine »Schnappt sie euch«-Ansprache, gespickt mit den neuesten Schlagwörtern zum Fremdschämen, anzuhören.

»Das tut mir leid«, log er. »Ich wollte nur, dass wir so früh wie möglich aus den Startlöchern kommen. Chief McGuinness ist selten zu den Lagebesprechungen des Teams gekommen.« Auch das stimmte nicht ganz. Sean hatte nicht gewohnheitsmäßig an Lagebesprechungen teilgenommen, aber bei einer so wichtigen Ermittlung hätte er eine Ausnahme gemacht, und Tom wäre froh über seine Anwesenheit gewesen.

Kennedy setzte zu einer Äußerung an, verstummte dann aber. Hatte er vorgehabt, die Anrede »Chief McGuinness« zu korrigieren?

»Ich könnte mir vorstellen, dass Sie sich ohne die Anleitung Ihres früheren Kollegen ein bisschen ratlos fühlen«, sagte Kennedy.

Die Bemerkung und der gönnerhafte Ton, in dem sie vorgebracht wurde, kamen so unerwartet, dass Tom völlig aus dem Konzept gebracht war. Einen kurzen Augenblick lang stellte er sich den Mann in seinem Büro oben im Gebäude vor, wie er allein an seinem Schreibtisch saß und versuchte, sich in einem unvertrauten Umfeld mit nicht übermäßig freundlichen Kollegen zurechtzufinden. Es rührte etwas in ihm an, und er schämte sich ein wenig über sein eigenes Verhalten.

»Inspector?«

»Ja, ich bin noch dran. Keine Frage, natürlich fehlt mir die Zusammenarbeit mit Sean, aber in die tägliche Ermittlungsarbeit hat er sich kaum eingemischt. Vielleicht wollen Sie es ja anders handhaben, und ich habe keine Einwände, wenn Sie gelegentlich an einer Lagebesprechung teilnehmen.«

»Mehr verlange ich gar nicht. Mir ist bewusst, dass ich noch nicht lange der Chief Superintendent bin, aber bei einem so wichtigen Fall ist es entscheidend, dass wir uns alle ins Zeug legen und gemeinsame Anstrengungen unternehmen, um den Täter zu fassen.«

Die Worte waren so banal, wie Tom es von Kennedy gewöhnt war, aber er wusste die Haltung dahinter zu schätzen.

»Da stimme ich Ihnen zu.«

»Gut. Lassen Sie mir einen kurzen Bericht zukommen, damit ich etwas für die Presse habe – nichts zu Saftiges, lediglich genug, um die Medien zufriedenzustellen.«

»Kein Problem. Sie haben den Bericht in Kürze vorliegen.«

»Und Inspector – noch eins.«

Tom wartete.

»Sollte der frühere Chief Superintendent versuchen, sich in die Ermittlungen einzumischen, vergessen Sie bitte nicht, dass er diese Position nicht länger innehat. Ich empfinde tiefes Mitgefühl für Mr. McGuinness und seine Frau, aber es kann nur einen Leiter dieser Abteilung geben.«

Es war, als hätte sich jemand von hinten angeschlichen und ihm eins auf den Hinterkopf verpasst. Kennedy hatte ihn eingewickelt und dann einen Seitenhieb auf Sean angebracht.

»Jemand möchte mich sprechen«, sagte der Inspector. »Ich melde mich später noch mal.«

Er beendete das Gespräch und starrte das Telefon an, als wäre es kontaminiert.

Kennedy war ein Idiot.

Das Einzige, was im Moment zählte, war, diesen Serienmörder zu finden und festzustellen, ob Fiona Holland sich in seiner Gewalt befand. Kennedy hätte Tom bitten sollen, seine Freundschaft mit Sean zu nutzen, damit sie von seiner

Erfahrung und seinem Rat profitieren konnten. Aber seine Unsicherheit und sein Stolz waren Kennedy wichtiger als der Fall.

Sein neuer Chef gefiel Tom immer weniger.

8

Im Sommer war die Landschaft von Meath besonders schön.

Tom und Ray hatten das malerische Städtchen Trim mit seiner alten Normannenburg und den engen Gassen hinter sich gelassen und waren weiter Richtung Westen gefahren. Jetzt befanden sie sich im ländlicheren Teil des Countys. Die Hecken, die die schmalen Straßen säumten, waren perfekt gestutzt, die Wiesen und Weiden hinter den kniehohen Steinmauern von einem üppigen, fruchtbaren Grün. Meath war als Royal County bekannt, da hier früher der Sitz der Hochkönige von Irland gewesen war. Die königlichen Farben waren noch in den grünen und goldenen Fähnchen zu erkennen, die überall hingen. Die Bewohner von Meath zeigten damit ihre Unterstützung für ihr Gaelic Football Team, das an diesem Sonntagnachmittag im Croke-Park-Stadion ein Vorrundenspiel der irischen Meisterschaft absolvierte.

Die friedliche Ruhe der Landschaft, das Brummen der Rasenmäher und der Duft sommerlicher Grillpartys hätten fast ausgereicht, Tom ein entspanntes Gefühl zu vermitteln. Aber nur fast.

»Ich wünschte, wir hätten meinen Wagen genommen«, stöhnte Ray und ließ das Autofenster auf seiner Seite hochfahren, um die Abgaswolke auszusperren, die aus dem Auspuff des Citroëns quoll. »Du solltest das mal nachsehen lassen.«

»Der Wagen war letzte Woche in der Werkstatt«, sagte

Tom. »Das ist nur das System, das sich selbst reinigt, kein Grund zur Sorge. Dieselmotoren neigen nun mal dazu, zu verstopfen.«

»Alle Dieselmotoren oder nur deiner?«

Ray fummelte an der Schaltung der Klimaanlage herum und stellte sie so hoch wie möglich ein. Sie hatte Schwierigkeiten, mit der Hitze des Tages fertigzuwerden.

»Außerdem«, fuhr Tom gereizt fort, »wollte ich eigentlich heute noch bei dieser Familie ankommen. Bei dem Tempo, das du immer vorlegst, wären wir jetzt noch immer auf dem Parkplatz des Präsidiums.« Ihm war heiß, und er war es leid, dass ihn alle und jeder ständig auf die geringfügigen Probleme mit seinem Auto ansprachen. Louise hasste den Citroën und lag ihm, seit er ihn gekauft hatte, in den Ohren, er solle ihn wieder abschaffen.

»Da ist das Gestüt, nach dem wir laut Willie Ausschau halten sollten.« Ray ignorierte die letzte Äußerung seines Chefs demonstrativ. »Gleich sollten wir durch das Dorf Luttrell kommen, dann geht es weiter geradeaus. Irgendwann soll die Abzweigung zum Gartencenter der Hollands ausgeschildert sein.«

Tatsächlich kamen sie kurz darauf durch ein Dorf, das aus nur einer Straße bestand. Sie passierten drei Pubs, ein Postamt, einen Haushaltswarenladen und eine Autowerkstatt mit einem Centra-Supermarkt.

»Hallo und tschüss, ländliche Metropole«, murmelte Ray, als sie das Dorf in weniger als einer Minute hinter sich gelassen hatten.

Kurz darauf entdeckte Tom ein Schild, auf dem *Hollands Gartencenter und Gartengestaltung* stand.

Die Straße, in die sie einbogen, war schmal und von hohen Kirschlorbeerbüschen gesäumt. Ein Stück weiter kamen sie an einen Fluss, überquerten eine kleine Steinbrücke und wandten sich nach rechts zum Anwesen der Hollands.

»Das muss es sein«, meinte Ray und deutete auf ein offenstehendes schmiedeeisernes Tor, das schwarz und golden gestrichen war. »Knapp bei Kasse sind die offenbar nicht.«

Tom nickte zustimmend, und sie rollten über eine von Zypressen gesäumte Auffahrt bis zu einem großen gekiesten Parkplatz. Dahinter erstreckten sich üppig grüne Rasenflächen.

Der Deputy pfiff durch die Zähne. »Nun schau sich einer das an! Das ist ja ein regelrechter Prachtbau.«

Ray war in einer Sozialsiedlung aufgewachsen. Jetzt lebte er in einer Eigentumswohnung, die er während des Booms gekauft hatte und deren Wert nach der Rezession und dem Platzen der Immobilienblase stark gesunken war. Verglichen mit den kleinen Reihenhäusern der Sozialsiedlung war es ein Schritt aufwärts, aber er konnte nur davon träumen, jemals ein so riesiges Haus wie dieses hier zu besitzen.

Das Gebäude, vor dem sie standen, war im Tudor-Stil erbaut – weiße Fassade, ein sehr hoher, runder Schornstein an einer Seite und steile Dreiecksgiebel. Vor den Lanzettfenstern mit Kreuzstock hingen Blumenkästen, die von Sommerblumen überquollen.

Tom parkte neben einem brandneuen silberfarbenen BMW, und sie stiegen aus. Der Kies knirschte unter ihren Füßen.

Die Haustür öffnete sich, als sie näher kamen, und eine erschöpft wirkende Frau kam auf die Veranda geeilt, um sie zu begrüßen. Sie war sehr dünn und so winzig, dass sie wirkte wie eine Ansammlung von Stöcken, die zusammengebunden und mit einem gepunkteten blauen Kleid bedeckt worden waren. Ein kleiner Hund sprang um ihre Füße herum, bellte die Neuankömmlinge an und tobte auf dem perfekt gepflegten Rasen herum, als wäre er besessen. Die Frau machte den Mund auf, als wollte sie ihn zurückrufen, beschloss dann aber, sich nicht darum zu kümmern. Es gab Wichtigeres als die Frage, ob der Terrier auf den Rasen kacken würde.

»Sind Sie die Detectives aus Dublin?«, fragte sie. Sie hielt die Hände zu kleinen Fäusten geballt. »Ich bin Caroline Holland. Fionas Mutter.«

Der Inspector hatte mehrere Fotos von Fiona Holland gesehen. Zwar hatte sie mehr Rundungen, aber ansonsten war sie ihrer Mutter bemerkenswert ähnlich: Beide hatten kleine, hellblaue Augen, helle Haut, langes, rotblondes Haar mit einer Farrah-Fawcett-Fönfrisur und waren gertenschlank. An guten Tagen konnte Caroline vermutlich als Schwester ihrer Tochter durchgehen. Doch nach einer Woche voller Bangen und dem Schock der gestrigen Entdeckung wirkte sie verhärmt. Sie hatte nervöse rote Flecken am Hals, die Stirn war in ständiger Sorge gerunzelt, und ihre Augen hatten den gehetzten Blick der Schlaflosen.

Die Ermittler stellten sich vor und folgten ihr ins Haus.

»Möchten Sie, dass ich den Hund reinhole?«, fragte Ray, bevor sie die Haustür ins Schloss zog.

Caroline sah ihn einen Augenblick verblüfft an.

»Oh. Nein, keine Sorge. Die Hitze macht ihn wahnsinnig. Ich lasse ihn besser eine Weile draußen.«

Sie führte sie in ein bequemes, angenehm kühles Wohnzimmer. Es befand sich auf der von der Sonne abgewandten Seite des Hauses und wurde zudem von dem japanischen Ahorn vor dem Fenster beschattet. Die Wände waren olivgrün gestrichen, und auf den weißen Sofas waren Kissen in verschiedenen Grünschattierungen verteilt. Der Innenarchitekt hatte den Garten ins Haus geholt.

Caroline hatte sich auf ihre Ankunft vorbereitet: ein Rattan-Tisch war mit Teegeschirr gedeckt.

Sie hatten sich gerade gesetzt, als die Tür aufging und ein Mann hereinkam.

Richard Holland war gebräunt und wettergegerbt. Er hatte struppiges braunes Haar und dunkle, fast schwarze Augen. Nachdem er die Detectives mit festem Handschlag begrüßt hatte, setzte er sich zu seiner Frau auf das Zweiersofa ihnen gegenüber.

»Ich komme gerade von unserer örtlichen Polizeidienststelle«, erklärte er. »Ich bin froh, dass Sie hier sind. Die wollen uns nichts sagen. Ist es unsere Kleine? Hat er … hat er sie sich geschnappt, das Monster, das diese Mädchen in Glendalough begraben hat?« Seine Stimme klang heiser, und als er diese Fragen stellte, drückte er die Hand seiner Frau. Tränen traten ihr in die Augen.

»Mr. und Mrs. Holland, Fiona war nicht unter den toten Frauen, die gestern in Glendalough gefunden wurden«, stellte Tom klar, verärgert darüber, dass den Eltern das nicht bereits mitgeteilt worden war. »Das steht eindeutig fest.«

Es war, als hätte sich eine Feder irgendwo in Caroline Holland gelockert, denn sie ließ sich gegen ihren Mann sinken, und ein Laut, der irgendwo zwischen einem Schluchzer und einem Stöhnen lag, entfuhr ihr. Er legte den Arm um sie und vergrub sein Gesicht in ihren Haaren.

»Schon gut«, murmelte er. »Es war nicht unsere Kleine.«

Sie erschauderte. Tom hätte ihnen ein wenig Zeit gegeben, aber Caroline fasste sich schnell.

»Es tut mir leid, Inspector. Ich weiß gar nicht, warum ich weine. Es muss die Erleichterung sein. Ich habe das Gefühl, ich hätte kein einziges Mal Luft geholt, seit wir gestern von den Toten in Glendalough erfahren haben. Wir haben gewartet, dass jemand anrufen und uns sagen würde, Fi sei eine von den Toten. O Gott, die Eltern dieser armen Mädchen. Ich mag mir gar nicht vorstellen …« Sie schüttelte den Kopf.

Ihr Mann starrte Tom und Ray an, sein intensiver Blick huschte von einem zum anderen.

»Wenn Fi nicht da gefunden wurde – warum sind Sie dann hier? Ich meine«, er deutete auf Tom, »Sie sind dieser Typ, oder? Der Leiter der Mordkommission. Die Glendalough-Sache ist Ihr Fall, oder nicht? Warum sind Sie hier rausgefahren, um mit uns zu reden?«

Der Inspector blickte auf seine Hände, um den Blickkontakt mit dem besorgten, scharfsinnigen Mann zu lösen, der ihm gegenübersaß.

Es war Caroline, die aussprach, was ihr Mann sich bereits zusammengereimt hatte.

»Sie glauben, er hat sie, nicht wahr?«, fragte sie mit leiser, geschockter Stimme.

»Wir wissen es nicht«, antwortete Tom ehrlich. »Aber wir müssen die Möglichkeit in Betracht ziehen. Ich würde Ihnen gern einige vertrauliche Informationen geben, aber ich muss mich auf Ihre Diskretion verlassen können.«

Fionas Eltern nickten mit weit aufgerissenen Augen.

»Eine Theorie, der wir nachgehen, ist, dass der Täter die Frauen eine Zeit lang gefangen gehalten hat, bevor er sie ermordete.«

Caroline Holland sah aus, als hätte ihr Herz zu schlagen aufgehört. Ihr Mann beugte sich vor und stützte die Ellbogen auf die Knie. Er sah aus, als sei er kurz davor, sich zu übergeben.

»Es ist immer noch absolut möglich, dass Fiona aus freien Stücken weggegangen ist«, fuhr Tom fort. »Das ist bei den meisten Vermisstenfällen so, wie Sie sicher mittlerweile wissen. Doch als Vorsichtsmaßnahme wollen wir die Suche nach Ihrer Tochter intensivieren, und um das zu tun, muss ich mich mit dem Fall vertraut machen. Deshalb sind wir hier.«

»Sie wäre nicht einfach so weggegangen«, sagte Richard mit rauer Stimme. »Das erklären wir denen unten auf der Polizeiwache immer wieder. Ich liebe mein Mädchen, Inspector, aber Fi und Caroline sind besonders eng miteinander verbunden. Sie gehört zu der Sorte, die bemuttert werden muss. Sie ist neunzehn, aber trotzdem noch ein Kind. Fi hält sich für stark und reif, aber das ist sie nicht. Sie bringt sich ständig in Schwierigkeiten, und da ist die …«

»Nein, Richard«, unterbrach ihn Caroline. »Ich lasse nicht zu, dass auch nur ein schlechtes Wort über meine Tochter fällt.«

»Ich will sie nicht runtermachen, Liebling. Ich versuche nur, dem Inspector mitzuteilen, was er wissen muss. Es ist doch besser, es kommt von uns als von jemandem, der sie nicht kennt.«

»Es ist absolut unerlässlich«, warf Tom ein, »dass Sie vollkommen offen zu uns sind. Um Fionas willen. Der Zeitfaktor könnte entscheidend sein.«

Caroline blickte von ihrem Mann zu Tom. Die Zweige des Baums vor dem Fenster bewegten sich leicht im Wind, sodass ein Schatten über ihr Gesicht huschte. Sie blinzelte die Tränen fort und seufzte.

»Ich weiß«, sagte sie. »Ich weiß. Ich will nur nicht, dass jemand denkt, dass sie selbst schuld ist, wenn ihr etwas zugestoßen sein sollte. Sie ist jung. Wir alle tun törichte Dinge, wenn wir jung sind. Irgendwann ist es nur noch eine peinliche Erinnerung, und eigentlich sollten alle lange genug leben, dass es so kommt.«

»Warum sollte irgendjemand annehmen, dass sie selbst schuld ist?«, fragte Tom sanft.

Richard stand auf. »Geben Sie mir einen Moment«, sagte er und verließ den Raum.

Caroline sah ihm nach. »Er steht kurz vor dem Zusammenbruch«, sagte sie, als er die Wohnzimmertür hinter sich geschlossen hatte. »Dabei denkt er, dass ich diejenige bin, die alle Unterstützung braucht. Richard ist beruflich viel unterwegs. Er fühlt sich schuldig, weil er nicht hier war, als Fiona verschwunden ist. Er betet sie an, auch wenn die beiden immer mal wieder im Clinch liegen.«

»Und warum das?«, fragte Tom.

»Meine Tochter genießt etwas, das engstirnige Personen vermutlich als einen ›gewissen Ruf‹ bezeichnen würden.« Ihr Ton forderte die beiden Männer heraus, darauf zu reagieren. Als sie ungerührt blieben, sprach sie weiter.

»Richard ist ihr Vater – es ist schwer für ihn, damit umzugehen. Sie ist kein schlechtes Mädchen. Bloß ein bisschen wild. Anfangs hat sie nur die Schule geschwänzt und bekam schlechte Noten. Wir haben uns deswegen mit ihr auseinandergesetzt, aber gewaltig aufs Dach gestiegen sind wir ihr nicht. Wir waren früher auch keine Engel, Richard und ich, und wir wollen als Eltern keine Heuchler sein. Ich habe immer zu Richard gesagt, es ist unsere Aufgabe als Eltern, die Kinder auf den rechten Weg zu bringen und ihnen zu zeigen, dass sie geliebt werden, aber wir müssen sie als Individuen respektieren. Wir können Fiona kein Verantwortungsbewusstsein einprügeln. Und ich wusste, dass sie aus dieser Phase herauswachsen würde, das hat sie immer getan. Ihr Bruder ist da ganz anders. In mancher Hinsicht ist es mit ihm schwerer. Sie versucht immer, uns mit schelmischer Frechheit zu umgarnen. Fergus neigt eher zum Schmollen.«

»Was hat sie noch getan, das Ihnen Sorgen bereitet hat, abgesehen vom Schuleschwänzen?«, fragte Ray.

Caroline seufzte. »Als sie fünfzehn war, hat sie angefangen zu trinken. Sie ist in die größeren Städte wie Navan gefahren und dort in die Clubs gegangen. Wir haben ihr das Taschengeld gekürzt, einmal haben wir ihr sogar das Handy weggenommen. Aber Fi ist gut darin, Leute um den kleinen Finger zu wickeln. Sie gehört zu den jungen Mädchen, die nicht selbst zahlen müssen, wenn sie einen Drink haben wollen. Es ist immer irgendein Mann da, der bereit ist, etwas springen zu lassen. Damit hat sie die Leute eifersüchtig gemacht, und die wurden dann gehässig.«

»Die Leute neigen dazu.« Der Inspector nickte. »Also, sie kam gut mit Männern klar wie viele junge, hübsche Mädchen. Hat sie einen Freund?«

Caroline reagierte ärgerlich. »Sie hatte ein paar. Sie erzählt mir nicht alles. Wir stehen uns sehr nahe, aber Fi hütet gern ihre Geheimnisse. Ich weiß immer, wenn sie mit einem netten Kerl zusammen ist, weil sie mich dann ständig umarmt und küsst und ›Ich hab dich lieb, Mam‹ sagt. Wenn sie mit jemandem zusammen ist, der sie nicht glücklich macht, geht sie immer direkt auf ihr Zimmer, wenn sie abends nach Hause kommt. Sie wirkt unglücklich, bis er sich trennt.«

»Und warum trennt sie sich nicht?«, fragte Ray.

»Ich weiß es nicht.« Caroline zuckte die Achseln. »Wir haben Fiona viel Liebe gegeben, aber sie hat leider einen Hang zu ziemlich unangenehmen Typen. Zurzeit trifft sie sich mit jemandem, ich kenne aber seinen Namen nicht. Ich weiß allerdings, dass sie nicht glücklich ist.«

Caroline starrte auf ihre Hände und schaute dann zu Tom hoch. »Ich hätte mehr Fragen stellen sollen, nicht wahr? Ich weiß, ich hätte mehr Fragen stellen sollen. Ich war zu abgelenkt. Im letzten Jahr hat Fiona immer verrücktere Entscheidungen getroffen. Ich hätte mich mehr kümmern sollen. Es ist nur … es gab da noch jemanden, um den ich mich kümmern musste.«

Die Tür ging auf, und Richard kehrte ins Wohnzimmer zurück. Er hatte ein Kleinkind auf dem Arm, nicht älter als zwölf Monate, ein Junge mit rotem Haar und schläfrigem Blick. Es war gerade aus einem Schläfchen aufgewacht.

»Ist das Ihr Sohn?« Tom war verwirrt. Er hatte den Eindruck gehabt, dass das zweite Kind der Hollands älter war.

»Unser Sohn?«, fragte Caroline perplex zurück. »Nein, Fergus ist draußen im Garten.«

Tom sah Richard an, immer noch verwirrt.

»Es könnte ebenso gut unser Sohn sein, Caroline«, sagte er und drehte das Baby herum, sodass sie sein Gesicht sehen konnten. »Das ist Cían. Fionas Kind. Wir wissen nicht, wer der Vater ist. Sie hat es uns nie gesagt. Und um ihr Kind kümmert sie sich auch nicht gerade viel.«

»Es ist trotzdem noch kein Grund, oder?«, sagte Caroline. »Wenn ein Mädchen ein bisschen wild ist, muss ihr doch deswegen nicht unbedingt etwas zustoßen.«

Der Inspector schüttelte den Kopf und schaute dann wieder das Baby an.

Er hatte keine Ahnung gehabt, dass Fiona Holland Mutter war. In keinem der Zeitungsberichte war ein Kind erwähnt worden. Er hatte ihre Vermisstenakte überflogen – wenn es dort stand, hatte er es übersehen.

Also gab es noch jemanden, um dessentwillen er Fiona Holland finden musste. Ihr Baby.

*

Fergus Holland verbrannte Gartenabfälle hinten im Garten der Familie.

»Was hältst du von den Eltern?«, fragte Ray, als sie die lange Rasenfläche hinunterspazierten.

»Sie scheinen große Angst um sie zu haben«, sagte Tom. »Ich zweifle nicht daran, dass sie das Mädchen lieben. So wie es aussieht, ziehen sie ihr Kind für sie groß, und zwar bedingungslos. Daddys Prinzessin und Mamis Stolz und Freude.«

»Könnte es sein, dass sie einfach aus dem Nest geflohen ist? Weil sie es satthatte, verhätschelt zu werden? Weil sie nicht mit einem Kind dastehen wollte, eine ständige Erinnerung daran, wie dankbar sie ihren Eltern sein muss?«

»Das wäre der Alternative vorzuziehen. Aber wir haben eine junge Frau, die verschwunden ist, und es gibt keine Hinweise darauf, dass sie vorhatte wegzugehen. Wir wollen keine übereilten Schlüsse ziehen, aber nachdem wir jetzt wissen, dass sich hier ein Serienmörder herumtreibt, der junge Frauen ins Visier nimmt, werde ich kein Risiko eingehen. Wir werden die Vermisstenfahndung intensivieren, und wenn Fiona von selbst wieder auftauchen sollte, umso besser. Aber wir werden nachts besser schlafen, wenn wir wissen, dass wir alles Menschenmögliche getan haben.«

Als sie sich dem kleinen Feuer näherten, sahen sie einen jungen Mann, der ein Bündel Zweige herbeitrug. Er warf sie ins Feuer und schaute zu, wie sie verbrannten, wobei er sich die Hände rieb, um den Schmutz zu entfernen.

Während Fiona eine Kopie ihrer Mutter war, war Fergus ganz der Vater. Er war ebenso hochgewachsen wie Tom oder Ray und hatte breite Schultern und einen dicken Hals. Wie das Gesicht seines Vaters war auch das seine wettergegerbt, eine Mischung aus Bräune und Röte. Anstatt ihnen entgegenzukommen, ging er um das Feuer herum, vermutlich, um mehr Holz zu holen.

»Was treibt er da nur?«, meinte Ray. »Ich weiß, die Hitze hat ein bisschen nachgelassen, aber warum um alles in der Welt macht er bei diesem Wetter ein Feuer?«

»Er hat es unter Kontrolle«, entgegnete Tom. »Es ist weit genug von den umstehenden Bäumen entfernt. Er wird es niederbrennen lassen und dann austreten. Er verbrennt das Totholz, das einen Waldbrand auslösen könnte.«

Fergus kam in Sicht, erneut mit den Armen voller Strauchschnitt. Sie waren mittlerweile nahe genug herangekommen, um ihm eine Begrüßung entgegenzurufen.

»Ich weiß, wer Sie sind«, grunzte er und wies mit dem Kopf auf das Haus. »Meine Mutter hat mir eine SMS geschickt. Sie haben sie also noch nicht gefunden?«

Tom schüttelte den Kopf.

Fergus warf seine Last in die Flammen, stemmte die Hände in die Hüften und stellte sich breitbeinig hin. Seine Jeans und das T-Shirt waren schmutzig von der Gartenarbeit und dem Rauch, aber obwohl er mit seiner Haltung als Arbeiter auftrat und offenkundig sehr kräftig war, hatte er ein ziemliches Milchgesicht. Laut Richard war Fergus vier Jahre älter als seine Schwester; damit wäre er dreiundzwanzig.

»Kommen Sie nicht näher«, sagte er mit einer Kopfbewegung zum Feuer hin. »Und atmen Sie bloß nicht zu tief ein.«

»Und warum nicht?«, fragte Ray.

»Kirschlorbeer«, antwortete Fergus. »Der süße Duft, der aufsteigt, wenn man ihn schneidet, ist giftig. Man sagt, wenn man Kirschlorbeer verbrennt, enthalten die Dämpfe einen Stoff, der Zyanid ähnelt.«

Die Miene des jungen Mannes war immer noch finster, und sein Ton war herausfordernd.

»Sie müssen sich große Sorgen um Ihre Schwester machen«, sagte Tom und dachte dabei, dass Fergus offenbar zu den Leuten gehörte, die sich ständig angegriffen fühlten.

Fergus zuckte die Achseln. »Die kommt schon zurück. Sie will nur irgendwas damit erreichen.«

»Warum sollte sie das tun?«

»Keine Ahnung. Suche nach Aufmerksamkeit oder so was. Fi ist nur glücklich, wenn alle um sie herumscharwenzeln. Und ihren Mist wegräumen, den sie macht. Es ist ihr scheißegal, welche Auswirkungen ihr Treiben auf uns hat.«

»Und welche Auswirkungen hat es auf Sie?«, fragte Tom. Trotz der harten Worte konnte er das Zittern in Fergus' Stimme heraushören.

»Es ist nicht leicht, der Bruder der Stadtschlampe zu sein.«

Der Inspector war bestürzt. Er warf einen Blick auf Ray, der ebenso geschockt aussah.

»Machen Sie sich denn gar keine Sorgen, dass Ihrer Schwester etwas zugestoßen sein könnte?« Ray gelang es nicht, die Ungläubigkeit aus seiner Stimme herauszuhalten. »Glauben Sie wirklich, sie wäre fähig, einfach so wegzulaufen und ihren Sohn zurückzulassen? Hat sie Ihnen gegenüber irgendwas in der Richtung erwähnt, als Sie zuletzt mit ihr gesprochen haben?«

»Ihren Sohn?« Fergus schnaubte. »Vielleicht hat sie ihn zwischen ihren Beinen rausgepresst, die sie nicht geschlossen halten kann, aber sie ist nicht mehr seine Mutter als ich. Die beiden Idioten oben im Haus sind seine Eltern. Hoffentlich versauen sie ihn nicht so, wie sie Fi versaut haben. Und um Ihre Frage zu beantworten, als ich zuletzt mit meiner Schwester geredet habe, hat sie mir mitgeteilt – ich zitiere –, ich solle meine verfickte fette Nase aus ihren Scheiß-Angelegenheiten raushalten. Sie kann mit Worten umgehen, das kann sie.«

»Sie haben sich also gestritten«, stellte der Inspector fest. »Weswegen?«

»Ja, wir haben uns gestritten. Und dann sind wir unserer getrennten Wege gegangen, nur für den Fall, dass Ihnen komische Ideen kommen. Es ging immer um dasselbe. Mit wem sie diese Woche gerade vögelte und wie peinlich es mir sein musste, wenn ich in den Pub ging.«

Tom und Ray schwiegen.

Fergus schnitt eine Grimasse. »Ich wollte nicht ... ich wollte keinen Streit mit ihr anfangen. Nicht diesmal jedenfalls. Mir war aufgefallen, dass sie mit blauen Flecken nach Hause kam. Ich habe sie gefragt, was los ist, und sie hat mir ins Gesicht gelacht. Aber mit wem auch immer sie gerade zusammen war, er hat sie geschlagen. Ich meine, wie blöd kann man sein? Ich war wütend auf sie, ja, aber wenn sie Angst vor irgendeinem Typen hatte, hätte ich das geregelt, wissen Sie. Sie hätte nur zu fragen brauchen.«

»Ihre Mutter glaubt, dass Fiona in ihrer derzeitigen Beziehung unglücklich war, aber sie wusste nicht, mit wem sie sich traf. Wissen Sie es?«

Der Inspector sah den Widerschein der Flammen in den Augen des jungen Mannes tanzen. Er konnte die Hitze spüren, aber Fergus stand näher am Feuer. Also war schwer zu sagen, ob seine Augen wegen des Rauchs tränten oder ob er weinte.

»Nein, ich weiß es nicht. Aber wenn Sie ihn finden und er meiner Schwester irgendwas angetan hat, bring ich ihn um.«

9

Die Rückfahrt nach Dublin verbrachten sie größtenteils schweigend. Hinter Toms Schläfen hämmerte es dumpf; der lange, schwüle Tag hatte ihm Kopfschmerzen beschert.

»Wie wär's noch mit einem schnellen Bier in deinem Pub, bevor wir Schluss machen?«, schlug Ray vor und las damit Toms Gedanken. »Ich kann danach durch den Park zu meinem Wagen schlendern, er steht ja beim Präsidium.«

Laut der Uhr an der Mittelkonsole war es acht.

»So machen wir's.« Tom nickte. Er brauchte nicht länger überredet zu werden.

Sie stellten den Citroën bei seinem Haus ab und gingen zu Fuß zum Hole in the Wall weiter, einem lang gestreckten, schmalen Pub, der sich an die Außenmauer des Phoenix Park schmiegte. Der Wirt hatte draußen einen Sitzbereich eingerichtet, damit seine Gäste den lauen Sommerabend genießen konnten. Tom und Ray gingen lieber hinein, wo es kühler und ruhiger war.

»Was nimmst du?«, fragte Ray, während der Inspector in eine der winzigen holzgetäfelten Kojen am Ende des Tresens glitt, in denen früher Frauen und Priester, den Augen der Öffentlichkeit entzogen, Alkoholisches zu sich genommen hatten.

»Bring mir eins von diesen Craft-Bieren mit. Überrasch mich.«

Sein Deputy kehrte mit zwei großen Biergläsern sowie Tütchen mit Scampi-Chips und Nüssen zurück.

»Was trinke ich?«, erkundigte sich Tom und nahm einen Schluck von dem kühlen, erfrischenden Ale.

»8 Degrees Howling Gale-Ale. Meins nennt sich Galway Hooker.«

Sie saßen in freundschaftlichem Schweigen zusammen und ließen den Stress des Tages von sich abgleiten.

»Irgendwelche Fortschritte an der Laura-Front?«, erkundigte sich der Inspector.

Ray riss seine Biermanschette in kleine Fetzen.

»Absolut keine. Ich begreif's nicht«, sagte er und nahm einen Schluck Bier. »Offenbar hatte sie doch jahrelang etwas für mich übrig, aber jetzt sieht es so aus, als wollte sie nichts mehr von mir wissen. Was mach ich falsch?«

Tom zuckte die Achseln. Beziehungsratschläge waren nicht seine Stärke. Er dachte an das, was Louise gesagt hatte.

»Hast du ihr gesagt, dass du sie magst? So ganz direkt?«

Ray schnaubte. »Was? Als wären wir Teenager hinter der Disco? ›Ich hab dich gern, Laura. Magst du mich auch?‹«

»Gutes Argument«, räumte Tom ein. »Hast du sie dann gefragt, ob ihr mal was zusammen unternehmen wollt? Und damit meine ich nicht einen Besuch im Pub nach der Arbeit mit allen anderen.«

»Ja, also, sozusagen. Nein, eigentlich nicht. Nicht nur wir zwei. Ich will sie nicht bedrängen. Sie scheint irgendwie böse auf mich zu sein. Als wäre ich der Grund dafür, dass sie wieder Single ist – und trotzdem sendet sie mir überhaupt keine Signale.«

»Ach, Ray.« Tom schüttelte den Kopf. »Du bist wirklich ein Blödmann!«

»Komm schon, Opa. Wir sind im einundzwanzigsten Jahrhundert. Sie könnte ja mich fragen, wenn sie wollte.«

»Frauen könnten das vielleicht tun, aber das heißt noch

lange nicht, dass sie es auch alle wollen. Kein Wunder, dass sie sauer auf dich ist. Sie trennt sich von ihrem Freund und fängt wieder an, auf dich zu warten, und was tust du? Nichts. Meinst du nicht, wenn sie zu den Frauen gehörte, die gern die Initiative ergreifen, hätte sie es längst getan? Ich weiß nicht. Wie schaffst du es bloß, dich morgens fertig zu machen und die Wohnung zu verlassen?«

Ray runzelte die Stirn und dachte über Toms Worte nach.

Das Handy des Inspectors klingelte, und er zog es aus der Tasche, in der Erwartung, dass Louise anfragte, warum zwar der Citroën zu Hause war, nicht aber dessen Besitzer. Doch es war Laura.

»Wenn man vom Teufel spricht«, bemerkte er. »Was gibt's?«

Er lauschte ein paar Minuten und gab durch gelegentliche kurze Bemerkungen zu erkennen, dass er zuhörte, während Ray sein Bier trank und abwartete.

»Verstehe«, sagte Tom schließlich. »Gut. Sorgen Sie dafür, dass sich noch heute Abend jemand mit den Angehörigen der Frauen in Verbindung setzt und sie auf einen Besuch der Kripo morgen vorbereitet. Woher stammte das erste Opfer noch mal? Hm. Gut. Ray und ich fahren hin. Wir sind sowieso in der Nähe, um mit der Familie von Una Dolan zu sprechen. Informieren Sie auch Brian Cullinane und Bridget Duffy, ja? Die beiden können die Fahrt nach Kerry übernehmen. Danke.«

Er legte auf und nahm einen großen Schluck Ale.

»Die Opfer sind identifiziert«, teilte er Ray mit.

»Das ging ja schnell. Lagen wir richtig mit unseren fünf?«

»Nein. Bei einer nicht.«

Ray hob die Augenbrauen. »Mist. Bei welcher?«

Tom durchwühlte die Taschen seines Jacketts, bis er den

kleinen Block fand, den er am Morgen bei der Lagebesprechung benutzt hatte. Er blätterte zu der Seite, auf der er die fünf Namen notiert hatte, die Laura und Michael herausgefiltert hatten.

»Geraldine Lougheed gehört nicht zu den Opfern. Bei den übrigen lagen wir richtig. Una Dolan 2011. Eimear Johnson 2010. Treasa Lee 2009 und Mary Ellen Lehane 2008. Offenbar hat er nicht erst 2007 angefangen: Sein erstes Opfer wurde 2006 entführt. Es sei denn, er hätte Geraldine anderswo begraben, was unwahrscheinlich ist. Sicherheitshalber werden wir aber die Umgebung noch mal absuchen.«

»Wer war dann das erste Opfer?«

»Ob du es glaubst oder nicht, Laura hat ihren Namen bei der Lagebesprechung erwähnt. Erinnerst du dich, dass sie von einer Pauline O'Hara sprach?«

Ray nickte. »Ja. Ja, ich erinnere mich. Hat nicht der Freund oder Mann sie als vermisst gemeldet, aber ihre Familie nicht?«

»Genau. Er soll sie geschlagen haben, und die Angehörigen dachten, sie hätte ihn verlassen. Tja, hatte sie nicht, wie sich jetzt herausstellt. Nicht aus freien Stücken jedenfalls. Aber es ist interessant, oder? Dass sie in einer gewalttätigen Beziehung lebte.«

»Und Fergus Holland nimmt an, dass seine Schwester sich mit einem Mann getroffen hat, der sie schlug. In der Tat interessant. Vielleicht hat der Täter eine Beziehung zu den Frauen aufgebaut, bevor er sie entführte, und ihnen dabei diese Armbänder geschenkt.«

Eine neue Theorie hatte sich im Kopf des Inspectors geformt, und ein Schatten glitt über sein Gesicht.

»Was ist los?«, fragte sein Deputy.

»Mir ist gerade ein beunruhigender Gedanke gekommen«, antwortete Tom. »Der Täter. Überleg doch mal – entweder er hat zwei Jahre gewartet, bevor er wieder tötete, oder uns fehlt eine Leiche, möglicherweise die von Geraldine.«

»Oder?«, drängte Ray, der spürte, dass das nicht alles gewesen war.

»Oder …« Tom schluckte. »Oder er hat Pauline O'Hara sehr lange am Leben gehalten, bevor er sie ermordete.«

10

Eimear, 2010

Er hatte erwartet, dass Eimear zu den Langsameren gehören würde; er hatte gedacht, sie sei eine dieser Schlampen, die ihre Kinder bei ihren Eltern ließen, damit sie sich rumtreiben, trinken und herumvögeln konnten, aber er hatte sie falsch eingeschätzt. Als sie zu ihm ins Auto stieg, war sie betrunken gewesen, aber es hatte ihn überrascht, wie schnell sie wieder nüchtern wurde, als sie begriff, was los war.

Und dann fing sie an, nach ihrem Kind zu schreien.

*

Ihr Baby. Um ihres Babys willen würde sie kämpfen.

Der Wagen kam mit einem Ruck zum Stehen, und Eimear bereitete sich vor. Nachdem er sie niedergeschlagen hatte, hatte es ein paar Minuten gedauert, bis sie wieder zu Bewusstsein gekommen war. Erst hatte sie nicht gewusst, wo sie war, nur gemerkt, dass sie im Dunkeln auf und ab geworfen wurde. Mit steigender Panik hatte sie den engen Raum um sich herum abgetastet. Sie litt unter leichter Klaustrophobie und bekam in dem beengten Raum kaum richtig Luft.

Eimear konnte Benzin riechen und Motorengeräusche hören – sie lag im Kofferraum eines Autos. Sie versuchte, ihre Atmung unter Kontrolle zu bekommen. Sie musste stark sein, sie musste sich bereithalten. Für ihre kleine Lily.

Wenn er den Kofferraum öffnete, würde sie ihn überraschen. Wahrscheinlich dachte er, dass sie noch bewusstlos war. Aber sie würde treten und beißen und um sich schlagen und dann so schnell wegrennen, wie sie konnte.

Und wenn sie sicher in ihrem Zuhause angekommen war, würde sie es nie wieder verlassen. Sie würde Lily ganz fest an sich drücken, ihren Duft einsaugen, sie lieb haben. Sie würde eine richtige Mutter sein. Kein Alkohol mehr, kein Tanzengehen, keine Männer. Es würde nur noch Eimear und ihre Tochter geben, und den Trost ihrer Eltern.

Warum war sie nur zu ihm in dieses blöde Auto gestiegen? Sie hätte auch nach Hause laufen können. Sie war betrunken gewesen, aber es war nicht weit. Und schließlich lebten sie in einem Dorf im ländlichen Kerry. Hier war es sicher. Man konnte den Menschen vertrauen.

Eimear hatte keine Ahnung, wie lange er sie schon beobachtet und ihre Gewohnheiten ausgeforscht hatte. Selbst jetzt noch dachte sie, dass das alles reines Pech gewesen war. Wenn sie nach links gegangen wäre statt nach rechts, als sie aus dem Pub kam. Wenn sie an diesem Abend zu Hause geblieben wäre. Wenn sie mit einem Bekannten heimgegangen wäre.

Über so was las man, so was passierte anderen Frauen. Nicht ihr. Eimear war normalerweise ziemlich auf Draht. Gut, sie hatte sich Lily anhängen lassen, aber bei Gott, das bereute sie nicht eine Sekunde. Sobald man ihr ihren kleinen Engel in die Arme gelegt hatte, wusste sie, dass sie dieses Kind für immer lieben würde.

Aber sie war noch jung, und es war harte Arbeit, Vollzeit-Mutter zu sein. Jeder Tag begann nach wenigen Stunden Schlaf und entwickelte sich zu einem endlosen Kreislauf aus Stillen, Baden und mit dem Baby spazieren gehen. Am Ende des Tages war Eimear total erledigt. Ihre Mutter gab ihr viele gute Ratschläge und passte auch gelegentlich auf das Baby auf, aber ihr Lieblingssatz lautete: »Wie man sich bettet, so liegt man.« Ironisch, wirklich. Lily war nicht in einem Bett empfangen worden. Eimear, die sechs Gläser perlenden Rosé intus hatte, war über die Motorhaube eines Autos gebeugt gewesen, im Glauben, der Mann hinter ihr würde ein Kondom benutzen.

Damals hatte sie ihre Lektion auf die harte Tour gelernt, und jetzt gab es wieder eine Lektion, die sie lernen musste.

Plötzlich ging der Kofferraum auf, und Eimear war geschockt, als sie sah, dass es draußen schon hell war. Wie lange war sie in diesem Auto gewesen? Sie fühlte sich benommen. Die überraschende Helligkeit blendete sie und verstärkte ihr Gefühl von Lähmung, doch dann erinnerte sie sich an ihren Plan und schlug auf den Mann ein.

Vergebens. Er war wie ein Baumstamm und blieb völlig ungerührt. Er hob sie aus dem Kofferraum und warf sie sich über die Schulter, während sie auf seinen Rücken einhämmerte und versuchte, ihm einen Tritt zwischen die Beine zu versetzen. Sie verteidigte sich mit Zähnen und Klauen, aber nichts konnte ihn aufhalten. Obwohl sie sich wehrte, bemerkte sie den weißen und grauen Kies auf dem Weg, den Tau auf dem Gras, die Gänseblümchen, die nach der Nachtruhe ihre Blütenblätter entfalteten. Warum, sollte sie sich in den kommenden Tagen fragen, hatten sich diese kleinen Dinge so tief in ihr Gedächtnis eingeprägt? Hatte sie gewusst, dass es das Letzte sein würde, was sie von Gottes schöner Erde zu sehen bekam?

Dann waren sie in einem Haus, und im Fußboden war ein Loch. Er begann, eine Treppe hinabzusteigen, während sie über seiner Schulter hing und sich heftig wehrte.

Er brachte sie in einen Keller.

Nein, schrie sie, aber erkannte dann, dass kein Laut aus ihrem Mund gekommen war. Es war wie ein böser Traum. Sie schrie, aber ihre Lippen wollten ihr nicht gehorchen. Ihr Mund wollte sich nicht öffnen. Alles stand still. Ihre Gliedmaßen hatten aufgehört, sich zu wehren, und ihre Stimme verweigerte sich. Nur ihr Kopf funktionierte noch, und der lief auf Hochtouren – weinte, flehte, bettelte – bitte, bitte, lass mich nicht hier unten. Bring mich zu Lily. Lily braucht mich. Ich bin doch ihre Mutter.

Er ließ sie auf den Boden fallen und stieg die Treppe hinauf.

Als die Tür zugeknallt wurde und das Licht verschwand, zauberte Eimear sich das Gesicht ihres kleinen Kindes vors innere Auge – Lilys grüne Augen und blonde Löckchen, ihr winziges Näschen und die Rosenknospenlippen, die pausbäckigen Wangen mit den Grübchen darin und das weiche Kinn. Wieso bloß war ihr nicht klar gewesen, dass das alles war, was sie brauchte?

Und jetzt, so wurde ihr bewusst, würde sie ihr Kind niemals wiedersehen.

11

Laura und Michael brachen früh am Montagmorgen nach Cork auf. Sie planten, zuerst die Familie von Mary Ellen Lehane zu besuchen, die im westlichen Teil des Countys wohnte. Dann würden sie nach Cobh im östlichen Teil Corks zu Treasa Lees Angehörigen weiterfahren. Sollte es zu spät werden, würden sie dort übernachten und am folgenden Tag nach Dublin zurückkehren.

Einen Moment lang, bevor Tom bekannt gab, wer mit wem fahren würde, hatte Laura gehofft, sie würde mit Ray zusammengespannt werden. Aber wie üblich sollte er den Boss begleiten. Sie bereute nicht, dass sie im letzten Jahr beschlossen hatte, sich von ihrem Freund Eoin zu trennen. Es war nicht fair ihm gegenüber, wenn sie etwas für einen anderen empfand. Und sie hatte wirklich gedacht, dass Ray angefangen hatte, Signale auszusenden. Aber sie hatte sich schon wieder geirrt. Er nahm sie gar nicht wahr, es war, als wäre sie unsichtbar.

»Heute Morgen um sechs hab ich dich gehasst, aber es war eine gute Entscheidung, so früh aufzubrechen«, sagte Michael und unterbrach ihre Grübeleien. »Es wird wieder ein total heißer Tag, da ist es besser, wir bringen die Fahrerei möglichst rasch hinter uns. Wie lange werden wir noch mal brauchen?«

»Viereinhalb Stunden, heißt es, aber ich schaffe es in vier. Wir werden allerdings eine Toilettenpause einlegen müssen. Es sei denn, du willst eine der Wasserflaschen benutzen.«

Michael lächelte. »Ich war noch nie in West Cork.«

»Du verscheißerst mich.« Laura warf ihrem Kollegen einen Seitenblick zu. Für seine Verhältnisse war er ausgesprochen respektabel gekleidet – kurzärmeliges Hemd und Levis-Jeans. Da sie unterwegs waren, um mit trauernden Angehörigen zu sprechen, hatte er die Sport-T-Shirts zu Hause gelassen. Allerdings hatte er sich vor Kurzem das hochstehende braune Haar raspelkurz schneiden lassen und sah jetzt mit seiner Sonnenbrille mehr denn je wie ein Drogendealer aus.

»Ich hatte überlegt, diesen Sommer mal mit Anne und dem Baby runterzufahren.«

»Gute Idee«, sagte Laura amüsiert. Sie stammte aus Kerry und war häufig im benachbarten County Cork gewesen. Es fiel ihr immer noch schwer, nachzuvollziehen, warum die Dubliner zwar munter in den Flieger nach Spanien stiegen, aber niemals auf die Idee kommen würden, sich in andere Teile des eigenen Landes zu wagen. Sie schienen die Ringautobahn um die Hauptstadt herum als eine Art Grenzlinie zu betrachten.

Sie kamen gut voran. Kurz nach elf waren sie schon auf der Beara-Halbinsel, und dabei hatten sie sogar eine kurze Frühstückspause eingelegt.

»Brauchst du das Navi für den letzten Teil?«, fragte Michael. »Die Adresse lautet Glendale, das ist ein Dorf, aber ich glaube nicht, dass die Familie mitten im Dorf wohnt.«

»Das Navi!«, schnaubte Laura. »Und was sollte ich eingeben? Das Haus der Lehanes? Keine Sorge, wir finden es schon.«

Sie waren fast im Dorf angelangt, als Laura einen Bauern entdeckte, der gerade die letzten Schafe der Herde auf eine eingezäunte Wiese trieb. Sie hielt an und ließ das Fenster herunter.

»Schöner Tag heute«, sagte sie.

»Wohl wahr.« Der Mann stützte sich mit dem Arm auf dem Gatter auf und warf einen neugierigen Blick auf das Auto. »Aus Dublin kommen Sie?«

»Heute ja. Ich komme ursprünglich ganz aus der Nähe. Aus Kerry, dem ›Kingdom‹.«

Michael bemerkte amüsiert, dass Lauras Kerry-Akzent immer ausgeprägter wurde, je weiter sie sich von Dublin entfernten.

Der Bauer hob spöttisch eine Augenbraue. »Läuft ja nicht gerade gut für Ihr Football-Team dieses Jahr, oder?«, stichelte er.

Michael beugte sich hinüber. »Wir suchen die Lehanes«, sagte er. Er hatte keine Lust, sich einen längeren Schlagabtausch zwischen Kerry und Cork über gälische Sportarten anzuhören.

»Die Lehanes. Ach ja? Und was könnten Sie von denen wollen?«

»Es ist wegen Mary Ellen«, sagte Laura. »Wir sind Gardaí.«

»Ah.« Das Verhalten des Mannes änderte sich, und er richtete sich auf. »Biegen Sie links ab, bevor Sie ins Dorf kommen. Fahren Sie den Hügel hinauf, etwa eine Meile. Über die Kreuzung weg. Auf der linken Seite sehen Sie dann das Tor. Müsste mal repariert werden.«

Sie dankten ihm und fuhren weiter, seinen Anweisungen folgend.

»Weiß jeder hier, wo jeder andere wohnt?«, fragte Michael.

»Michael, hier weiß jeder alles über alle anderen.«

Scheinbar eine Ewigkeit fuhren sie eine schmale Straße entlang, die eher an eine lange, unkrautüberwucherte Auffahrt zu jemandes Haus erinnerte. Es war eine ländlich-idyllische Szene mit Feldern und Wiesen rechts und links. Auf den Wiesen weidete Vieh, auf den Feldern stand goldenes Getreide, das sanft in der leichten Brise wogte.

»Er hat gesagt, eine Meile«, maulte Michael. »Wir müssen dran vorbeigefahren sein.«

Laura ersparte sich eine Antwort. Eine Meile auf dem Land war Welten entfernt von einer Dubliner Meile.

Kurz darauf überquerten sie die Kreuzung. Das Haus der Lehanes war nicht schwer zu finden. Eine Frau stand an dem Teil des Tors, das noch in den Angeln hing. Sie winkte dem näher kommenden Auto zu.

»Sie haben uns also gefunden«, sagte sie, als Laura in die Auffahrt fuhr. »John vom Hof nebenan hat angerufen, um uns zu sagen, dass Sie auf dem Weg sind.« Ihre Stimme klang scharf, der Ton war wenig freundlich.

Sie war in den Dreißigern und ähnelte stark ihrer vermissten Schwester – schwarzes, lockiges Haar und kleine Augen, eine freche Nase und ein schmaler Mund. Die Kollegen der örtlichen Polizeidienststelle waren gestern Abend bei der Familie gewesen, um sie darüber zu informieren, dass Mary Ellens Leiche gefunden worden war. Laura und Michael waren also nicht diejenigen, die die schlechte Nachricht überbringen mussten. Glücklicherweise.

»Es tut uns sehr leid wegen Mary Ellen«, sagte Laura und streckte die Hand aus. »Sie müssen ihre Schwester Elizabeth sein.«

Die Frau blickte auf die dargebotene Hand, ergriff sie aber nicht. Ihre Augen waren blutunterlaufen.

»Ja, ich bin ihre Schwester. Es ist eine Erleichterung, endlich Bescheid zu wissen, das kann ich Ihnen sagen. Wir wussten, dass Mary Ellen tot ist. Aber vier Jahre hat niemand sie gefunden, eine lange Zeit. Meine Mutter ist fast daran kaputtgegangen.«

»Nora heißt sie, nicht wahr?«, fragte Michael. »Gibt es noch weitere Familienangehörige?«

»Nein, nur uns zwei. Unser Bruder ist in England, und mein Vater ist vor zehn Jahren gestorben. Ein Arbeitsunfall auf dem Hof. Zumindest ist ihm das alles erspart geblieben. Also kommen Sie rein. Ich nehme an, Sie wollen Tee?«

»Nur Wasser, das wäre schön«, antwortete Laura und folgte der Frau, die zielstrebig in das baufällige alte Bauernhaus voranging. Die Mittagshitze war brütend, und weder Laura noch Michael glaubten der Volksweisheit, die besagte, dass heißer Tee die Körpertemperatur regulierte.

Elizabeth führte sie in ein kleines Wohnzimmer auf der Rückseite des Hauses, das von der Küche abging.

Der Raum, den sie betraten, war düster. Es gab nur ein kleines Fenster, halb von einer Netzgardine verdeckt, das auf einen Wirtschaftshof hinausging. Ein paar fette Schmeißfliegen summten träge vor der gesprungenen Glasscheibe.

Auf einer Holzanrichte, auf der sich altes Geschirr stapelte, standen zahlreiche Fotos. Daneben saß eine ältere Frau auf einem Stuhl, die Hände vor der Brust gefaltet, einen Rosenkranz zwischen den Fingern. Eine hellgrüne Bluse wölbte sich über einem üppigen Busen. Die Beine unter dem dazu passenden grünen Rock waren von Krampfadern überzogen.

Als sie eintraten, öffnete die Frau die Augen und machte Anstalten, sich zu erheben.

»Schon gut, Mrs. Lehane«, sagte Laura. »Bitte bleiben Sie sitzen. Das mit Ihrer Tochter tut uns sehr leid.«

Nora schniefte und senkte den Kopf.

Michael nahm neben Laura Platz, sprach ebenfalls sein Beileid aus und erntete wie sie keine Reaktion.

Elizabeth setzte sich zu ihrer Mutter. Die Ellenbogen der beiden berührten sich, und sie neigten sich fast beschützend einander zu.

»Ich wusste, dass sie tot ist«, sagte Nora resigniert. »Ich habe es gespürt. Hier drin.« Sie wies auf ihre Brust und das gebrochene Herz darin. »Auch wenn niemand mir geglaubt hat. Alle meinten, sie wäre weggelaufen. Aber eine Mutter weiß es. Wenn man ein Leben in diese Welt bringt, ist man mit ihm verbunden, wissen Sie. Es gibt ein Band, das eine Frau mit ihrem Kind verbindet. Sie sind ein Teil von einem, dein Fleisch und Blut, auf immer. So lange, bis man stirbt oder sie sterben. Man fühlt sich unbeschwert, wenn sie glücklich sind, man ist bedrückt, wenn sie traurig sind. Da können sie jede Frau fragen. Ich glaube, das hat mir am meisten wehgetan – dass die anderen Mütter im Dorf versucht haben, mir weiszumachen, sie wäre einfach weggegangen. Als ob ich es nicht gewusst hätte.«

Nora schloss die Augen und erschauderte. Die Abgeklärtheit, die sie auszustrahlen versucht hatte, hatte sie verlassen.

Der Schmerz, der den Raum erfüllte, war erstickend.

»Hat sie … hat sie gelitten?« Es schien Elizabeth fast peinlich zu sein, um Informationen bitten zu müssen. »Die Polizisten, die herkamen, wussten nichts. Es hieß nur, ihre Leiche sei gefunden worden, und wir müssten sie nicht identifizieren.«

Nora schwieg, während ihre verbliebene Tochter sprach, aber Laura sah, wie sie sich anspannte.

»Wir wissen es nicht«, antwortete sie ehrlich. »Alle Leichname, die gefunden wurden, werden untersucht. Wir glauben, dass er seine Opfer möglicherweise eine Weile gefangen gehalten hat, und wir glauben … dass er sie erwürgt hat.«

»Ich werde hinfahren. Ich will sie sehen.« Nora brach das

unbehagliche Schweigen, das sich nach Lauras Worten ausgebreitet hatte.

Die beiden Ermittler wechselten einen Blick. Nora fing ihn auf. Schwer atmend langte sie über Elizabeth hinweg und nahm ein Foto von der Anrichte. Es zeigte ein lächelndes kleines Mädchen, vielleicht sieben Jahre alt. Das Foto war an einem Sommertag aufgenommen worden, ganz ähnlich dem heutigen Sommertag, auf einer Wiese. Man sah ein weißes Shirt und Shorts über gebräunten Armen und dünnen, zerkratzten Beinen, ein breites Lächeln unter einem Schopf dunkler Locken, der fast zu groß für den kleinen Körper wirkte. Das kleine Mädchen stand vor einem Apfelbaum, von dessen Zweigen eine Schaukel hing, und man konnte sehen, dass sie gerade von der Schaukel gesprungen war, um für das Foto zu posieren. So voller Leben.

»Das ist Mary Ellen«, sagte ihre Mutter. »Das ist meine Kleine. Was immer Sie in Dublin von ihr gesehen haben, was immer er von ihr übrig gelassen hat, so werde ich sie immer im Gedächtnis behalten. Himmel, wie sie die Schule hasste, sie war so ungern drinnen eingesperrt. Sie war am liebsten den ganzen Tag draußen, flocht Kränze aus Gänseblümchen, jagte den Bienen hinterher und aß Marmeladenbrote. Sie war ein Wildfang, mehr als ihr Bruder, aber so hübsch, dass sie einem Schmetterling die Flügel hätte abschwatzen können.

Wissen Sie, sie hat jede Nacht in meinen Armen geschlafen, bis sie drei Jahre alt war. Als ich sie als vermisst meldete, wurde mir bei der Polizei mitgeteilt, sie wäre erwachsen und könne tun, was sie wolle. Ich habe ihnen gesagt, dass sie entführt wurde. Ich *wusste*, dass es so war. Wenn der Mann, der sie mitgenommen hatte, sie nicht sofort ermordete, dann hätte sie vielleicht gerettet werden können … wenn jemand mich ernst genommen hätte. Die Polizei wollte mir nicht helfen, meine Kleine zu suchen, aber niemand wird mich daran hindern, sie noch einmal zu sehen. Es ist mir egal, wenn nur noch die Knochen übrig sind. Ich werde Mary Ellen ein letztes Mal in meinen Armen halten.« Dicke Tränen liefen über die Wangen der verzweifelten Frau.

»Ich werde sehen, was sich tun lässt«, sagte Laura sanft. »Aber vielleicht wäre es besser, wenn Sie dieses Bild von Mary Ellen im Gedächtnis behalten, Mrs. Lehane.« Sie deutete auf das Foto. »Wenn Sie sie so in Erinnerung behalten, nicht als einen Leichnam, der aus der Erde geholt wurde.«

Wieder senkte sich Schweigen herab, abgesehen von dem Schluchzen der gramgebeugten Mutter. Nora waren die Worte ausgegangen.

»Aber Sie wollten Wasser.« Elizabeth erhob sich abrupt. »Kommen Sie mit in die Küche, und ich gebe Ihnen ein Glas. Mammy, ich mache die Hintertür auf und lass etwas Luft rein. Es ist so stickig hier drin.«

Sie tätschelte ihrer Mutter die Schulter und führte die beiden Detectives aus dem Zimmer.

»Wir gehen nach draußen«, sagte Elizabeth. Sie füllte einen Krug mit Wasser aus der Leitung, warf widerwillig noch ein paar Eiswürfel hinein und holte zwei Gläser aus dem Schrank.

Sie folgten ihr in einen Garten, von dem man einen schönen Ausblick über die wellige Hügellandschaft hatte. Eine alte Bank stand direkt vor dem Haus. Sie setzten sich darauf und genossen den Blick. Bettwäsche hing an der Leine, und der tröstliche Duft von Weichspüler wehte in ihre Richtung.

»Das, was ich Ihnen gleich sagen werde, kann ich nicht

vor meiner Mutter sagen. Sie würde sich nur aufregen und glauben, dass ich meine Zeit vergeude. Sie denkt, Sie sind alle gleich. Aber Sie beide sind aus Dublin, und ich weiß nicht … vielleicht sind Sie ein bisschen offener als die Leute hier.«

»Von wem sprechen Sie?«, fragte Laura. »Von der Polizei?«

»Genau.«

»Weil die Gardaí Sie nicht ernst genommen haben, als Sie Mary Ellen als vermisst gemeldet haben?«

Elizabeth sah sie scharf an. Laura hob beschwichtigend eine Hand.

»Schon gut«, sagte sie. »Wir werden offen gegenüber allem sein, das Sie uns mitteilen wollen. Mary Ellen wurde ermordet, und das heißt, jetzt ist alles relevant. Wir werden uns alles, was Sie zu sagen haben, mit dem größten Ernst anhören, das verspreche ich Ihnen.«

Elizabeth zögerte und musterte Laura.

»Na schön. Mal sehen, ob Sie nicht doch die Reihen schließen. Es war nicht nur so, dass die Polizei hier Mary Ellens Verschwinden nicht ernst genommen hat. Sie haben sich über uns lustig gemacht, als wir sie als vermisst gemeldet haben. Sie wollten nicht mal eine Anzeige aufnehmen. Mary Ellen war schon seit einem Monat verschwunden, als wir die Gardaí endlich bewegen konnten, es dieser Stelle zu melden – wie heißt die noch mal?«

»Zentrale Vermisstenfahndung?«

»Ja. Denen.«

»Entschuldigung, haben Sie gerade gesagt, dass ein ganzer Monat vergangen ist, bevor das Verschwinden Ihrer Schwester in der Datei gespeichert wurde?« Das kam von Michael. »Wann genau ist sie verschwunden?«

»Am 17. März 2008. St. Patrick's Day. Einen Monat später haben sie sich dann endlich dazu durchgerungen, eine Vermisstenakte anzulegen.«

»Aber warum?«, fragte Laura. Mary Ellen war damals fünfundzwanzig gewesen, und sie konnte sich gut vorstellen, dass den Angehörigen zunächst mit skeptischen Vertröstungen begegnet worden war, als sie auf der Wache erschienen. Aber nachdem einige Tage verstrichen waren und klar wurde, dass die Frau tatsächlich verschwunden war, hätte der Fall schneller der Zentralstelle gemeldet werden müssen. Für diese Unterlassung gab es keine Entschuldigung. Selbst wenn die Kollegen angenommen hatten, dass sie aus freien Stücken gegangen war.

Mit traurigen Augen starrte Elizabeth auf die ländliche Szenerie vor ihnen. Sie zuckte die Achseln. »Sie werden einiges über meine Schwester zu hören bekommen«, erklärte sie. »Man wird Ihnen sagen, dass sie … dass sie mit jedem x-Beliebigen mitgegangen wäre. Das haben sie zu uns gesagt, als wir auf die Wache kamen. Sie haben gelacht und Witze gemacht, während meine Mutter sich das Herz aus dem Leib geweint hat. Das sind alles Lügen. Mary Ellen war keine Klosterschülerin. Sie soff wie ein Loch und rauchte wie ein Schlot. Und ja, sie hatte gelegentlich männliche Bekannte. Aber sie war keine Schlampe. Sie war kein selbstsüchtiges Party-Girl, sie hätte meine Mutter und mich nie einfach so im Stich gelassen. Meine Schwester hat ihre Freunde mit nach Hause gebracht. Sie hatte keine schmutzigen kleinen Geheimnisse. Und sie war in genug heikle Situationen geraten, um zu wissen, wie man auf sich aufpasst.«

»Sie war ihre jüngere Schwester?«, fragte Laura.

Elizabeth reagierte ungehalten.

»Ja. Fünf Jahre jünger. Aber das heißt nicht, dass sie mich um den kleinen Finger wickeln konnte. Wenn ich angenommen hätte, dass sie einfach abgehauen wäre, hätte ich das meiner Mutter gesagt und ihr dieses ganze Sorgen und Bangen erspart.«

»Elizabeth, war Ihre Schwester je mit einem Mann zusammen, der sie schlecht behandelt hat? Der sie möglicherweise geschlagen hat? Hatten Sie den Eindruck, dass sie etwas vor Ihnen verbarg?«

»Aber das habe ich doch gerade gesagt – sie hatte keine Geheimnisse vor uns. Und nicht nur das, Mary Ellen war nicht blöde. Auch wenn sie sternhagelvoll war, sie hat nie vergessen, wo sie wohnte. Sie hat keine Drogen genommen, und sie ist nicht schwanger geworden. Und spätabends ist sie nie ohne Begleitung nach Hause gegangen.

Sie war mit ein paar merkwürdigen Typen zusammen, aber mir fällt keiner ein, der Hand an sie gelegt hätte. Das hätte sie auch nie zugelassen. Aber jemand hat sie entführt, und ich glaube, es war jemand, den sie kannte. Wissen Sie, was das Schlimmste war damals, als sie verschwand?«

»Was denn?«

»Sergeant Doyle. Der Dienststellenleiter hier. Gestern Abend ist er zu uns raufgekommen, und ich musste mich beherrschen, um ihm nicht ins Gesicht zu spucken. Damals hat er über Mary Ellen gesprochen, als wäre sie etwas, das man sich in den Schuh getreten hat. Er wurde ganz böse auf meine Mutter, weil sie immer wieder ankam und ihm keine Ruhe ließ. Ich konnte sie nicht jedes Mal begleiten; ich habe versucht, die Arbeit auf dem Hof zu bewältigen. Aber einmal, da kam sie zurück und wollte tagelang nicht über das sprechen, was er zu ihr gesagt hatte.«

»Und was hat er gesagt?«, fragte Michael.

Mary Ellens Schwester gab einen erstickten, zornigen Laut von sich. »Er hat gesagt, falls – und er betonte das

›falls‹ – Mary Ellen etwas zugestoßen sei, habe sie es sich selbst zuzuschreiben.« Sie drehte sich zu den beiden Ermittlern um, zornrot im Gesicht. »Aber ich kenne den wahren Grund, aus dem er sich nicht die Mühe gemacht hat, eine richtige Vermisstenfahndung einzuleiten.«

12

»Ich glaube, Ihnen ist da ein furchtbarer Fehler unterlaufen. Das habe ich auch zu Ihren Kollegen gesagt, als die heute Morgen angerufen haben. Pauline ist nicht entführt worden. Sie ist weggegangen. Steve hat sie verprügelt, und sie ist von ihm weg. Es war alles geplant.«

Barbara Gavan, die Schwester von Pauline O'Hara, hatte die Nachricht noch nicht richtig begriffen. Tom und Ray waren am Montagmorgen gleich nach Waterford gefahren, nur Stunden, nachdem die örtliche Polizei ihr die Nachricht überbracht hatte, dass Paulines Leiche gefunden worden war. Barbaras Mann hatte sie in die Küche des Reihenhauses geführt, wo Barbara saß und eine Schachtel Marlboros hintereinander wegrauchte, wobei sie eine Zigarette an der nächsten anzündete. Sie versicherte ihm immer wieder, er könne ruhig zur Arbeit gehen, ein weiterer Hinweis darauf, dass sie es einfach nicht wahrhaben wollte.

Die Küchentür stand offen, aber trotzdem spürte Tom, wie der passiv eingeatmete Qualm in seiner Lunge brannte und sich in seinem Hemd festsetzte. Zwei kleine Kinder spielten draußen, sie kletterten auf einem Wendy-Haus herum und schleuderten Gras und kleine Steine in den Nachbargarten. Ihre Mutter warf ihnen gelegentlich einen besorgten Blick zu, aber das war nur ein gewohnheitsmäßiger Reflex. Sie war mit den Gedanken woanders.

»Also deshalb hat Paulines Lebensgefährte sie als vermisst gemeldet und nicht Sie? Wie heißt er mit Nachnamen?«

»Steve Moore. Eine Woche, nachdem sie gegangen war, kam er bei uns vorbei. Ich war gerade einen Tag vorher aus der Klinik entlassen worden, nach der Geburt meines Ältesten, deshalb erinnere ich mich noch genau an das Datum. Es war der 24. Februar. Steve sagte, Pauline sei ein paar Tage nach dem Valentinstag verschwunden, das war der 17. Februar. ›Sie wird nicht vermisst‹, versicherte ich ihm. ›Sie hat dich verlassen, Arschloch!‹«

Barbara sprach in dem grimmigen Ton, mit dem sie damals den Besucher abgefertigt hatte. Sie hielt inne, streifte Asche von ihrer Zigarette ab und kaute an einem Fingernagel. Tom schätzte sie auf etwa neunundzwanzig, so alt, wie ihre Schwester gewesen war, als sie vor sechs Jahren verschwand. Also war Barbara damals ungefähr dreiundzwanzig gewesen. Sehr jung für dieses mutige Auftreten gegenüber einem Mann, der laut ihrer Schwester gewalttätig sein konnte.

»Warum waren Sie sich so sicher, dass Pauline ihn verlassen hatte? Wie lange waren die beiden zusammen?«

»Seit dem Jahr, in dem ich die Pflegeausbildung abgeschlossen habe. Ich war gerade einundzwanzig geworden, also …« Sie zählte es an den Fingern ab. »Zwei Jahre. So lange waren sie zusammen. Anfangs tat er so, als könne er kein Wässerchen trüben. War total freundlich. Er hat sie immer im Haus unseres Vaters abgeholt, beladen mit Blumen und Pralinen. Er arbeitete bei einem Großhandel, der Supermärkte belieferte, und bekam alles billiger. Pauline wohnte noch zu Hause, weil es unserem Vater nicht gut ging und sie ihn nicht allein lassen wollte. Er starb, als sie sich ein paar Monate mit Steve getroffen hatte. Danach fing der Kerl an, sein wahres Gesicht zu zeigen.«

»Ihr Vater hat allein gelebt – wo war denn Ihre Mutter?«, fragte Ray.

»Oh, sie ist gestorben, als wir noch klein waren. An Lungenkrebs.«

Der Inspector starrte unwillkürlich auf den überquellenden Aschenbecher. Barbara fing seinen Blick auf. Sie schob sich das kurz geschnittene rote Haar hinters Ohr zurück und errötete.

»Ich weiß, ich weiß. Normalerweise rauche ich nicht so viel. Ob Sie es glauben oder nicht, ich habe damit angefangen, als ich Krankenschwester wurde. Es ist so ein verdammt stressiger Beruf, da braucht man irgendein Ventil.«

Die kleine Erinnerung tat dennoch ihre Wirkung. Barbara sah erneut flüchtig zu ihren Kindern hinüber, aber diesmal blieb ihr Blick haften, und sie drückte die Zigarette aus.

»Sie sagten eben, dass Sie den Eindruck hatten, Steves Verhalten habe sich nach dem Tod Ihres Vaters verändert«, bemerkte Tom. »Inwiefern?«

»Ich weiß nicht, wie ich es ausdrücken soll. Ich kann nicht so gut mit Worten umgehen. Sein Verhalten gegenüber Pauline wurde anders. Ich meine, ich konnte ihn noch nie leiden. Er hatte irgendwas, ich weiß nicht, Gezwungenes an sich. Er musste immer im Zentrum der Aufmerksamkeit stehen, der Mittelpunkt jeder Party, sonst bekam er schlechte Laune. Als unser Vater starb, haben alle einen Riesenwirbel um Pauline und mich gemacht. Wir waren zwei Waisen. Ich meine, wir waren schon über zwanzig, aber trotzdem. Es ist ungewöhnlich, beide Eltern zu verlieren, bevor man dreißig ist. Am Anfang war es okay für Steve – er war zufrieden damit, als Paulines Freund seinen Teil des Mitgefühls abzukriegen. Alle sagten, dass es auch für ihn nicht leicht gewesen sein müsse. Meine Güte, da kannten sie sich erst seit ein paar Monaten. Aber er genoss es. Konnte gar nicht genug für uns beide tun.

Dann zogen die Leute sich zurück und lebten ihr eigenes Leben weiter, und ich glaube, ihm wurde klar, dass Pauline jetzt allein dastand und wie verletzlich sie war. Ich hatte damals gerade im Krankenhaus angefangen und hatte oft Nachtschicht, war also häufig nicht da. Es dauerte Monate, bevor mir die blauen Flecken auffielen. Zu dem Zeitpunkt war es ihm schon scheißegal, ob man was sah oder nicht.«

»Und Sie sind sich absolut sicher, dass er sie geschlagen hat?«

Barbara hob eine perfekt gezupfte Augenbraue. »Inspector, ich rede nicht von ein paar blauen Flecken dann und wann. Sie hatte blutige Lippen und blauviolett zugeschwollene Augen. Einmal hätte er sie fast erdrosselt. Ich bin ausgerastet, als ich es herausfand, an Weihnachten war das. Sie kam grün und blau geschlagen zum Weihnachtsessen. Ich hätte den verdammten Kerl am liebsten umgebracht. Mein damaliger Freund hat es mir ausgeredet. Er meinte, Pauline müsse selbst darauf kommen, sonst würde sie es mir nicht danken. Aber er hat mit Steve gesprochen, und danach schien sich die Lage zu beruhigen.«

»Aber nicht für lange?«

Sie schüttelte den Kopf.

»Hat sie ihn je bei der Polizei angezeigt?«

»Nein. Und er hat weitergemacht, das ganze folgende Jahr. Was ist denn, Schatz?«

Eins der Kinder war hereingekommen und starrte ehrfürchtig auf die beiden Ermittler.

»Wir haben Durst«, sagte der kleine Junge, ohne den Blick von den fremden Männern in der Küche zu wenden.

»Frag deinen … oh, er ist zur Arbeit gefahren. Im Kühlschrank steht Saft. Nimm dir zwei Flaschen.«

Der Junge holte sich zwei kleine Flaschen mit einer pur-

purroten Flüssigkeit aus dem Kühlschrank und starrte Tom und Ray an.

»Sind Sie bei der Polizei?«, fragte er mit großen Augen.

»Ja«, sagte Ray.

»Haben Sie Pistolen?«

»Äh, ja.«

»Erschießen Sie Leute? Blasen Sie ihnen den Kopf weg? Könnten Sie Captain America im Kampf besiegen? Könnten Sie …«

»Raus!«, herrschte Barbara ihn an und wartete, bis er draußen war, bevor sie mit ihrer Geschichte fortfuhr.

»Tut mir leid, das. Er ist ganz besessen von diesen Comic-Helden. Jedenfalls, wo war ich stehengeblieben? Ach ja. Sehen Sie, Steve – er hat genau den richtigen Zeitpunkt in Paulines Leben erwischt. So machen sie das, oder? Männer, die ihre Frauen schlagen. Steve muss irgendwas in ihr gesehen haben. Meine Schwester und ich sind uns in vielerlei Hinsicht sehr ähnlich. Wir haben beide das Kümmerer-Gen, das ist mal sicher. Nachdem unser Vater nicht mehr da war, ging sie nahtlos dazu über, sich um Steve zu kümmern. Aber in anderer Hinsicht waren wir so verschieden wie Tag und Nacht. Wenn mein Mann je die Hand gegen mich erheben würde, würde ich ihm im Schlaf den Pimmel abhacken.«

Der Inspector kannte Barbara zwar erst seit Kurzem, aber er glaubte ihr aufs Wort.

»Steve wusste, dass Pauline es brauchte, jemanden zu bemuttern, und er wusste, wie tief der Tod unseres Vaters sie getroffen hat. Das hat er ausgenützt. Er trank, dann schlug er sie, und danach heulte er rum, wie beschissen sein Leben doch gewesen war.«

»Und war es das?«, fragte Tom.

Barbara schüttelte geringschätzig den Kopf. »Überhaupt

nicht, nach allem, was ich weiß. Er sagte, sein Vater hätte getrunken, als er klein war, aber so, wie es sich anhörte, hat er an ein paar Abenden der Woche gebechert, er war kein Penner, der immer einen Flachmann in der Anoraktasche hatte. Ich weiß nicht, was für einen Mist Steve meiner Schwester aufgetischt hat, aber sie hat es geschluckt. Bis zu diesem zweiten Weihnachtsfest jedenfalls.«

»Was geschah damals?«

»Sie wünschte sich ein Familienweihnachten. Ich war damals hochschwanger mit dem kleinen Scheißer, den Sie gerade gesehen haben. Kaum ein Jahr in diesem beschissenen Job, und schon war ich schwanger vom Nachtportier. Nicht mal einen Assistenzarzt konnte ich mir angeln. Aber wir sind noch zusammen, also, alles gut. Jedenfalls, Pauline wollte mich ein bisschen umsorgen und hatte jede Menge Geschenke gekauft. Wir wussten, dass es ein Junge werden würde, und sie hatte sich mit blauen Babydecken und Teddybären eingedeckt. An Heiligabend hat sich Steve dann besoffen. Er nahm die Wohnung auseinander, zerriss die Geschenke und ließ Pauline mit zwei gebrochenen Rippen zurück.«

»Hat sie danach versucht, ihn zu verlassen?«, fragte Ray.

»Nein. Ich habe sie angefleht, es zu tun, klar. Als wir am Weihnachtsmorgen bei ihr aufgetaucht sind, hat sie die Tür nur einen Spalt weit aufgemacht und gesagt, sie hätte sich den Magen verdorben. Mein Freund musste mich zurückhalten. Sie hätten mal hören sollen, was für Beschimpfungen ich durch den Türspalt gebrüllt habe. Dabei war ich im siebten Monat. Wahrscheinlich schlief Steve gerade seinen Rausch aus, aber ich fühlte mich danach trotzdem besser. Meine Schwester bat mich, wieder zu gehen, aber an dem Abend rief sie mich an und sagte, sie hätte einen Plan. Sie würde

Steve verlassen, aber erst wollte sie ein eigenes Bankkonto eröffnen und sich eine Wohnung suchen. Ich bot ihr an, zu uns zu kommen – wir hatten gerade ein Haus mit drei Zimmern gekauft –, aber sie hat sich strikt geweigert. Sie sagte, das könne sie nicht machen, nicht mit dem Baby. Am Valentinstag wollte sie ihn verlassen. Das hat sie gesagt.«

»Und als Ihre Schwester dann im Februar verschwunden ist, haben Sie angenommen, sie hätte ihren Plan umgesetzt«, sagte der Inspector.

Das Gespräch dauerte jetzt schon eine ganze Weile, aber Barbara hatte noch nicht zugegeben, dass ihre Schwester tot war. Sie sprach in der Vergangenheitsform von ihr, ja, aber nur, weil sie sich schon so lange nicht mehr gesehen hatten.

»Sagen Sie mir«, fuhr Tom fort. »Fanden Sie es nicht merkwürdig, dass Ihre Schwester nie Kontakt zu Ihnen aufgenommen hat? Obwohl Sie doch ein Baby bekommen würden und alles? Es hört sich an, als hätten Sie einander sehr nahegestanden.«

Barbara nickte und runzelte die Stirn. »Den ganzen Januar hat sie mir immer wieder erzählt, dass jetzt fast alles bereit sei und sie ihn bald verlassen würde. Aber sie wollte mir nicht sagen, wo sie hinwollte. Als hätte sie Angst, dass er die Information aus mir herausholen könnte, wenn sie es mir verriet. Ich machte mir Sorgen um sie, aber ich habe nicht so darauf bestanden, dass sie mich einweihte, wie ich es hätte tun sollen. Ich bekam eine Schwangerschaftstoxikose und hatte anderes im Kopf.

Und dann ist sie weggegangen, und tja, die Zeit verging. Ich hörte nichts von ihr, aber ich sagte mir, dass sie vermutlich Angst hatte, nach Hause zu kommen. Ich meine, sie hatte zwei Jahre gebraucht, um sich dazu durchzuringen, diesen Schläger zu verlassen.«

»Sie hatten sicher viel um die Ohren, schließlich mussten Sie sich um ein Neugeborenes kümmern«, sagte Tom.

Barbaras Augen waren nass vor Tränen. Langsam setzte das Begreifen ein, dicht gefolgt von schlechtem Gewissen. »Ja, das stimmt. Und ich habe mir eingeredet, es sei vielleicht wegen des Babys, dass sie sich nicht meldete, wegen des Risikos, dass Steve sonst weiter hier rumgehangen hätte. Ich dachte, vielleicht hätte er Drohungen gegen mich ausgestoßen oder so.«

Der Inspector holte tief Luft. Was für eine tragische Situation. Barbaras Schwester war nicht entkommen. Sie hatte ihre Familie nicht gemieden. Sie war verschleppt und ermordet worden, und niemand hatte auch nur nach ihr gesucht.

»Dieser Steve Moore. Ist er noch in Waterford?«

Sie schüttelte den Kopf. »Nein. Das würde ich wissen. Man schätzt uns hier, meinen Mann und mich. Irgendjemand hätte es uns erzählt, wenn er zurückgekommen wäre. Ein paar Monate nach Paulines Verschwinden ist er weggegangen, und wir waren heilfroh darüber.«

»Wissen Sie, wo er hin ist?«

Unbewusst hatte Barbara eine neue Zigarette aus der Schachtel genommen und sie angezündet. Sie wedelte den Rauch beiseite, schüttelte den Kopf und kaute wieder an einem Fingernagel. Er war bis aufs Nagelbett abgebissen. Wenn sie so weitermachte, würde es bald anfangen zu bluten.

»Es tut mir leid, ich kann das nicht begreifen. Ich meine, ich habe mir schon Sorgen um Pauline gemacht. Nicht am Anfang. Aber später habe ich mich gefragt, warum sie sich nicht meldet. Warum sie überhaupt nicht nach ihrem kleinen Neffen gefragt hat. Sie sollte seine Patin werden. Das ist sie übrigens trotzdem. Wir haben dafür gesorgt, dass bei der Taufe jemand stellvertretend für sie gesprochen hat.

Als ich dann mein kleines Mädchen zur Welt brachte, habe ich Pauline wirklich vermisst. Es hätte ihr so gefallen, eine Nichte zu haben. Wenn ich auf Facebook war, habe ich immer Freundschaftsanfragen von irgendwelchen Leuten ohne Profilbilder akzeptiert, weil ich dachte, vielleicht ist sie es ja, die versucht, Kontakt aufzunehmen. Manchmal war ich total sauer auf sie, schließlich machte ich mir ja Sorgen. Aber Sie sagen jetzt, dass sie die ganze Zeit …«

Barbara legte die Hand auf die Brust, wie um sich zu beruhigen, und riss die Augen auf. Ihre Stimme klang schrill, als sie sagte: »Moment mal. Sind Sie überhaupt sicher, dass es Pauline ist? Woher wollen Sie das wissen? Niemand hat mich gebeten, eine Leiche zu identifizieren.«

»Barbara, ich fürchte, die Genproben, die damals genommen wurden, als Pauline verschwunden ist, passen zu einer der Leichen, die wir in Glendalough gefunden haben. Es besteht kein Zweifel.«

»Aber die Polizei ist zu Steve gegangen, um DNA-Proben von ihr zu kriegen«, protestierte sie. »Er hat ihnen ihre Zahnbürste und eine Bürste gegeben oder so. Von mir haben sie nichts bekommen. Ich habe ja nicht geglaubt, dass ihr irgendwas zugestoßen war. Er ist kein Mann, dem man vertrauen kann; vielleicht hat er Haare von einem anderen Mädchen genommen oder so. Steve könnte leicht eine Affäre gehabt haben.«

Tom sah Barbara fest an, beugte sich über den Tisch und sprach sanft, aber entschieden.

»Wir haben auch die Röntgenaufnahmen der Zähne mit ihrer Zahnarztakte verglichen. Es ist Pauline.«

Barbara sank in sich zusammen, die Zigarette lag vergessen im Aschenbecher. Sie massierte sich die Schläfen. Nachdem sie lange geschwiegen hatte, sah sie Tom direkt an.

»Ich weiß nicht, wo dieser Arsch hingegangen ist. War er es? Hat er sie umgebracht?«

Der Inspector achtete darauf, dass sein Gesichtsausdruck neutral blieb. Dafür hatten sie noch keine Beweise. Alles, was sie hatten, war eine Theorie über einen Mann, der eine Beziehung zu den Frauen aufbaute, die er misshandelte und schließlich ermordete. Das Besondere war nur, dass Steve es gewesen war, der Pauline als vermisst gemeldet hatte. Doch das konnte auch ein kranker Versuch gewesen sein, sich selbst ins Zentrum der Ermittlungen zu rücken.

Er zuckte zusammen, als Barbara einen lauten Schrei ausstieß, einen Schrei so voller Wut und Qual, dass die beiden Kinder im Garten erstarrten und die Getränke fallen ließen, mit denen sie sich gegenseitig bespritzt hatten.

»Er hat sie umgebracht, stimmt's?«, schluchzte sie. »Dieser Mann hat meine Schwester ermordet.«

Sie schlug die Hand vor den Mund, erschrocken über ihre eigene Reaktion. Dann kamen die Tränen. Tom stand auf, holte die Rolle mit Küchenpapier und bot sie ihr als schlechten Ersatz für ein Taschentuch an.

»Was kann ich tun?«, fragte sie und betupfte ihre Augen und Wangen. »Was kann ich tun, um Ihnen zu helfen, ihn zu kriegen?«

»Zunächst sollten Sie sich etwas ansehen. Hat Steve Ihrer Schwester je ein solches Armband geschenkt?« Der Inspector zückte sein Handy und rief das Foto des Armbands mit den Anhängern auf.

Barbara musterte es gründlich.

»Ich weiß es nicht. Wurde es bei ihr gefunden?«

»Ja«, sagte Tom, obwohl er nicht wusste, ob wirklich Pauline dieses Armband getragen hatte oder eine der anderen.

»Er hat ihr immer Geschenke gemacht, nachdem er sie

geschlagen hatte.« Barbaras Mund wurde hart. »Kleine Andenken, um ihr zu zeigen, wie zerknirscht er war. Nur dass es keine Olivenzweige waren, nicht wirklich. Ja, er hätte ihr so was schenken können, eindeutig. So hat er sie weichgekocht, um sie dann weiter schlagen zu können. Das war seine Masche. Der verfluchte Bastard.«

13

»Also, das Hotel ist gebucht, und meine Frau weiß, dass ich erst morgen wieder da bin. Ob Sergeant Doyle schon aus der Mittagspause zurück ist?«

Michael legte sein Handy auf den Tisch, gerade als Laura damit fertig geworden war, Tom per Textnachricht auf den neusten Stand zu bringen. Sie saßen im Biergarten eines Pubs in Glendale, vor sich halb verzehrte Sandwiches und frisch aufgefüllte Gläser mit sprudelnder Limonade. Die Eiswürfel fingen bereits an zu schmelzen.

Es war ein hübsches Lokal. Auf den Tischen standen frische, duftende Blumensträußchen, und der Wirt hatte den kopfsteingepflasterten Hof mit altmodischen Gaslaternen und Holzfässern aufgepeppt, in denen Blumen in allen Farben wucherten. Die Gäste hatten einen schönen Blick auf einen friedlichen Bach, der an der Rückseite des Pubs vorbeiplätscherte.

Laura warf einen Blick auf ihr Handy, um zu sehen, wie spät es war. Vor einer Stunde hatte der Kollege in der Polizeidienststelle ihnen gesagt, sie hätten Sergeant Ultan Doyle knapp verpasst. Mittlerweile müsste er eigentlich wieder zurück sein.

»Gehen wir nachsehen«, schlug sie vor. »Ich habe keinen Appetit, es ist so verdammt heiß. Wir können ja nachher, wenn es kühler ist, in Cobh was Anständiges essen. Machen wir das Beste aus unserem kleinen Urlaub.«

Sie kehrten zur Dienststelle zurück, die ein paar Hundert

Meter entfernt lag. Der Garda, mit dem sie vorhin gesprochen hatten, kam ihnen entgegen.

»Der Chef ist wieder da«, informierte er sie. »Ich bin dann mal ein Stündchen weg.«

Doyle begrüßte die beiden Detectives liebenswürdig, als sie in das umgebaute Haus schlenderten, in dem die Polizeiwache des Dorfs untergebracht war. Er war ein gut aussehender Mann Anfang fünfzig mit vollem, silbergrauem Haar. Schlank, schick in seiner Uniform, und zudem mit wie gemeißelten Wangenknochen, die an Frank Sinatra erinnerten.

»Schön, Sie kennenzulernen«, sagte er. Sein Handschlag war fest und selbstsicher. »Wie schade, dass es unter diesen Umständen sein muss. Wir waren schockiert, als wir gestern Abend den Anruf aus Dublin erhielten. Wie schrecklich, Nora diese Nachricht überbringen zu müssen. Aber wenigstens weiß sie jetzt Bescheid. Darin zumindest liegt eine kleine Gnade. Darf ich Ihnen etwas zu trinken anbieten?«

Laura lehnte dankend ab. »Wir kommen gerade vom Lunch.« Es fiel ihr schwer, den Doyle, der vor ihnen stand, mit dem in Einklang zu bringen, was Elizabeth ihnen erzählt hatte. Er begegnete ihnen herzlich und freundlich. Schuldgefühle, entschied sie. Er weiß, dass er es vermasselt hat.

»Natürlich, natürlich. Tut mir leid, dass Sie auf mich warten mussten. Ich wusste nicht, wann Sie kommen würden, und ich brauchte was in den Magen. Die Dienststelle ist nur von zwei Mann besetzt, also nehmen wir uns unsere Pausen, wann immer es geht. Der Kollege, der gerade weg ist, war 2008 noch nicht hier, also gehe ich davon aus, dass Sie nicht daran interessiert sein werden, mit ihm zu sprechen. Aber Sie müssen sicher weiter. Also, wie kann ich Ihnen behilflich sein?«

Er bot ihnen an, Platz zu nehmen, und setzte sich selbst. Seine Haltung war entspannt und offen.

»Wir wollten mit Ihnen über Mary Ellen Lehane sprechen«, sagte Michael. »Darüber, wie es war, als ihre Mutter herkam, um sie als vermisst zu melden.«

Sie waren übereingekommen, dass Michael das Reden übernehmen würde. Lauras Instinkt sagte ihr, dass Doyle besser auf einen männlichen Kollegen reagieren würde.

»Ah. Verstehe. Es ist nur natürlich, dass die Lehanes finden, wir hätten nicht genug getan, aber ich dachte wirklich, dass sie sich einfach davongemacht hätte. Das haben alle gedacht damals.«

»Nur ihre Angehörigen nicht«, sagte Michael. »Und nun wissen wir ja, dass sie nicht einfach weggegangen ist. Hören Sie, wir haben keine Zeit, um den heißen Brei herumzureden – Nora und Elizabeth Lehane sagen, sie hätten Mary Ellen am 17. März als vermisst gemeldet, aber es sei erst im April eine offizielle Vermisstenakte angelegt worden. Warum die Verzögerung?«

Doyle hatte den Anstand, verlegen zu wirken. Er rieb sich den Nacken und beugte sich vor. »Können wir offen sprechen – unter Kollegen?«

Michael zuckte die Achseln, eine unverbindliche Geste. Wenn sich herausstellen sollte, dass Doyle die Ermittlungen verpfuscht hatte, war die Familie berechtigt, die Sache weiterzuverfolgen. Im Augenblick ging es Michael nur darum, zu klären, was zur Zeit von Mary Ellens Verschwinden genau passiert war, und festzustellen, ob sich daraus irgendwelche Hinweise auf den Täter ergaben.

»Sie waren bereits bei den Lehanes, und ich weiß, die beiden werfen mir Versäumnisse vor.« Doyle hatte Michaels Schweigen als stillschweigendes Einverständnis gewertet, dass das Gespräch inoffiziell war. »Verständlich. Nachdem wir jetzt wissen, was wir wissen, ist klar, dass ich ihre Sorgen damals hätte ernster nehmen sollen. Aber hinterher ist man immer schlauer. Zu der Zeit war ich absolut überzeugt, dass Mary Ellen einfach nach Dublin gegangen war oder …«

»Oder was?«

»Im Dorf ging das Gerücht um, sie wäre mit der Fähre nach England gefahren, wegen – Sie wissen schon.«

Michael runzelte die Stirn. »Nein. Weiß ich nicht.«

»Wegen einer Abtreibung«, erklärte Doyle mit gedämpfter Stimme. »Mary Ellen hatte hier einen gewissen Ruf. Sie galt als die Dorfmatratze, wenn Sie wissen, was ich meine. Jeder durfte mal rauf. Sie war ein gut aussehendes Mädchen, aber, *Jaysus*, war die wild.«

Laura hob die Augenbrauen. Was für eine hässliche Art, es auszudrücken. Und etwas in Doyles Miene ließ darauf schließen, dass er den anzüglichen Klatsch über Mary Ellen genoss.

»Die Leute reden immer«, entgegnete Michael. »Aber es war doch wohl Ihre Aufgabe, die Fakten festzustellen, oder nicht?«

»Zum Teufel, klar.« Doyle nickte. »Es ist nur so, wenn man in einer derart eng verknüpften Gemeinschaft lebt, weiß man über die Leute Bescheid. Nora und Elizabeth Lehane sind nicht gerade dafür bekannt, sich der Realität zu stellen.«

»Wie meinen Sie das?«

»Tja, nun, ich wette, Elizabeth hat Ihnen erzählt, dass ihr Vater bei einem Arbeitsunfall auf dem Hof ums Leben gekommen ist. Ja? Da haben Sie es – zu diesem *Unfall* kam es, als der alte Lehane, der die meisten Tage mit einem Whiskeyfrühstück begann, beschloss, sich an das Mischen von Gülle zu machen, obwohl er sternhagelvoll war. Er starb durch die Güllegase. Der Mann war eine Gefahr für sich selbst und alle, die mit ihm auf diesem Hof arbeiteten. Und ich könnte mir vorstellen, dass der Bruder erwähnt wurde, der nach England ging?«

Michael nickte.

»Hmm, ich verrate Ihnen nur so viel – er ist nicht nach England gegangen, um Arbeit zu suchen. Der Typ schuldet praktisch jedem hier in der Gemarkung Geld. Sein Name ist Dreck hier in der Gegend. Auch das wollen die beiden nicht wahrhaben.«

»Verstehe«, sagte Michael.

Doyle rieb sich die Hände an seiner Hose. Der Mann war nervös, erkannte Laura.

»Ich fühle mich nicht wohl dabei, hier die schmutzige Wäsche der Familie vor Ihnen auszubreiten«, erklärte er. »Ich will nicht, dass Sie einen falschen Eindruck von mir bekommen. Aber Sie müssen über die Lehanes Bescheid wissen, um zu verstehen, warum ich zu dem Urteil gelangt bin, zu dem ich gelangt bin. Nora und Elizabeth werden Ihnen sagen, dass Mary Ellen engelsrein war und nur gelegentlich einen Freund hatte. Das stimmt so nicht. Sie schlief mit allem, was sich bewegte – einschließlich, möchte ich hinzufügen, verheirateten Männern –, aber das ist noch nicht alles. Auch was das Trinken anging, war der Apfel nicht weit vom Stamm gefallen. An den meisten Abenden war sie hier unten im Dorf und betrank sich in jedem Pub, der bereit war, sie zu bedienen. Vielleicht bin ich ein bisschen altmodisch, aber ein solches Verhalten bei einem jungen Mädel – kein Wunder, wenn das irgendwann zu Problemen führt.«

»Verstehe«, sagte Michael wieder, bemüht, den Mann zum Reden zu bringen. »Aber das erklärt nicht, warum Sie Mary Ellens Verschwinden nicht ernst genommen haben. Selbst wenn all das, was Sie eben gesagt haben, wahr ist, selbst wenn sie tatsächlich einfach abgehauen war – mit Sicherheit wissen konnten Sie das nicht.«

Doyles linkes Auge zuckte, und einen kurzen Moment lang sah man etwas anderes hinter der liebenswürdigen Fassade aufblitzen. »Ich habe die Angehörigen nicht einfach nach Hause geschickt«, verwahrte er sich entrüstet. »Aber die Geschichte, die sie mir aufgetischt haben, war einfach nicht stimmig. Deshalb dachte ich, dass ihnen Mary Ellens Abtauchen offenbar so peinlich war, dass sie sich irgendwas ausgedacht hatten, um es zu vertuschen.«

»Was haben sie denn erzählt?«

»Sie haben behauptet, Mary Ellen sei am Vorabend nicht nach Hause gekommen. Also, das war gerade mal der nächste Morgen, und ich wusste genau, dass es viele Nächte gegeben hatte, in denen sie nicht nach Hause gekommen war. Und ihre Familie hatte sie noch nie als vermisst gemeldet. Aber wie sich herausstellte, war sie an jenem Abend mit dem Taxi nach Hause gefahren. Der Fahrer erklärte, er habe sie bis zum Hoftor gebracht, und es gibt etwa zwanzig Zeugen, die aussagen, dass er eine Viertelstunde später wieder im Pub war, wo er den Rest des Abends blieb.

Die Lehane-Frauen haben diesen Mann praktisch verfolgt. Sie haben ihn im Dorf gestellt und behauptet, er lüge, dass eine Bande von Männern aus dem Dorf Mary Ellen beseitigt hätte und er sie decken würde. Jede Menge wirre Anschuldigungen. Ihm war das furchtbar peinlich. Er hatte das Mädel sogar umsonst gefahren, weil sie so blau war. Jemand anders musste ihm erklären, wo sie wohnte – er war erst vor Kurzem in die Gegend gezogen. Er hat versucht, ein guter Samariter zu sein, und das hatte er nun davon.«

»Und Sie sind ganz sicher, dass er nichts mit der Sache zu tun hatte?«, fragte Michael. »Kannte er Mary Ellen bereits, als er sie an jenem Abend nach Hause fuhr? Gehörte er zu den Männern, mit denen sie eine Beziehung hatte?«

»Nein, absolut nicht. Der Typ war einer von den Stillen. Mary Ellen mochte eher die Partytiere. Und das ist noch etwas, was ihre Mutter und ihre Schwester Ihnen vermutlich nicht erzählt haben. Wir haben das Haus des Taxifahrers überprüft. Niemand glaubte, dass er irgendwas getan haben könnte, aber wir mussten zeigen, dass wir etwas unternahmen. Ein paar Tage später habe ich sein Haus durchsucht. Absolut nichts – kein Zeichen dafür, dass je eine Frau dort gewesen war. Aber er konnte die Hetze gegen ihn nicht verwinden. Einige Monate später ist er weggezogen.«

»Und wissen Sie, wo er hin ist?«

Doyle schüttelte den Kopf. »Er sagte was von Verwandten in England. Bevor er herkam, hatte er irgendeinen stressigen Job in Dublin, bei einer Bank, glaube ich, und als er einen leichten Herzinfarkt bekam, war das für ihn ein Weckruf, mehr auf seine Gesundheit zu achten. Er hat gekündigt, seinen Taxischein gemacht, sich eine Konzession besorgt und ist hierher gezogen, um Ruhe und Frieden zu finden. Als dann der ganze Ärger losging – tja, das war nicht direkt das entspannte Leben, das er im Auge gehabt hatte.

Wissen Sie, es gibt mehrere Zeugen, die gesehen haben, wie Mary Ellen in sein Taxi gestiegen ist. Der Mann hatte keine Vorstrafen – ja, das habe ich überprüft –, er hat sie mit dem Taxi nach Hause gefahren und ist dann sofort ins Dorf zurückgekehrt. Wie sollte es da möglich sein, dass sie in dieser Nacht verschwand? Die einzige Erklärung, die ich mir vorstellen kann, damals wie heute, ist Folgende: Mary Ellen kam betrunken nach Hause, teilte ihrem Clan mit, dass sie gehen würde und warum, und am nächsten Morgen war sie weg. Schön, jetzt wissen wir, dass ihr etwas zugestoßen ist, aber wer weiß, wo sie sich aufhielt, als der Täter sie sich geschnappt hat. Ich hätte den Fall früher ins Fahndungssystem einstellen sollen, das gebe ich zu. Aber ich habe die Geschichte überprüft, die die Lehanes mir erzählt hatten, und ich sah keinen Anlass zur Sorge. Ich habe die Vermisstenmeldung nur deshalb einen Monat später in die Datei eingegeben, weil Mary Ellens Familie mir keine Ruhe gelassen hat.«

Laura beugte sich vor. »Sergeant, wir glauben, dass der Mann, der Mary Ellen Lehane ermordete, ein bestimmtes Jagdrevier hat. Seine Opfer stammen alle aus dem Süden Irlands: Cork, Kerry, Waterford. Das hier ist ein Dorf, das viele Touristen anzieht. Vielleicht kam der Täter hier durch, als er sie aufgesammelt hat. Vielleicht hat dieser Taxifahrer nicht die Wahrheit gesagt, oder Mary Ellen ist an jenem Abend noch mal weggegangen. Jedenfalls gibt es bislang keinerlei Hinweise darauf, dass sie nach dem 17. März 2008 noch irgendwo gesehen wurde, sodass wir davon ausgehen müssen, dass sie tatsächlich zu dem von ihrer Familie angegebenen Zeitpunkt verschwunden ist. Die Sache ist die, wir glauben, dass dieser Mann seine Opfer eine Zeit lang gefangen gehalten hat, bevor er sie ermordete. Verstehen Sie, was das bedeutet? Mary Ellen war vermutlich noch am Leben, als sie einen Monat gewartet haben, bevor Sie den Fall bei der Zentralstelle für vermisste Personen meldeten.«

Doyle fuhr auf, schiere Panik stand in seinem Gesicht. »Das wusste ich nicht«, sagte er. »Ich meine, woher hätte ich das wissen sollen? Wie hätte irgendjemand das wissen können?« Er sah anklagend von Laura zu Michael, als wären die Detectives mitschuldig an seiner Pflichtvernachlässigung.

»Wie Sie vorhin sagten, hinterher ist man immer schlauer«, fuhr Laura fort. »Aber es gibt da noch einen weiteren Punkt. Michael?«

»Ja.« Ihr Kollege übernahm. »Mary Ellens Schwester glaubt, dass Sie persönliche Gründe dafür hatten, nicht gründlich zu ermitteln.«

»Und welche sollten das sein?« Der Sergeant sprach in gleichmütigem Ton, doch sein Auge zuckte wie wild.

Michael beugte sich vor.

»Laut Elizabeth Lehane hat Mary Ellen Sie der versuchten Vergewaltigung beschuldigt.«

*

»Sollen wir den Lehanes noch mal einen Besuch abstatten?«, fragte Michael, als sie aus dem Dorf fuhren.

Laura zuckte die Achseln. »Das bringt nichts, glaube ich. Elizabeth behauptet das eine, Doyle das andere. Es spielt keine Rolle, wie der Vater starb oder warum der Bruder nach England ausgewandert ist. Und es spielt auch keine Rolle, mit wem Mary Ellen gevögelt hat. Doyle versucht damit nur, seine schlechte Polizeiarbeit zu rechtfertigen. Und ich werde nicht bei den trauernden Angehörigen reinplatzen und sie beschuldigen, gelogen zu haben, als sie aussagten, Mary Ellen sei an jenem Abend nicht nach Hause gekommen – und das einen Tag, nachdem sie von ihrem Tod erfahren haben.«

»Vielleicht war es gar keine Absicht bei Doyle«, sagte Michael nachdenklich. »Vielleicht hat er einfach geschlampt. Aber entscheidend bei einem Dorfpolizisten ist doch, dass er sich in seinem Umfeld auskennt, und das ist nützlich. Wir können es nicht einfach ausblenden.«

Laura starrte ihren Kollegen entsetzt an. »Wie kann es verdammt noch mal nützlich sein, wenn daraus Vorurteile entstehen, die zu Untätigkeit führen?«, fuhr sie ihn an. »Aber egal, wenn wir Elizabeth glauben wollen, ist nichts davon der

Grund dafür, dass er die Angelegenheit nicht ernst genommen hat. Er war doch im Grunde froh, dass eine Frau von der Bildfläche verschwunden war, die ihm Probleme hätte bereiten können. Niemand sonst im Dorf wusste von Mary Ellens Anschuldigung, also war Doyle erleichtert, dass sie weg war.«

»Wenn du annimmst, dass die Vorwürfe wahr sind«, wagte Michael einzuwenden.

Laura schnaubte. »Es spielt keine Rolle, ob er schuldig ist oder nicht. Schon, es spielt eine Rolle, aber du weißt, was ich meine. Ich behaupte doch gar nicht, dass immer die Frau die Wahrheit sagt, Michael. Laut Mary Ellen hat er versucht, sie zu vergewaltigen, und ob das nun stimmt oder nicht – diese Behauptung hätte ihm jede Menge Ärger eingebracht. Zufällig neige ich dazu, zu glauben, dass er irgendwas bei ihr versucht hat. Bei dem Mann bekomme ich eine Gänsehaut. Die Äußerungen, die er über sie gemacht hat, hätten nie fallen dürfen, das war unprofessionell. Es war nachtragend, das mit der ›Dorfmatratze‹ – und zu sagen, ihr Ruf sei ruiniert gewesen. Und uns von den Gerüchten über eine Abtreibung zu erzählen – alles ziemlich abfällig, oder? Als hätte sie es herausgefordert und sei selbst schuld, dass sie ermordet wurde.«

Michael überlegte sich seine Antwort gründlich. Er wollte auf derselben Seite sein wie seine Kollegin. Aber Doyle hatte die Anschuldigung entschieden abgestritten, und Michael hatte seine Worte über Mary Ellen als offen wahrgenommen, nicht als vorurteilsbeladen. Der Mann hatte es vermasselt, sicher, aber mit Absicht? Michael wusste es nicht. Andererseits – sah er die Sache möglicherweise aus einer bornierten männlichen Perspektive?

Laura bremste und hielt an. »Es ist mein voller Ernst, Michael. Ich bin überhaupt nicht glücklich über die ganze Angelegenheit. Ich begreife nicht, wieso du es nicht ganz klar als schwarz und weiß siehst. Eine Frau wird vermisst, und weil sie nicht für die Rolle der Jungfrau Maria gepasst hätte, haben unsere Kollegen hier unten sie als Ausreißerin abgehakt. Himmel, wir wissen doch sehr gut, dass die staatlichen Institutionen in Irland immer gegen die Frauen waren, und die Polizei schließe ich da mit ein. Kann sein, dass sich vieles geändert hat, aber in einigen Landesteilen schneller als in anderen. Also, Sergeant Doyle war froh, sie los zu sein, und die Dorfbewohner tuschelten. Und während alle über sie herzogen, wurde Mary Ellen irgendwo in einem Haus oder Keller festgehalten, und ihr Entführer hat ihr Gott weiß was angetan. Findest du nicht, dass Doyle sich für einiges zu verantworten hat?«

»Ich sage ja nur, dass ich seine Sichtweise in gewisser Weise nachvollziehen kann«, verteidigte sich Michael. »Es ist ein kleiner Ort, und wie du selbst sagtest, jeder weiß über jeden Bescheid, also kennt er die Familie. Außerdem wirkt das Dorf ziemlich sicher. Wer sollte da vermuten, dass Mary Ellen einem Gewaltverbrechen zum Opfer gefallen war, insbesondere, weil es einen Zeugen gab, der sie praktisch bis zu ihrer Haustür gefahren hat. Ganz zu schweigen davon, dass es um eine erwachsene Frau ging.

Ich will mich nicht mit dir streiten, Laura. Es gibt keine Entschuldigung dafür, dass Doyle ihr Verschwinden nicht ordnungsgemäß bei der Zentralstelle gemeldet hat. Und wenn er die Angehörigen so schlecht behandelt hat, wie sie behaupten, tja, dann haben sie ihn am Wickel. Aber – nein, hör mir erst mal zu – du weißt, wie es ist, bei der Polizei zu sein. Manchmal kann man in den Augen der Öffentlichkeit einfach nichts richtig machen. Die Lehane-Familie hat ihre

Probleme, und Doyle hat das in die Rechnung miteinbezogen. Denk nur an die Ungereimtheiten, mit denen er konfrontiert war – die Tatsache, dass die Lehanes sie bereits am Tag darauf als vermisst gemeldet haben, obwohl es keine Seltenheit war, dass sie über Nacht wegblieb. Und es ist ja nicht so, als hätte er nichts unternommen. Das Haus des Taxifahrers wurde durchsucht. Wir wissen jetzt, dass Doyle einen Fehler gemacht hat. Aber es war vielleicht ein verständlicher Fehler.«

»Es sei denn, er hat tatsächlich versucht, sie zu vergewaltigen.« Lauras Miene war hart. »Dann ist er nicht nur ein freundlicher, stümperhafter Polizist. Sondern ein gefährliches Arschloch. Und es überrascht mich wirklich, dass du seine Aussage, sie sei öfters die ganze Nacht nicht nach Hause gekommen, einfach so akzeptierst. Sagt er automatisch die Wahrheit, weil er Polizist ist?«

Michael wollte bestätigen, ja, von diesem Verständnis würde er ausgehen, aber dann beließ er es bei einem versöhnlichen Achselzucken. Das war ein Streit, den er nicht gewinnen konnte, und er wollte die Fahrt nach Cobh nicht noch länger machen, als sie sowieso schon war.

»Jedenfalls haben wir jetzt einen kleinen Hinweis«, sagte er.

»Welchen denn?« Lauras Wangen waren von der Auseinandersetzung gerötet. Sie ließ den Motor wieder an.

»Dieser Taxifahrer, der sie vor ihrem Haus abgesetzt hat. Cormac Ryan. Wenn die Lehanes nicht lügen und sie doch an dem Abend nach Hause gekommen ist, war er der Letzte, der Mary Ellen vor ihrem Verschwinden gesehen hat. Wo willst du hin? Ich dachte, wir wollten gleich nach Cobh weiter.«

Laura hatte gewendet und fuhr zurück ins Dorf. »Ich kann das nicht einfach auf sich beruhen lassen, Michael«, sagte sie. »Ich muss wissen, ob Doyle nur unfähig war oder ob er bewusst nicht das getan hat, was seine Pflicht gewesen wäre, weil er Mary Ellen nicht leiden konnte. Fragen wir ein bisschen herum. Wir haben 2012. Nicht alle Leute vom Land finden, dass alleinstehende Frauen leben sollten wie Nonnen, und ganz bestimmt halten nicht alle Polizisten für Heilige.«

*

Ihre erste Anlaufstation im Dorf war der Pub, in dem sie zu Mittag gegessen hatten. Der Nachmittagsansturm hatte nachgelassen, und es war ruhiger im Lokal. Sie fanden den Wirt draußen im Hof, wo er Zeitung las und Kaffee trank.

»Würde es Ihnen wahnsinnig viel ausmachen, wenn wir Sie mal für fünf Minuten störten?« Laura warf ihm ihr gewinnendstes Lächeln zu.

Michael hielt sich zurück. Der Wortwechsel eben nagte ein wenig an ihm. Wenn man ihn vorher gefragt hätte, hätte er gesagt, dass er vermutlich liberaler und weltoffener war als Laura. Das war kein Mann-Frau-Ding, sondern mehr eine Stadt-Land-Sache. Michael war eingefleischter Dubliner, während Laura zwar seit ihrer Jugend in Dublin lebte, aber ursprünglich irgendwo aus dem hintersten Kerry stammte. Michael war immer ganz selbstverständlich davon ausgegangen, dass die Hauptstädter progressiver waren. Aber heute Nachmittag war diese Ansicht infrage gestellt worden.

Der Wirt deutete einladend auf die Stühle, die um den Tisch herumstanden.

»Kein Problem«, sagte er mit einem Lächeln. »Sie sind also die Ermittler aus dem Big Smoke, was?«

Laura nickte. »Wir waren bei der Familie Lehane und haben mit Sergeant Doyle gesprochen, aber wir wollten einfach noch mit ein paar Leuten aus dem Dorf über Mary Ellens Verschwinden reden. Haben Sie sie überhaupt gekannt?«

Der Wirt strich sich übers Kinn und nickte.

»Habe ich, ja. Ich bin hier geboren und aufgewachsen, wie die Lehanes auch. Ich kenne die Familie schon mein ganzes Leben lang. Die arme Nora musste schon mit furchtbar vielen Tragödien fertigwerden.«

»Dies hier ist nicht der Pub, in dem Mary Ellen am Abend ihres Verschwindens war, oder?«

»Nein. Sie war im Murphy's, ein Stück weiter die Straße runter. Der Pub ist mittlerweile geschlossen. Er hätte längst mal renoviert werden müssen, war also nicht reizvoll für die Touristen, und die Einheimischen hatten es satt, dass der alte Murphy die Gläser nie richtig gespült hat. Der Fußboden war derart klebrig, als ginge man über Sirup. Der Pub war schon auf dem absteigenden Ast, als Mary Ellen da gezecht hat, aber …«

»Was denn?«

»Ach, Sie wissen schon. Meine alte Mutter, Gott sei ihrer Seele gnädig, hat immer gesagt, man soll nicht schlecht über die Toten reden.«

»Bitte«, sagte Laura, der bereits aufgefallen war, wie viel Takt dieser Mann zeigte. Ganz im Gegensatz zu Doyle. Ein bisschen Klasse kostete nichts. »Es ist wichtig, dass wir uns ein vollständiges Bild von Mary Ellens Leben machen können. Das könnte uns bei den Ermittlungen helfen.«

»Aye, ich denke, da haben Sie recht. Gott segne sie, aber sie hat sich gern amüsiert, die Mary Ellen. In ein paar Pubs hatte sie Lokalverbot. Vorübergehend versteht sich. In so einem kleinen Dorf kann man keine Kundschaft abschreiben. Die Touristen kommen nur im Sommer. Mary Ellen hatte gern Spaß. Vermutlich nichts Besonderes für Jungs und Mädels aus der Stadt wie Sie, aber in einem ruhigen Dörfchen – tja, die Leute sind grausam. Frustrierte Hausfrauen, die hinter ihren Gardinen hervorspähen, voller Sorge, ein hübsches Mädchen könne ein bisschen Bein zeigen und den Mann oder Sohn auf Abwege führen.«

»Hatte sie viele Beziehungen?«

»Also, das würde ich jetzt nicht sagen.« Der Wirt schüttelte den Kopf. »Sie flirtete gern, aber das hieß nicht unbedingt, dass es auch zu irgendwas führte. Ich habe nicht alles geglaubt, was über sie gesagt wurde. Einen Sommer hat sie hier ausgeholfen, Gläser eingesammelt, und da hatte ich den Eindruck, dass es bei dem Mädel eher ein bisschen Theater war.«

Laura warf Michael einen triumphierenden Blick zu. Doyles Analyse begann bereits zu bröckeln, und dafür hatten sie nur mit dem ersten Dorfbewohner sprechen müssen, der ihnen begegnete. »Als Mary Ellen verschwunden ist, hatten Sie da das Gefühl, dass die Angelegenheit ernst genommen wurde?«, fragte sie, jetzt in voller Fahrt. »Hat die Polizei sich bemüht, sie zu finden? Bitte seien Sie ehrlich. Wir müssen wissen, was damals passiert ist.«

Der Wirt schaute sie verwirrt an. »Ich muss sagen, ja. Sie haben sich redlich bemüht. Ich weiß, zwischen Nora und Ultan Doyle ist das ein Streitpunkt, aber um ganz ehrlich zu sein, ich dachte auch, Mary Ellen wäre einfach abgehauen. Wer hätte es ihr verdenken können? Aber nach ein paar Tagen fragte Ultan rum, wer sie an dem Abend gesehen hatte. Dabei hat er auch mit dem Typen gesprochen, der damals hier Taxi gefahren ist. Cormac hieß er, glaube ich. Sie haben sogar sein Haus durchsucht. Ich glaube, die Polizei hat es ernster genommen als der Rest des Dorfes. Vermutlich blieb Ultan nichts anderes übrig, als aktiv zu werden, als Nora anfing, mit dem Finger auf ihn zu zeigen und zu behaupten, er mache nicht seine Arbeit.«

Michael hatte sich zurückgelehnt und Laura das Reden überlassen, aber jetzt beugte er sich vor. »Gab es irgendwelches Gerede darüber, dass Ultan Doyle und Mary Ellen was miteinander hatten?«, fragte er. »Dass er auf sie stand, so was in der Richtung?«

»Ultan und Mary Ellen?« Die Stimme des Wirts schraubte sich um eine Oktave höher. »Gütiger Gott, der Mann war zwanzig Jahre älter als sie. Mary Ellen hätte ihn nicht mal mit der Kneifzange angefasst. Sie hing mit Jungs in ihrem Alter rum, trotz allem, was der Klatsch behauptete. Und der gute Sergeant ist zu sehr damit beschäftigt, sich selbst toll zu finden, um irgendjemand anderen toll zu finden. Abgesehen davon ist er verheiratet. Nein. Ich glaube, Doyle hätte einen Bogen um Mary Ellen gemacht. Wenn sie ein paar intus hatte, wurde sie oft ein bisschen streitsüchtig. Behauptete … Dinge. Jeder Mann mit einem Funken gesunden Menschenverstand hätte sich von ihr ferngehalten.«

»Hat sie je irgendwelche Anschuldigungen gegen Doyle geäußert?«

Der Wirt schüttelte den Kopf. »Nein. Aber sie hat gesagt, einer oder zwei Jungs aus dem Dorf wären ein bisschen zudringlich geworden. Also, um ehrlich zu sein, wenn sie irgendwelche Vorwürfe gegen Doyle erhoben hätte, weiß ich nicht, ob irgendjemand ihr geglaubt hätte.«

Nachdem sie den Pub verlassen hatten, steuerte Laura auf den Wagen zu.

»Willst du nicht noch mit weiteren Leuten reden?«, fragte Michael.

Sie blieb stehen. »Was sollte das bringen? Die Meinung des Wirts ist vermutlich die differenzierteste, die wir hier zu hören bekommen werden. Also gut, ein Punkt für dich: Doyle hat ermittelt. Aber eins ist klar: Das, was er uns über Mary Ellen erzählt hat, beruht auf Meinungen, nicht unbedingt auf Fakten. Glendale ist ein typisches Dorf. Ein Mädchen schläft mit ein, zwei Männern, und plötzlich ist sie eine Schlampe, der niemand glauben kann, nicht vertrauenswürdig. Offenbar habe ich mich geirrt, als ich dachte, da hätte sich was geändert.«

Sie wirkte so niedergeschmettert, dass Michael sich augenblicklich wegen der Befriedigung schuldig fühlte, die er empfunden hatte, als der Wirt bestätigte, dass die Polizei durchaus etwas unternommen hatte, als Mary Ellen verschwunden war.

»Du weißt, worum es mir geht, Michael«, fuhr sie fort. »Ich kann einfach nicht aufhören, an Mary Ellen zu denken, die irgendwo eingesperrt war, während alle in diesem Dorf sich gegenseitig erzählten, sie sei abgehauen. Niemand hat es verdient, vergessen zu werden und so leiden zu müssen, egal, was die Leute von ihr gedacht haben. Es geht mir höllisch auf die Nerven, wenn dem Opfer die Schuld für die Taten eines Vergewaltigers oder Mörders in die Schuhe geschoben wird, und das nur, weil eine Frau sich auf eine bestimmte Weise verhalten hat oder spätabends allein nach Hause gegangen ist.«

»Aber nicht alle denken so«, erwiderte Michael. »Hör zu, du hattest recht. Es war falsch von dem Sergeant, so über Mary Ellen zu reden. Besonders jetzt, nachdem wir wissen, was mit ihr geschehen ist.«

Laura hatte mit dem Schuh einen Stein auf dem Boden hin und her geschoben. »Vergiss es«, sagte sie. »Ich bin nicht sauer auf dich. Du versuchst nur, allen gegenüber fair zu sein. Ich hätte nicht wieder ins Dorf zurückfahren sollen. Ich wollte mir nur etwas beweisen.«

»Na, wenn du dich dann besser fühlst: Sämtliche Dorfbewohner, die sich nach Mary Ellens Verschwinden das Maul über sie zerrissen haben, werden sich echt mies fühlen, wenn sie erfahren, was mit ihr passiert ist. Komm, machen wir uns auf den Weg nach Cobh und sprechen mit den Angehörigen von Treasa Lee. Wir können jetzt nur noch eins für all diese Frauen tun: ihren Mörder finden. Sobald er gefasst ist, reichen wir einen Bericht über Sergeant Doyle und die Anschuldigungen ein, die gegen ihn erhoben wurden. Das wird sich alles klären, Laura.«

14

»Du weißt, dass ich Maria und Cáit nachher zu meinen Eltern bringe, oder?«

Louise goss frisch gepressten Grapefruitsaft in zwei Gläser. Tom stocherte in dem griechischen Joghurt mit Obststücken herum, der vor ihm stand. Bisher war noch nichts davon in seinem Mund gelandet. Seine Frau hatte die Müslischüssel vor ihn hingestellt, nachdem er sich an den Tisch gesetzt hatte, und ihre Miene zeigte, dass sie keinen Widerspruch dulden würde.

»Willst du dich nicht dafür bedanken, dass ich dir Frühstück gemacht habe?«, fragte sie und reichte ihm sein Glas.

»Als du angeboten hast, mir Frühstück zu machen, dachte ich, du meintest etwas Gebratenes. Das hier ist Nachtisch.«

»Tom Reynolds, hast du kürzlich mal einen Blick auf deinen Bauchansatz geworfen? Weißt du überhaupt, dass die überflüssigen Pfunde bei dir an der gefährlichsten Stelle sitzen und dich zu einem Kandidaten für Herz-Kreislauf-Erkrankungen machen?«

Seine Frau hatte sich in letzter Zeit sehr viele Sendungen über gesunde Ernährung angesehen.

»Und glaub ja nicht, mir wäre dein schwindender Zigarrenvorrat nicht aufgefallen. Ich meine, du hast ganze *Zigarrenkisten* aus Kuba mitgebracht. Wie schnell rauchst du die auf?«

Er seufzte dramatisch.

»Jedenfalls«, fuhr sie fort, »ich dachte mir, ich bleibe eine

Weile mit den beiden in Wicklow. Am Meer ist es ein wenig kühler, und denk jetzt bitte nicht, ich wäre am Durchdrehen, aber ich würde Maria momentan ungern aus den Augen lassen. Bei allem, was vorgeht und so. Ich weiß, wir werden dir nicht fehlen. Ich sage es dir nur, weil ich nicht da sein werde, um Sean mit June zu helfen.«

Diesmal war Toms Seufzer echt.

»Was ist los?«, fragte Louise und zwängte ihm eine Weintraube in den Mund. »Mal abgesehen davon, dass du fünf Morde und einen Vermisstenfall am Hals hast.«

Geistesabwesend schluckte er die Weintraube herunter.

»Ich verstehe nicht, warum Sean sich nicht meldet. Er hat mit Moya Chambers telefoniert, und ich würde wetten, dass er auch mit Emmet McDonagh gesprochen hat. Wahrscheinlich auch mit Linda. Ich habe nicht das Gefühl, dass ich ihn wegen der Ermittlungen anrufen kann, aber mir fehlt sein Rat.«

»Er will dir nur etwas Freiraum geben«, sagte Louise. »Ruf ihn doch an, was spricht dagegen?«

Ihr Mann nickte und grübelte schweigend vor sich hin, während sie ihm einen Löffel Joghurt in den Mund schob.

»Herrgott noch mal, Louise«, rief er, als ihm das auffiel. »Ich bin nicht das Baby.«

»Dann hör auf, dich so zu benehmen. Iss dein Frühstück, Fettwanst. Ich geh jetzt duschen. Wann ist deine Lagebesprechung?«

»Erst um elf. Laura und Michael haben in Cobh übernachtet. Ich wollte ihnen die Möglichkeit geben, pünktlich da zu sein.«

*

»Könnten wir mal kurz reden?«

»Dann aber fix.« Laura und Brian hatten Tom abgefangen, als er das Präsidium betrat. »Hat das nicht Zeit bis nach der Lagebesprechung?«

»Äh, ich wollte mit Ihnen über die Polizisten sprechen, die in Cork die Ermittlungen durchgeführt haben«, sagte Laura. »Ich weiß nicht genau, ob das wirklich alle hören sollten.«

»Interessant. Und ich möchte über die Ermittlungen in Kerry sprechen«, fügte Brian hinzu und blinzelte mehrmals. Er war vor Kurzem dazu übergegangen, Kontaktlinsen zu tragen, aber bei dieser Hitze bekam er leicht trockene Augen. Das nahm er jedoch aus Eitelkeit gern in Kauf. Obwohl er noch nicht mal vierzig war, lichteten sich seine Haare bereits; da hatte er zumindest die Brille abschaffen müssen. Abgesehen davon hatten ihn in den letzten drei Monaten mehr Typen angesprochen als in den letzten drei Jahren.

»Reden wir beim Gehen«, bot der Inspector an und legte ein zügiges Tempo vor.

Als sie vor dem Konferenzraum anlangten, war sein wachsendes Gefühl von Unbehagen zu einer tonnenschweren Sorgenlast geworden.

»Also«, sagte er. »Informieren Sie die Leute da drin über die wichtigsten Fakten der damaligen Ermittlungen, aber die anschaulicheren Kommentare lassen Sie vielleicht lieber weg. Sie sind von Bedeutung, weil sie zeigen, wie die Frauen wahrgenommen wurden und welche Reaktionen es auf ihr Verschwinden gab, aber Ausdrücke wie ›Dorfmatratze‹ will ich hier nicht hören. Selbst wenn nur wiedergegeben wird, was jemand anderes gesagt hat – wir können nicht davon ausgehen, dass alle Kollegen es richtig einordnen werden. Ich will nicht, dass dieser Mist in die Köpfe der Sonderkommission sickert.«

Laura und Brian nickten und folgten ihm in den Besprechungsraum.

Jemandem, höchstwahrscheinlich Ian Kelly, der für die Schutzpolizisten zuständige Sergeant, war es gelungen, ein paar Ventilatoren zu beschaffen. Er hatte sie strategisch im Raum verteilt, sodass ein wohltuender Luftzug entstand, und alle Fenster standen sperrangelweit offen. Es war eine behelfsmäßige Klimaanlage, aber es würde reichen müssen.

Fotos der fünf bestätigten Opfer – aufgenommen, als sie noch am Leben waren – waren neben einem aktuellen Schnappschuss von Fiona Holland an die Tafeln geheftet worden. Lächelnde Frauen, die nicht ahnten, was für ein tragisches Schicksal sie erwartete.

»Gott sei Dank habe ich einen Kumpel, der mir die Ventilatoren besorgen konnte«, sagte Ian und reichte Tom einen Bericht, in dem die Ergebnisse der Streifenpolizisten zusammengefasst waren. »Da ja sämtliche Mittel für diese blöden durchsichtigen Tafeln draufgegangen sind. Klasse Investition, was?«

»Aber sie glänzen so schön«, erwiderte Tom trocken. »Okay, Jungs und Mädels, kommen wir zur Tagesordnung. Ich könnte mir vorstellen, dass alle so bald wie möglich wieder an die Arbeit wollen, und sei es nur, weil es draußen ein paar Grad kühler ist. Hören wir uns zunächst an, wie die Gespräche mit den Angehörigen gelaufen sind. Die Obduktionsberichte und der Abschlussbericht der Kriminaltechnik liegen ebenfalls vor. Dann kommen wir zu den Befragungen der Glendalough-Angestellten. Was noch?«

»Die Frau, die sagt, dass sie im April dieses Jahres fast entführt worden wäre«, meldete sich Ian zu Wort. »Die, die entkommen konnte.«

»Stimmt. Ray, du fängst an. Bring alle über unsere Gespräche mit den Familien Holland, O'Hara und Dolan auf den neuesten Stand.«

Tom lehnte sich gegen ein Fenster, während sein Deputy die Sonderkommission informierte. Wie lange konnte eine solche Hitzewelle anhalten? Irgendwann musste es doch wieder kühler werden.

»Die Umstände, unter denen Una Dolan und Fiona Holland verschwanden, sind bemerkenswert ähnlich«, sagte Ray, der zum letzten Teil seines Berichts kam. »Eine alleinstehende junge Frau geht nach einem Besuch im Pub allein nach Hause und wird nicht wieder gesehen – obwohl Una nachts verschwunden ist und Fiona am hellen Tag. Die Eltern wissen nicht, ob Una sich zu der Zeit mit jemandem traf; offenbar gab es gerade Zoff in der Familie. Die Eltern fanden, Una sollte endlich erwachsen werden und ausziehen. Es ist also kaum überraschend, dass sie ihnen nicht alles erzählt hat. Ihre Freundinnen sagen, dass es gerade niemand Bestimmten gab, aber sie sagen auch, dass Una ziemlich geheimniskrämerisch war. Jedenfalls stimmten alle überein, dass Männerbekanntschaften ihr wichtiger waren als Frauenfreundschaften.

Laut der Freundinnen hatte Una an dem Abend, an dem sie verschwand, ein Auge auf einen bestimmten Typen geworfen, der dann aber eine andere Frau aus dem Freundeskreis vorzog, woraufhin Una beleidigt aus dem Club stürmte. Die Auserwählte kann sich nicht mal an seinen Namen erinnern – sie sagt, sie sei nur dieses eine Mal mit ihm zusammen gewesen und nie wieder. Der Mann ist längst weitergezogen. Er war nur als Gelegenheitsarbeiter in der Stadt.«

»Wo wurde Pauline O'Hara zuletzt gesehen?«, fragte Laura.

»An dem Tag, an dem sie verschwand, war sie in Waterford einkaufen«, antwortete Ray. »Zuletzt wurde sie am frühen Abend an der Bushaltestelle gesehen, mit ein paar Einkaufstüten von Superquinn.«

»Danke, Ray«, sagte Tom. »Laura und Michael?«

Laura fasste zusammen, was sie über Mary Ellen Lehane und Treasa Lee erfahren hatten.

»Treasa ist das älteste der uns bekannten Opfer«, schloss sie. »Sie war damals dreiunddreißig und lebte in einer Beziehung. Laut ihrer Familie meinte der Freund es ernst, aber sie selbst wohl nicht so. Sie war eine Schönheit, wie man auf dem Foto sehen kann, und beliebt. Die Polizei in Cobh hat sich nicht ganz so unverblümt geäußert wie der Sergeant, der Mary Ellens Verschwinden untersucht hat, aber auch dort haben sie anfangs angenommen, sie wäre abgehauen, um irgendwo Party zu machen, und würde irgendwann mit einem Riesenkater wieder auftauchen.

Ihr Vater hat das nie geglaubt. Er war überzeugt, dass ihr etwas zugestoßen sein müsse. Sie hat ihn wohl normalerweise jeden Tag angerufen, und er versicherte, sie hätte nicht mal im Traum daran gedacht, einfach so abzutauchen. Offenbar hat sie mal unter Depressionen gelitten. Danach hat sie sich dann regelmäßig bei ihrer Familie gemeldet, damit die sich keine Sorgen machen mussten. Der Vater hatte natürlich recht mit seiner Sorge. Sie wurde zuletzt gesehen, als sie ein kleines Gewerbegebiet am Stadtrand verließ, wo sie arbeitete. Am Tag darauf hatte sie frei, und laut Aussage ihrer Kollegen wollte sie shoppen gehen. Niemandem ist etwas Ungewöhnliches aufgefallen.«

»Wie heißt der Freund?«

»Eric Weber, ein Deutscher. Ende 2009 ist er wieder nach Deutschland gezogen. Wir überprüfen noch, ob er irgendwann nach Irland zurückgekehrt ist.«

»Brian und Bridget?« Tom rief die beiden verbliebenen Detectives auf.

»Wir haben nur eine Fahrt gemacht, zur Familie von Eimear Johnson in Kerry. Es gibt beunruhigende Ähnlichkeiten in der Reaktion der Umgebung auf ihr Verschwinden. Eimear war zwanzig Jahre alt und alleinerziehende Mutter. Sie lebte bei ihrer Familie außerhalb von Steppingtown im südlichen Kerry – eher ein Dorf als eine Kleinstadt. Zuletzt gesehen wurde sie, als sie nach einem Abend im Pub allein nach Hause gegangen ist. Die Kollegen haben gründlich ermittelt, das haben wir überprüft. Mehrfach wurde uns gegenüber erwähnt, dass Eimear einen gewissen Ruf hatte. Alle nahmen an, sie wäre abgehauen. Uns wurde erzählt, niemand wisse, wer der Vater des Kindes sei, solche Sachen. Ihre Eltern sind am Boden zerstört. Sie haben immer beteuert, Eimear hätte niemals aus freien Stücken ihr Kind im Stich gelassen. Sie habe die Kleine abgöttisch geliebt. Eimear war jung und ist abends gern ausgegangen, das haben die Eltern bestätigt, aber die Mutter versicherte uns, sie habe nie das Baby vernachlässigt. Selbst wenn sie am Vorabend etwas getrunken hatte, stand sie morgens auf und machte dem Kind Frühstück und so weiter.«

Mit einem Achselzucken deutete Brian an, dass das alles war, was sie in Erfahrung gebracht hatten.

»Okay«, sagte Tom. Er trat zu den Tafeln, griff nach einem Marker und begann, unter jedem der Fotos die entsprechenden Fakten einzutragen, wobei er laut die Ergebnisse zusammenfasste.

»Es gibt Ähnlichkeiten zwischen allen Opfern. Nur für uns hier bei der Soko schließe ich Fiona Holland mit in die Analyse ein. Alle waren allein auf dem Nachhauseweg von irgendwo, als sie verschwanden. Die Altersgruppe ist relativ einheitlich, die Jüngste war neunzehn, die Älteste dreiunddreißig.«

Der Inspector trat einen Schritt zurück und musterte erneut die Fotos. »Von den Gesichtszügen her völlig unterschiedlich«, fuhr er fort. »Aber nach diesen Fotos und ihren Akten zu urteilen, waren sie alle eher klein. Könnte es also auch eine Frau gewesen sein, die sie verschleppt hat? Ich weiß, Linda hält es für unwahrscheinlich, aber wir wollen die Möglichkeit nicht ausschließen.« Er schrieb »Entführerin« mit einem großen Fragezeichen dahinter an die Tafel. »Mehrfach war die Rede davon, dass die Opfer einen schlechten Ruf hatten. Eine Ausnahme ist da Pauline O'Hara, die, wie wir glauben, mit einem Mann zusammenlebte, der sie schlug. Sie wurde 2006 entführt, danach gibt es eine Lücke bis 2008. Wäre sie nicht an derselben Stelle begraben worden, hätte ich vermutet, dass sie von einem anderen Täter umgebracht wurde. Aber vielleicht hat der Täter nach dem ersten Mord seine Vorgehensweise geändert.

Wir wissen mit Sicherheit, dass zwei der Opfer einen Freund hatten. Wegen dieser Armbänder mit den Herzanhängern sollten wir uns diese Männer mal genauer ansehen. Wir müssen Treasas Freund überprüfen, diesen Eric Weber. Pauline O'Hara lebte mit einem Steve Moore zusammen. Ein interessanter Charakter. Gewalttätig, giert nach Aufmerksamkeit, und laut der Schwester arbeitete er bei einem Großhandel, der Supermärkte beliefert, weshalb er besonders mobil ist. Wir müssen ihn aufspüren und uns seine Arbeitsunterlagen beschaffen. Stellen wir fest, wo er sich aufgehalten hat, als die übrigen Frauen ermordet wurden.

Zudem glaubt die Familie von Fiona Holland, dass sie sich mit jemandem traf, der sie geschlagen hat. Sie wissen nicht, wer das war, aber wir stellen besser sicher, dass es sich nicht um Stevie-Boy aus Waterford handelt. Pauline O'Haras Schwester schätzt, dass Steve Moore damals etwa sechsundzwanzig war, was bedeutet, dass er jetzt ungefähr zweiunddreißig sein muss. Sein genaues Alter weiß sie nicht, aber offenbar haben er und Pauline gern Witze darüber gerissen, dass sie sich einen Toyboy angelacht habe, weil er ein paar Jahre jünger war als sie. Vielleicht ist er nach Meath gezogen, und vielleicht steht Fiona ja auf ältere Männer.« Tom hielt inne und steckte die Kappe auf den Marker. »Was wir nicht haben«, sagte er und drehte sich um, »ist irgendein gemeinsamer Nenner, der alle diese Frauen verbindet. Außer dem Mörder, klar, aber wie kam es, dass er sie ins Visier genommen hat? Die Ähnlichkeiten sind so groß, mal abgesehen von Pauline, dass er sie eigentlich unmöglich zufällig ausgewählt haben kann. Durch das Arbeitsumfeld kann es nicht gewesen sein. Fiona ist nicht berufstätig, Pauline war Sprechstundenhilfe in einer Arztpraxis, Mary Ellen hat den Hof der Familie bewirtschaftet. Treasa arbeitete für einen Computerhersteller. Eimear hatte keinen Job. Una war Verkäuferin in einer Boutique, Teilzeit. Sie waren nicht alle Mitglieder desselben Clubs, und es scheint auch keine gemeinsamen Interessen zu geben, abgesehen von Trinken und Partymachen – wiederum mit Ausnahme von Pauline. Also wie hat er seine Opfer ausgewählt? Ist er von einer Stadt in die andere gezogen – hat er sie dadurch kennengelernt? Und doch hält Linda es für wahrscheinlich, dass sein Wohnsitz eher in der Nähe der Grabstelle sein dürfte. Hat er vielleicht ein Haus hier in diesem Teil des Landes und eine Mietwohnung in Südirland?« Tom hockte sich auf die Schreibtischkante und wartete auf Vorschläge seines Teams.

»Er lebt eine Weile in ihrer Nähe«, meinte Laura. »So lernt er ihren Hintergrund kennen. Die meisten kommen aus

Dörfern oder Kleinstädten, und da reden die Nachbarn. Wie wir bereits feststellen konnten.«

»Wir suchen also nach jemandem, der relativ kurz vor dem Verschwinden der Frauen in die Gegend zog und danach wieder wegzog«, sagte Tom. »Das macht den Taxifahrer aus Glendale zu einer für uns höchst interessanten Person.«

»Ja«, sagte Michael. »Nur dass er sie zu Hause abgesetzt hat und nach einer Viertelstunde wieder im Pub war, wo er den Rest des Abends blieb.«

»Woher wissen wir, dass er sie wirklich zu Hause abgesetzt hat?«, fragte Ray. »Könnte er sie nicht irgendwo hingebracht haben?«

»Sein Haus wurde durchsucht«, entgegnete Michael. »Wenn er sie da festgehalten hätte, müsste er sie sehr schnell woanders hingebracht haben. Aber wohin?«

»Ich will, dass dieses Haus noch mal durchsucht wird«, sagte der Inspector. »Stellen Sie fest, ob die dortigen Kollegen nicht irgendein Versteck übersehen haben. Vielleicht war die Durchsuchung oberflächlich und sollte nur die Angehörigen beruhigen. Woher kam dieser Taxifahrer, und wohin ist er danach gezogen? Wir brauchen diese Informationen.«

Michael nickte, obwohl der Gedanke an eine erneute lange Tour runter nach Cork ihn nicht gerade begeisterte.

»Gut, das ist alles, was wir zu den Opfern haben«, sagte Tom. »Und es gibt vieles, was wir noch herausfinden müssen. Gehen wir zu den Berichten über.«

»Die Obduktionsberichte«, sagte Ray nach einem weiteren Nicken von seinem Boss. Er hasste es, im Rampenlicht zu stehen, wurde aber allmählich ein wenig besser darin. Jedenfalls bis vor ein paar Monaten. Jetzt machte er sich Gedanken darüber, was Laura denken könnte, während er sprach, ob er vielleicht Speichel versprühte, ob sein Hemd auch richtig in der Hose saß und über andere absolut unerhebliche Dinge.

»Moya hat bestätigt, soweit das bei dem Verwesungsgrad der frühen Opfer möglich ist, dass in allen Fällen Asphyxie die Todesursache war – Ersticken. Es gibt keine Schuss- oder Stichwunden. Auch keine stumpfen Traumata, was die Frage aufwirft, wie er die Frauen dazu bringt, mit ihm zu gehen. Die Beziehungs-Theorie bleibt in diesem Zusammenhang am überzeugendsten.«

»Waren Spuren chemischer Substanzen zu finden, mit denen er die Opfer betäubt haben könnte – ist das nach dieser Zeit überhaupt noch feststellbar?«, fragte Laura.

»Am ehesten noch bei Una Dolan«, antwortete Ray. »Und nein. Nichts. Laut Moya befanden sich alle Frauen in einem hervorragenden Gesundheitszustand. Es gibt keine Schäden an den Sexualorganen. Sie hat keinerlei Hinweise auf postmortalen Geschlechtsverkehr bei Una Dolan gefunden. Wenn es also der Täter war, der sie ausgegraben und wieder begraben hat, dann nicht aus diesem Grund.«

Tom schüttelte den Kopf, erleichtert, angeekelt und erstaunt darüber, dass Ray diese Worte herausgebracht hatte, ohne zu würgen.

»Es gab eine Verletzung bei Una, die möglicherweise als Spur von Gegenwehr zu deuten ist. Ein gebrochener kleiner Finger. Abgesehen davon verraten die Überreste uns nicht viel. Oh, noch eins: Keine der Frauen war unterernährt. Moya konnte das anhand der Knochendichte feststellen. Er hat sie mit Nahrungsmitteln versorgt, während er sie gefangen hielt.«

»Wir haben also einen mitleidigen Mörder«, sagte der Inspector mit harter Stimme. »Gut, kommen wir zu den labortechnischen Analysen. Ah, Emmet, danke, dass du vorbeigekommen bist.«

»Viel zu danken gibt es da nicht, fürchte ich«, blaffte Emmet auf seine übliche umgängliche Art und pflanzte seinen breiten Hintern auf einen Stuhl, der unter der Last ächzte. »Abgesehen von Marks kleinem Geniestreich an der Fundstelle – den Blumen – haben wir nichts. Die Plastikplanen, in die die Opfer gehüllt waren, waren sauber, und wir haben keine fremden Fasern an den Leichen gefunden. Die Bekleidungsfetzen entsprechen in Farbe und Schnitt der Kleidung, die die Frauen trugen, als sie zuletzt gesehen wurden, auch wenn es natürlich sein kann, dass der Täter ihnen etwas anderes zum Anziehen gegeben hat, während er sie gefangen hielt.« Emmet seufzte und nahm seine Brille ab, um sie zu putzen. »Der einzige Hinweis, den wir für dich haben, Tom, ist etwas ziemlich Offensichtliches: Diese Blumen, die er gepflanzt hat, stammen höchstwahrscheinlich aus dem Südwesten Irlands, und Cork oder Kerry wären ein sicherer Tipp. Also stammt er vielleicht von dort? Und, wie Mark schon sagte, er kennt sich mit Pflanzen aus. Es wurde über Flexibilität gesprochen – vielleicht ist er Vertreter einer Gartenbaufirma.«

»Die Hollands haben so eine Firma«, sagte Ray. »Arbeitet er für sie?«

»Ist es einer von den Hollands?«, fragte Laura mit hochgezogenen Augenbrauen.

Tom nickte nachdenklich. Sie hatten zahlreiche Ansätze, die sie verfolgen konnten, aber wenig konkrete Spuren. »Danke, Emmet. Ian, informieren Sie uns darüber, was der Rest der Soko erreicht hat.«

Ian lockerte seine Krawatte und fuhr mit einem Taschentuch über seinen kahlen Schädel, um den sichtbaren Schweißfilm abzuwischen.

»Kein Problem. Okay, zunächst einmal, Glendalough ist

wieder für das Publikum geöffnet. Die Grabstelle bleibt abgesperrt. Vorerst jedenfalls. Die Medien sind ganz wild darauf, in das ›Tal des Schreckens‹ zu gelangen, wie sie es getauft haben. Ich glaube, es wird in Zukunft eine ganz andere Sorte Pilger anziehen.

Wir sind dabei, die Angestellten zu befragen. Seltsamerweise haben wir bis jetzt noch niemanden aufgetan, der irgendwann in den letzten sechs Jahren gesehen hätte, wie jemand eine Leiche durch Glendalough trägt. Es campen immer wieder Leute dort, und auf den Parkplätzen stehen auch nachts Fahrzeuge. Dass ein Auto oder Transporter außerhalb der Öffnungszeiten auf dem Parkplatz steht, hätte keiner merkwürdig gefunden.« Ian trank einen Schluck Wasser, bevor er fortfuhr. »Jedenfalls arbeiten ziemlich viele Leute im Park, insgesamt über hundertfünfzig, die Freiwilligen nicht eingerechnet: Nationalpark-Ranger, Verwaltungsangestellte, die Mitarbeiter im Besucherzentrum, die Angestellten des Hotels am Eingang des Nationalparks ... und damit ist die Liste noch nicht vollständig. Wir können nicht nach Alibis für bestimmte Tage fragen, weil wir nicht wissen, wann genau die Leichen vergraben wurden. Die einzigen Daten, die mit Sicherheit feststehen, sind die Daten der Entführungen, also haben wir nach dem Tag gefragt, an dem Fiona Holland verschwunden ist. Von den Leuten, mit denen wir in den letzten vierundzwanzig Stunden gesprochen haben, hat ein Viertel kein Alibi für diesen Tag. Entweder sie waren allein in verschiedenen Teilen des Nationalparks tätig oder allein zu Hause.

Die Befragungen der Hotelangestellten, die etwa siebzig der erwähnten hundertfünfzig Personen ausmachen, stehen noch aus, aber wir werden das Hotel bitten, im Gästeregister nachzusehen, ob vielleicht jemand jedes Jahr seit 2006 irgendwann im Frühjahr oder Sommer bei ihnen eincheckt.

Noch eins. Wir haben die Armbänder überprüft, die bei den Opfern gefunden wurden. Sie bestehen alle aus Sterling-Silber und gehören zu einer Kollektion, die im ganzen Land verkauft wird, bei Debenhams. Die Warenhauskette verkauft jedes Jahr Tausende davon, hier und in Großbritannien. Die Chance, den Käufer zu finden, ist gering bis nicht existent.«

»Noch mehr gute Nachrichten«, seufzte Tom. »Was ist mit der jungen Frau, die der Täter mutmaßlich im Frühjahr zu entführen versucht hat, die Tochter des Polizisten?«

»Ich habe mit ihrem Vater gesprochen«, antwortete Ian. »Keine neuen Informationen zu dem Fahrzeug, das ihren Angaben zufolge neben ihr hielt – das hat er selbst überprüft. Aber nach ein wenig Zureden hat er zugegeben, dass sie regelmäßig in diesem Pub einen trinkt, und er liegt ihr immer in den Ohren, dass sie auf keinen Fall allein nach Hause gehen soll. Er hat nichts davon gesagt, dass sie ein Früchtchen wäre, wohlgemerkt, aber ich hatte den Eindruck, dass er nicht gerade glücklich über ihren Lebensstil ist.«

Der Inspector schnitt eine Grimasse. *Ein Früchtchen*. Und Ian dachte sich gar nichts dabei.

Er würde die Aufgaben für heute verteilen und danach Chief Kennedy aufsuchen, um mit ihm über die Reaktion der ursprünglich zuständigen Polizeidienststellen auf die Vermisstenmeldungen zu sprechen.

*

Kennedy hatte die meisten Möbel im alten Büro von Sean McGuinness behalten, jedoch einen Flachbildschirm-Fernseher angeschafft, der auf den Nachrichtenkanal des staatlichen Fernsehens eingestellt war. McGuinness hätte das für eine lächerliche Ausgabe gehalten. Der neue Chief hatte sich auch einen speziellen orthopädischen Schreibtischstuhl gegönnt, der ebenfalls ein kleines Vermögen gekostet hatte. Kennedy behauptete, er habe Rückenprobleme, und in weniger nachsichtigen Momenten dachte Tom, das läge daran, dass Kennedy sich so oft bückte, um die Stiefel seiner Vorgesetzten zu lecken.

»Inspector, kommen Sie herein. Schön, Sie zu sehen.«

Kennedy schien in der Tat erfreut über sein Erscheinen, und wieder einmal fühlte Tom sich beschämt, weil er so gemeine Gedanken hegte.

»Ich bin dabei, eine ordentliche Klimaanlage für den Besprechungsraum der Soko zu organisieren«, sagte Kennedy und zog Tom einen Stuhl hervor. »Aber Sie wissen ja, wie die hohen Beamten im Staatsdienst so sind. Ich renne mit dem Kopf gegen die Wand. Fehlt nur noch, dass sie vorschlagen, ich solle runtergehen und mit den Armen wedeln, um einen Luftzug zu erzeugen.«

»Wir kommen schon zurecht.« Tom lächelte und fühlte sich mit jeder Sekunde zerknirschter. Den ganzen Vormittag hatte er den Mangel an kühler Luft unten im Besprechungsraum verflucht und seinem Vorgesetzten die Schuld daran gegeben. Ians Ventilatoren waren ein schlechter Ersatz, und Tom war es leid, nach jeder Lagebesprechung das Hemd wechseln zu müssen.

»In der heutigen Zeit ist das einfach nicht gut genug. Ich werde alle Büros in diesem Gebäude modernisieren lassen, und wenn es mich umbringt. Der Job ist hart genug, auch ohne die ständigen Sparmaßnahmen. Aber egal. Wie kann ich Ihnen helfen?«

»Nun, es hat zufällig auch mit Modernisierung zu tun. Ich habe ein paar seltsame Berichte über die Einstellung einiger unserer Kollegen zu den Glendalough-Opfern bekommen.«

In Kennedys normalerweise friedfertiger Miene zeichnete sich Beunruhigung ab. Er beugte sich vor und stützte die Ellenbogen auf den Tisch. »Was wollen Sie damit sagen?«

»Die verschwundene Frau aus West Cork beispielsweise, Mary Ellen Lehane. Sie hat ihrer Familie erzählt, dass der dortige Sergeant versucht hat, sie zu vergewaltigen. Nachdem ihre Familie sie als vermisst gemeldet hatte, wartete er einen vollen Monat, bevor er ihr Verschwinden offiziell in die Datei eingab. Er scheint durchaus Ermittlungen eingeleitet zu haben, aber die Lehanes behaupten, er hätte ihre Sorgen damals sehr schnell abgetan. Nach dem, was Laura und Michael von ihrem Gespräch mit ihm erzählen, neige ich dazu, das zu glauben. Durch seine Wortwahl hat er sie als Frau abgestempelt, die häufig die Partner wechselte und seiner Ansicht nach aus freien Stücken abgehauen war.«

Tom zögerte. Kennedys Gesicht wurde immer röter. Es musste ein Albtraum für den Mann sein – der Gedanke, dass die Polizei keine ordentliche Arbeit geleistet hatte. Kennedy legte sehr viel Wert auf korrektes Vorgehen. Die Kollegen in West Cork steckten knietief in der Scheiße.

»In Kerry sah es ähnlich aus«, fuhr Tom fort.

Als er fertig war, hielt er inne und wartete auf Kennedys Reaktion. Dem Mann schienen die Worte zu fehlen. Er stand auf und stellte sich ans Fenster, mit dem Rücken zu Tom, die Hände auf dem Rücken verschränkt.

»Es bereitet mir Sorgen«, fügte Tom hinzu und betrachtete die Epauletten an Kennedys schmalen Schultern, »dass die Einstellung einiger unserer Kollegen zu diesen Frauen sich damals negativ auf die Ermittlungsarbeit ausgewirkt haben könnte. Und da wir vermuten, dass der Täter seine Opfer eine Weile gefangen hielt, bevor er sie ermordete, ist das ein echtes Problem. Ich glaube, damit müssen wir uns beschäftigen. Ich dachte eigentlich, wir wären da heute schon weiter. Ich meine, Mary Ellen Lehane ist 2008 verschwunden. Heutzutage gibt es genug Seminare, um Polizisten derartige Vorurteile auszutreiben.«

Kennedy kehrte zu seinem Stuhl zurück und ließ sich müde darauf niedersinken. »Das ist höchst beunruhigend«, sagte er, griff nach einem Füllfederhalter und spielte damit herum. Er wirkte unnatürlich ruhig.

»Das finde ich auch«, entgegnete Tom. »Was werden Sie unternehmen?«

»Darüber werde ich eine Weile nachdenken müssen. Da braucht es Fingerspitzengefühl. Wir wollen ja nicht überreagieren.«

»Ich glaube auch nicht, dass wir uns vor allem darauf konzentrieren sollten statt auf die aktuellen Ermittlungen. Aber wenn damals tatsächlich nicht alles korrekt gelaufen ist, wurde vielleicht die Chance vertan, eine der Frauen zu retten. Das können wir nicht einfach auf sich beruhen lassen.«

Kennedy rückte seine Brille zurecht und schob die Haarsträhne zurück, die ihm in die Stirn gefallen war. »Natürlich nicht, Inspector. Aber bei all unseren Reaktionen auf Vorwürfe polizeilichen Fehlverhaltens sollten wir nicht vergessen, wogegen wir antreten. Bandenkriminalität ist auf dem Vormarsch. Polizisten riskieren jeden Tag ihr Leben, um die Bürger dieses Staates zu beschützen, und das mit immer weniger Steuermitteln. Es ist wichtig, dass die Bevölkerung ihre örtlichen Polizisten respektiert. Sie sogar ein bisschen fürchtet. Und nicht denkt, dass die Polizei sich gegen ihre eigenen Leute wendet, sobald sie irgendwelche Beschwerden vorbringen.

Sie haben es ja selbst gesagt, der Sergeant in West Cork hat etwas in der Angelegenheit unternommen. Wir müssen akzeptieren, dass er mit den Gegebenheiten vor Ort vertraut ist, und wir sollten mit ihm zusammenarbeiten, nicht gegen ihn.«

Tom war enttäuscht. Er hatte mehr von dem Chief erwartet. Zudem hatte er das Gefühl, wegen etwas gemaßregelt zu werden, mit dem der Mann vor ihm im Grunde wenig Erfahrung hatte.

»Ich bin mir sehr wohl bewusst, welchen Gefahren Polizisten ausgesetzt sind«, entgegnete er ruhig. »Es gibt kein Mitglied meines Teams, das nicht direkt oder indirekt bedroht wurde, mich selbst eingeschlossen, wenn wir bei Bandenkriegen ermittelt haben. Aber in all den Jahren, die ich jetzt schon bei der Polizei bin, habe ich eins gelernt: Den Respekt der Bürger verdient man sich am ehesten, indem man seine Arbeit gut macht und dafür sorgt, dass die Leute, die einem unterstellt sind, das ebenfalls tun. Ich sehe nicht, wie dieses Ziel durch Ignorieren oder Beschönigen von Inkompetenz oder mangelnder Professionalität erreicht werden könnte.«

Kennedy lehnte sich zurück und verschränkte die Arme. »Es ist gut, zu sehen, dass es immer noch ein paar Idealisten bei der Polizei gibt, Inspector. Ich behaupte ja gar nicht, dass Sie die Situation falsch einschätzen. Wie schon gesagt – ich werde der Sache nachgehen, aber ich schlage vor, dass wir uns jetzt auf die Ermittlungen konzentrieren. Ihr Ziel ist es, einen Serienmörder zu finden, nicht, die Leistungen von Kollegen in anderen Teilen des Landes zu bewerten. Lassen Sie es meine Sorge sein, ob die Ermittlungen in den Vermisstenfällen durch Vorurteile behindert wurden oder nicht. Und Tom, bevor Sie gehen, möchte ich Ihre Zusicherung, dass dieses Gespräch unter uns bleibt. Das ist nur zu Ihrem eigenen Besten. Ihre Beweggründe könnten missverstanden werden. Sie wissen so gut wie ich, wie wichtig es ist, dass wir als Teamplayer wahrgenommen werden.«

Er sprach mit ruhiger Stimme, aber die in seinen Worten enthaltene Drohung war unmissverständlich. Der Inspector hatte sich noch nie von einem unmittelbaren Vorgesetzten derart klein gemacht gefühlt. Kennedy hatte völlig anders reagiert, als er erwartet hatte, und das fand Tom zutiefst beunruhigend.

Es hatte keinen Sinn, mit diesem Mann zu diskutieren.

Doch es gab einen Menschen, mit dem der Inspector gern reden würde.

Sean McGuinness.

15

Die Tochter von Sean und June öffnete die Tür und wirkte erleichtert, als sie den Inspector sah.

»Ah, Tom. Perfektes Timing. Gehen Sie mit ihm spazieren und ein Bier trinken, ja? Es hat absolut keinen Sinn, dass er im Haus bleibt, solange wir da sind. Ich habe versucht, ihm das zu erklären. Er sollte die Gelegenheit zu einer Pause nutzen, wann immer es geht, der sture Hund. Kommen Sie rein, und setzen Sie sich zu meiner Mutter, ich hole ihn.«

Der Inspector folgte Mary ins vordere Wohnzimmer. Die Jalousien waren halb heruntergelassen, um den Raum vor der Spätnachmittagssonne zu schützen.

June saß auf einem rot-beige-gestreiften Sofa, starrte geistesabwesend aus dem Fenster und zupfte an der Stickerei am Saum eines der Kissen.

»Oh, Mam, hör doch bitte mal damit auf, daran herumzufummeln.« Mary nahm ihr das Sofakissen weg. »Sonst kommt noch das ganze Füllmaterial raus. Es wird eine Minute dauern, Tom. Er telefoniert gerade.«

Der Inspector setzte sich ans andere Ende des Sofas. June, die ihn nicht zu erkennen schien, musterte ihn mit unbestimmter Neugier.

»Hallo, June«, sagte er lautstark. »Ich bin's, Tom.«

Sie blinzelte. »Ich weiß, wer du bist. Warum brüllst du mich an, als wäre ich eine gebrechliche alte Schachtel? Ich bin dabei, meinen Verstand zu verlieren. Nicht mein Gehör.« Sie warf ihm ihren besten schulmeisterlichen Blick zu.

Tom wand sich unbehaglich. »Ich entschuldige mich, das war albern. Und es tut mir leid, dass ich dir nichts mitgebracht habe. Ich war in Eile.«

»Solltest du denn irgendwas mitbringen?«

»Nein. Ich meinte Blumen oder Pralinen, so was.«

»Oh nein.« June zog den cremefarbenen Rock etwas weiter über die Knie. »Meine Mutter würde es gar nicht gern sehen, dass du mir kleine Geschenke machst. Das wäre nicht passend. Nicht, wenn Sean mir den Hof macht.«

Tom machte den Mund auf und klappte ihn wieder zu, unsicher, wie er reagieren sollte. Es war genauso, wie Louise gesagt hatte. In einem Moment war sie June, so wie er sie immer gekannt hatte, und im nächsten Moment war es, als hätte es die letzten vierzig Jahre ihres Lebens nie gegeben.

»Wo ist mein Kissen?« June suchte nach dem vertrauten Objekt und holte es schließlich aus dem Stapel in der Ecke, auf den Mary es gelegt hatte. Sie schnalzte missbilligend mit der Zunge.

»Bekomm bloß keine Kinder, Tom. Diese Mary, sie umsorgt mich ständig. Sagt mir, was ich essen darf und was nicht. Erzählt mir, ich bräuchte frische Luft. Ich weiß nicht, für wen sie sich hält. *Ich* bin die Mutter. Und warum ist sie nicht in der Schule? Das würde ich doch gern mal wissen.«

June hörte auf, an der Stickerei herumzuzerren. Sie wirkte so verloren. Tom legte ihr die Hand auf den Ellenbogen. Sie entriss ihm ihren Arm, besann sich aber, als sie den verletzten Blick in seinen Augen sah.

»Oh. Es tut mir leid, Tom. Ich habe im Moment so viel zu bedenken. Und ich habe furchtbare Kopfschmerzen.«

Der Inspector bekam einen Kloß im Hals. Er war erschüttert, doch vor allem fühlte er sich schuldig. June war eine alte Freundin, und ihr Mann und ihre Kinder mussten jeden Tag mit dieser Krankheit fertigwerden. Den lebenden Tod nannten sie es, wenn der Mensch, den man liebte, noch da war, aber nicht länger er selbst war. Und Tom war froh – ja, das war er –, dass er in wenigen Minuten aus dieser unerfreulichen Situation befreit werden würde und den Schmerz nicht länger aushalten musste. Ihm war gar nicht klar gewesen, dass er so selbstsüchtig sein konnte.

»Kann ich dir irgendwas bringen?«, fragte er June. »Hättest du gern ein Glas Wasser? Vielleicht liegt es an der Hitze, dass du solche Kopfschmerzen hast.« Er sprach mit ihr, als wäre alles vollkommen normal, in dem Ton, den er immer gegenüber der lieben, vertrauten Freundin angeschlagen hatte.

»Nein«, erwiderte sie und blickte zu Boden. »Es ist nicht die Hitze. Es ist mein Kopf. Es fühlt sich an, als würde es innen drin explodieren. Vielleicht ist es besser so. Sonst hätte es sich so lange hingezogen.«

»Wie bitte?«

June beugte sich zu ihm hinüber und packte ihn am Arm, so fest, dass es wehtat. Tom versuchte, das nicht zu zeigen, und legte stattdessen die Hand auf die ihre.

June sah ihn mit durchdringendem Blick an.

»Versprich es mir, Tom. Versprich mir, dass du dich um ihn kümmern wirst. Es wird nicht leicht für ihn sein, wenn ich nicht mehr bin. Alle denken, er ist ein großes Mannsbild, ganz Hirn und Muskeln und kein Herz. Aber er ist ein großer Softie, mein Sean. Ich passe auf ihn auf, nicht andersherum. Er wird noch kaputtgehen, wenn er mich so sehen muss.«

Tom schluckte. »Natürlich werde ich auf ihn aufpassen, June. Aber du wirst noch für lange Zeit nirgendwohin gehen.« Er lächelte beruhigend. Sie musterte ihn, und dann, nach einer langen Pause, erwiderte sie sein Lächeln.

»Aber natürlich«, sagte sie.

Die Wohnzimmertür ging auf, und Sean erschien.

»Tom. Wurdest du geholt, um mich aus dem Haus zu schaffen? Also gut, ich gebe nach. Komm, wir machen einen Spaziergang auf der Strandpromenade.«

Der Inspector küsste June auf die Wange. »Wir sehen uns bald«, sagte er. »Du fehlst uns.«

Sie nickte. »Unbedingt. Vielleicht kommt ihr mal wieder zum Essen vorbei? Das wäre schön. Sag Louise, sie braucht nichts mitzubringen. Nur euch selbst.«

Beim Hinausgehen warf Tom einen letzten Blick auf June und sah, dass sie bereits wieder aus dem Fenster starrte. Es war, als wäre er überhaupt nicht da gewesen.

»Es überrascht mich, dass du die Zeit hast, hier rauszufahren, um bei mir den Babysitter zu spielen«, sagte Sean und eilte zielstrebig die ruhige Seitenstraße hinunter. Noch nie hatte ein Mann sich so schnell von einer Situation fortbewegt, die er angeblich nicht verlassen wollte. »Nicht, dass ich nicht froh darüber wäre, mal rauszukommen. Unsere verflixte Familie betrachtet das als perfekte Gelegenheit, sich einzumischen und unser Leben zu übernehmen. June ist krank, nicht ich. Weißt du, was mir in den letzten Monaten klar geworden ist, Tom? Ich bin ein Menschenfeind. Die Gesellschaft anderer Leute ist mir verhasst. Sogar die meiner eigenen Kinder.«

Toms Schweigen ließ Sean endlich aufmerken. Er blieb unvermittelt stehen und musterte das Gesicht des Freundes.

»Niemand hat dich angerufen, oder?«

Tom schüttelte den Kopf.

»Du wolltest mich sehen … wegen des Falls?«

Der Inspector seufzte.

Sean hob eine Augenbraue. »Ah. Der Seufzer eines Mannes, der mit einem unnötigen Drama konfrontiert wird. Du willst mit mir über meinen Nachfolger reden.«

»Äh … ja.«

»Dann zum Teufel mit der Strandpromenade. Dort wimmelt es sowieso von lärmenden Familien, die ihren Spaß haben. Gehen wir irgendwohin, wo wir in Frieden betrübt sein können.«

Sie schlenderten weiter, und nach ein paar Straßen langten sie in Seans Lieblingspub an. Sie setzten sich an den Tresen, womit die Zahl der Gäste, die im Lokal verteilt waren, auf insgesamt fünf stieg.

»Trauben oder Korn?«, fragte Sean.

»Ich glaube, ich kann ruhig einen Wein nehmen. Willie holt mich ab.«

»Gut. Ich hasse es, allein zu trinken. Derek, zwei Gläser von dem guten Malbec, den du unter dem Tresen versteckt hältst.«

Der alte Mann hinter dem Tresen blickte von den Wettscheinen auf, die er überprüft hatte, seufzte und machte sich mühsam daran, zwei Weingläser und die Flasche zu holen.

»Meine Güte, pass bloß auf, dass du dich nicht überanstrengst.« Sean schnalzte ungeduldig mit der Zunge und spähte über den Tresen, um einen Blick auf die Wettscheine zu ergattern.

»Sonderlich gefehlt hast du mir nicht«, grummelte Derek. Er stellte die Gläser vor seinen Gästen ab und zerknüllte die Wettscheine, damit Sean nicht sah, wie viel er beim Pferderennen verloren hatte. »Hier, das hat meine Frau für deine bessere Hälfte besorgt.« Er langte unter den Tresen und zog einen kleinen Präsentkorb mit Süßigkeiten hervor, in Zellophan verpackt und mit einer gelben Schleife verziert.

»Wie schön. Die Getränke gehen wohl nicht aufs Haus, was? Schließlich komme ich ja momentan nicht viel raus.«

Derek hielt die Hand auf, während Sean umständlich seine Brieftasche hervorkramte.

»Geizkragen«, sagte er, als der Barmann zur Kasse humpelte, die am anderen Ende des Tresens stand. »Er hatte Kinderlähmung, als er klein war«, fügte Sean hinzu, als er Toms Blick bemerkte. »Hat ihn verbittert gemacht.«

»Verstehe.«

»Also. Hast du vor, mir zu erzählen, was Joe Kennedy getan hat, oder muss ich erst raten?«

»Es geht eher darum, was er nicht getan hat.« Tom seufzte. »Oder nicht tun wird, um genau zu sein.« Er drehte den Stiel seines Glases zwischen den Fingern. »Ich nehme an, du weißt, womit wir es nach dem Fund in Glendalough gerade zu tun haben?«

»Ich habe meine Quellen. Überraschen tut es mich nicht. Im Laufe der Jahre haben sich zu viele Frauen in Luft aufgelöst. Entweder war es ein Riesenzufall, oder da war ein Serienmörder am Werk. Irgendwann musste er ja mal einen Fehler machen.«

»Aber irgendwas stimmt nicht. Ich weiß nicht, ob wir diese Leichen je entdeckt hätten, wenn nicht eine von ihnen so flach verscharrt worden wäre. Die übrigen lagen gute sechs Fuß unter der Erde. Hat er einen Fehler gemacht, oder war es Absicht?«

»Du meinst, er fordert euch heraus? Er hat es satt, dass die dösige, schwerfällige Polizei nicht kapiert, wozu er fähig ist?«

Tom zuckte die Achseln. »Wir werden erst erfahren, was für ein Spiel er treibt, wenn wir ihn fassen oder er auf irgendeine Weise mit uns kommuniziert. Ich bin in schrecklicher Sorge um dieses junge Mädchen, Fiona Holland. Wusstest du, dass sie ein kleines Kind hat?«

Sean schüttelte den Kopf. Die Information war ihm neu; es war etwas, das sogar den Medien unbekannt war.

»Vielleicht will er ihr und dir eine Chance geben«, überlegte er.

»Möglich. Jedenfalls, wir haben mit den Angehörigen der Opfer gesprochen. Die meisten der Frauen scheinen zu einem bestimmten Profil zu passen. Alleinstehend, extrovertiert, unabhängig. So würde ich sie beschreiben. Andere haben ... andere Ausdrücke benutzt.«

»Ah.« Sean nahm einen Schluck Wein. »Keine braven, tugendhaften kleinen Mädchen also, willst du darauf hinaus?«

»So ziemlich. Ein paar unserer Kollegen haben sich nicht gerade beeilt, die Ermittlungen einzuleiten, als die Frauen verschwunden sind. Sie gingen davon aus, dass sie einfach abgehauen waren. Die Sorgen der Angehörigen wurden abgetan.«

»Du hast Kennedy darauf angesprochen, und er hat nicht so reagiert, wie du es erwartet hattest.«

Es war keine Frage.

Tom nickte und verlagerte seine Sitzposition, um seinen alten Freund besser ansehen zu können. »Du sagst das, als würde es dich nicht überraschen.«

»Das Einzige, was mich überrascht, ist deine Reaktion darauf.«

»Und was ist verkehrt daran? Ich meine, wir sind erwachsen. Wir wissen alle, dass so was vorkommt. Aber ich hätte gedacht, ein Mann wie Joe Kennedy, der sein Leben damit zubringt, sich Gedanken darüber zu machen, was die Medien sagen werden, wäre entsetzt bei dem Gedanken, die Angehörigen der Opfer könnten an die Öffentlichkeit gehen und sich darüber beschweren, wie sie von der Polizei behandelt wurden. Wenn wir die Beschwerden jetzt ernst nehmen und zeigen, dass wir etwas tun, irgendwelche internen Untersuchungen einleiten, würden wir zumindest vorausschauend agieren. Das war die Reaktion, mit der ich gerechnet hatte. Zynisch gedacht, aber angemessen.«

»Du traust ihm viel zu viel zu«, sagte Sean mit einem abschätzigen Kopfschütteln. »Wenn man bedenkt, was du weißt, und noch mehr, wenn man bedenkt, was du nicht weißt.«

»Wie bitte?«

»Nun, fangen wir mit dem an, was du bislang über Joe Kennedys Charakter herausgefunden hast. Du hast absolut recht mit seinem Geschick im Umgang mit der Presse. Kennedy wird die Situation effektiv handhaben, wenn die Angehörigen der Opfer mit Horrorgeschichten über die Polizei an die Öffentlichkeit gehen sollten. Aber er hält es für seine Aufgabe, dafür zu sorgen, dass es dazu erst gar nicht kommt – selbst wenn das bedeutet, Polizisten zu schützen, die sich falsch verhalten haben. Du willst, dass er im Vorfeld handelt und so auf den schlimmsten Fall vorbereitet ist, und genau aus diesem Grund wärst du auch ein besserer Chief geworden.«

Tom schnaubte ungehalten, wusste aber, dass er seinem Mentor da schlecht widersprechen konnte.

»Kennedy denkt nicht so wie du. Er befürchtet, wenn er in irgendeiner Weise aktiv wird, könnte das dazu führen, dass die Sache an die Öffentlichkeit dringt. Zudem, noch entscheidender, ist seine eigene Vorgeschichte zu bedenken. Und da liegt dein entscheidender Fehler. Du warst so froh darüber, dass irgendjemand den Posten des Chief Superintendent übernimmt, irgendjemand, nur nicht du, dass du deine Hausaufgaben nicht gemacht hast. Hättest du es getan, wäre dir nicht einmal im Traum eingefallen, mit diesem speziellen Anliegen zu Kennedy zu gehen.«

»Wovon redest du?«, fragte Tom.

»Von Joe Kennedys Vater, Mensch. Herrje, ich habe Schweißflecken unter den Armen. Komm, wir gehen mit unserem Wein raus. Würde es dich umbringen, Derek, ein bisschen kühle Luft hier reinzulassen?«

»Damit dein Weiberwein schön kühl bleibt, was?« Der Wirt war zum Lösen eines Kreuzworträtsels übergegangen und blickte nicht einmal auf, als Sean über den Tresen langte und sich die Flasche griff. Er füllte sein Glas auf und bot Tom an, ihm ebenfalls nachzuschenken.

Sean schlenderte lässig zur Hintertür des Pubs hinaus, Tom im Schlepptau.

»Es überrascht mich, dass du noch nicht Lokalverbot hast«, bemerkte der Inspector, als sie sich an einen Tisch im Innenhof setzten.

Sean musterte ihn spöttisch. »Wovon in Gottes Namen redest du? Ich bin Mitbesitzer dieses Pubs.«

Tom machte große Augen. Dieser Nachmittag war wirklich voller Überraschungen. »Mmh«, machte er. »Gar kein Klischee, was? Ein Polizist, dem ein Pub gehört. Als Nächstes erzählst du mir noch, dass du Anteile an Mietwohnungen besitzt.«

Sean erhob das Glas und nahm dann einen tiefen Schluck. Als Antwort erhielt Tom nur Schweigen.

»Verdammt, Sean. Vielleicht hätte ich wirklich dein Nachfolger werden sollen. Und jetzt erzähl mir von Joe Kennedys Vater. Die Spannung bringt mich noch um.«

»Hast du eine Zigarre dabei?«

Tom griff nach seinem Jackett und fluchte. Er hatte es in Willies Auto gelassen.

»Wie kann ein Mann, der auf Kuba war und nach seiner Rückkehr einen Bart wie Fidel Castro zur Schau trägt, keine Zigarren bei sich haben?« Sean schnalzte mit der Zunge.

»Herrgott noch mal, hast du irgendwann vor, mir zu erzählen, was mit Kennedy los ist?«

»Immer mit der Ruhe. Ich kann kaum glauben, dass du es nicht längst weißt. Joes Vater war bei der Kriminalpolizei.«

»Das wusste ich nicht.«

»Genau, sage ich ja schon die ganze Zeit. Und er war nicht nur irgendein Detective. Er war berüchtigt. Einer der Special Eight.«

Tom bekam große Augen. Die Special Eight waren verrufen – übergriffige Polizisten, das absolute Gegenteil von dem, was es heutzutage bedeutete, bei der Polizei zu sein.

Die Männer, eine Gang aus acht Ermittlern, waren Anfang der Siebzigerjahre berühmt für rechtswidrige Praktiken, die zu zahlreichen zweifelhaften Verurteilungen führten. Fast ein Jahrzehnt hatten sie straflos agiert, trotz geflüsterter Gerüchte über Schläge, Drohungen und gefälschte Beweise. Mitte der Neunziger jedoch waren eine Reihe der so erzielten Strafen aufgehoben worden, und es wurde ein Untersuchungsausschuss eingerichtet, der etliche Fälle genauer unter die Lupe nehmen sollte.

Die Gang war mehr oder weniger vor Toms Zeit aktiv gewesen, aber er wusste von diesen Leuten, als unerfreuliche Fußnote in der Garda-Geschichte.

Er ging die Namen im Kopf durch. »Es war kein Kennedy unter den Special Eight.«

»Joes Vater war Malachy Sutton. Kennedy ist der Mädchenname seiner Mutter.«

Sean fischte eine Fruchtfliege aus seinem Weinglas. Tom starrte ihn an.

»Heilige Scheiße!«

»In der Tat.«

»Das war doch der, der …

»Hinter Susan Harte her war, ja. Der.«

Unter anderem wegen des tragischen Falls der Susan Harte war damals der Untersuchungsausschuss eingesetzt worden. 1976 hatte Harte mehrere Männer aus ihrer Stadt einer Gruppenvergewaltigung bezichtigt. Die protokollierten Verletzungen sprachen eindeutig für die Wahrheit ihrer Behauptung – einer der Angreifer hatte eine Bierflasche in sie hineingerammt. Die Männer gaben an, Harte wäre eine labile Frau, die mit Gruppensex einverstanden gewesen sei und zudem eine Affäre mit einem verheirateten Mann aus der Stadt hätte, was sie als Beweis ihrer lockeren Moral anführten.

Aber Susan war entschlossen, die Männer vor Gericht zu bringen. In einer Biografie, die Jahre später erschien, hatte sie erklärt, während des Traumas, das folgte, sei nicht einer der ermittelnden Polizisten ihr mit Mitgefühl begegnet. Sie wurde gewarnt, wenn sie auf einer Strafverfolgung bestünde, würde ihre sexuelle Vorgeschichte in jeder Zeitung abgedruckt werden.

Die Special Eight wurden hinzugezogen, als einige Wochen nach der Vergewaltigung einer der Täter vor seiner Autowerkstatt mit einem Baseballschläger zu Brei geschlagen wurde. Er starb wenige Tage später. Der Untersuchungsausschuss stellte später fest, dass der Mann als Hehler für eine kriminelle Bande tätig gewesen war; er hatte gestohlene Autos weiterverkauft und bei den Abrechnungen gemogelt. Da der Mann mit einem Minister verwandt war, wurde Malachy Sutton mit den Ermittlungen betraut, und er entschied, die Hehlerei als mögliches Motiv zu vernachlässigen. Er kam zu dem Ergebnis, dass Susan und ihr Bruder die Angreifer gewesen seien. Und das, obwohl sie noch immer unter den Folgen der brutalen Vergewaltigung litt und ihr Bruder ein Alibi hatte.

Die Verurteilung wurde besiegelt, als ihr Bruder eine Tat gestand, die er nicht begangen hatte. Er hatte von Anfang an angegeben, dass er gefoltert worden sei, um ein falsches Geständnis zu erpressen, wurde aber dennoch vor Gericht gestellt und verurteilt.

Der Untersuchungsausschuss hatte ihn später rehabilitiert. Malachy Sutton hingegen wurde schwer belastet.

»Du verstehst sicher, warum Kennedy nicht den Namen seines Vaters verwendet«, sagte Sean.

»Erstaunlich, dass er so hoch aufsteigen konnte«, meinte Tom. »Ist allgemein bekannt, mit wem er verwandt ist?«

Sean zuckte die Achseln. »Die Polizeiführung weiß es. Aber niemand schreit es von den Dächern. Wer will schon die Vergangenheit wieder aufwühlen? Doch an eins solltest du immer denken, Tom – die Special Eight haben nicht in einem Vakuum agiert. Die Siebziger- und Achtzigerjahre waren eine verrückte Zeit, schließlich war es der Höhepunkt des Kriegs in Nordirland. Die Garda Síochána bestand gerade mal seit fünfzig Jahren und war noch dabei, sich zu finden. Viele glaubten, es zähle nur das Ergebnis und der Zweck heilige die Mittel. Die Einstellung innerhalb der Polizei zu den Special Eight rangierte von aktiver Ermutigung bis hin zu stillschweigender Billigung. Selbst diejenigen, die ihnen kritisch gegenüberstanden, wollten nicht unsere dreckige Wäsche in der Öffentlichkeit waschen.

Über die Polizei als Erfüllungsgehilfe politischer Interessen haben wir uns ja schon mal unterhalten, und die Vorgesetzten, die dieses Verhalten gutgeheißen haben, sind nicht alle im Ruhestand oder verstorben. Ja, heutzutage gelten die Special Eight als Schandfleck, aber nicht alle denken so. Und in jedem Fall wird niemand den Sohn für die Sünden des Vaters verantwortlich machen. Joe Kennedy hat sehr hart gearbeitet, um dorthin zu gelangen, wo er jetzt ist, und er ist sehr bemüht, sich von seinem Vater und dem Ruf, den dieser hat, zu distanzieren. Aber Blutsbande reichen tief. Er ist extrem sensibel gegenüber solchen Anschuldigungen, wie du sie vorgebracht hast. Wenn die Medien Wind von der Geschichte bekommen sollten, wird er handeln. Oh Gott, er wird hinter diesen Kollegen her sein wie die Höllenhunde, nur um zu beweisen, dass er nicht sein Vater ist. Aber was hinter verschlossenen Türen vorgeht, ist eine andere Sache. Er hat sich nie mit seinem Vater zerstritten. Was einem zu denken geben sollte.«

»Herr im Himmel.« Tom nahm einen Schluck von seinem Wein. »Kennedy hat nichts gesagt, was ich als Unterstützung der Haltung dieser Polizisten auslegen könnte, aber er hat mir zweifellos das Gefühl vermittelt, ich sei das Problem, nicht die. Und das macht mich wütend. Wie bist du damals damit fertiggeworden, Sean?«

»Benimm dich. Mensch, ich bin nur zehn Jahre älter als du.«

»Du weißt, was ich meine.«

Sean zuckte die Achseln. »Ich bin in den Achtzigern zum ersten Mal befördert worden. Ich erinnere mich, dass mich der Chief, nachdem ich offiziell den Titel Detective tragen durfte, genommen und mir erklärt hat, wie die Dinge hinter verschlossenen Türen gehandhabt wurden. ›Es sind wir und die, mein Sohn‹, hat er zu mir gesagt. ›Es ist unsere Aufgabe, diese Drecksäcke aus dem Verkehr zu ziehen, und dazu muss man eben manchmal die Regeln beugen. Vergessen Sie das nie, und hören Sie auf Ihr Bauchgefühl. Wenn Ihr Instinkt Ihnen sagt, dass er schuldig ist, dann ist er schuldig. Die Bürger verlassen sich auf uns. Zeigen Sie keine Schwäche. Kein Richter wird sich wegen eines blauen Auges dann und wann groß aufregen.‹ Das war ein Schock für mich, das kann ich dir flüstern. Ich blase niemandem Zucker in den Arsch, das weißt du, aber ich würde nie über ein bisschen Schubsen hinausgehen, bei keinem Beschuldigten.«

»Hast du gesehen, wie Tatverdächtige misshandelt wurden?«

»Ja, habe ich.«

»Was hast du getan?«

»Beim ersten Mal habe ich den Kollegen von dem Typen weggezerrt. Er wurde wegen Wohnungsdiebstahls vernommen. Der Mann hatte einen Fernseher und ein bisschen Bargeld mitgehen lassen, und der Kollege, mit dem zusammen ich die Vernehmung durchgeführt habe, war bereit, ihn krankenhausreif zu prügeln. Ich bekam keinen Rüffel von oben, aber die Kollegen haben mich danach anders behandelt. Sie haben mir einen Kaffee angeboten und dann reingespuckt – Schuljungen-Kram. Das hat mich nicht davon abgehalten, immer wieder zu protestieren, wenn jemand zu weit ging. Also durfte ich nicht mehr bei Vernehmungen dabei sein. Sie haben versucht, mich zur reinen Schreibtischarbeit zu verdonnern.«

Der Inspector runzelte die Stirn. Es war schwer vorstellbar, dass jemand diesen Kleiderschrank von einem Mann schikanieren könnte.

»Zum Teufel, Sean. Da hast du ja wie Serpico in New York gegen Brutalität und Korruption gekämpft. Wie bist du damit umgegangen?«

Sean stieß die Luft aus. »June hat mir geholfen, es durchzustehen. Ich wollte meinen Dienst quittieren, aber sie hat mir eine gehörige Standpauke gehalten. ›Warum hörst du nicht auf, darauf zu warten, dass irgendjemand etwas dagegen unternimmt?‹, sagte sie. ›Sei du dieser Jemand. Unternimm selbst etwas. Bring sie dazu, ihr Verhalten zu ändern, und sorg dafür, dass ein neuer Geist entsteht. Schlag diese Idioten mit schierem Durchhaltevermögen, du Dummkopf.‹ Sie hatte natürlich recht. Und das habe ich getan. Ich bin bei der Polizei geblieben und wurde so gut, dass sie gezwungen waren, mich zu befördern, und nach und nach habe ich gemeinsam mit anderen angefangen, die Veränderungen durchzuboxen.«

Beide lächelten bei dem Gedanken an Junes Eingreifen. Der Inspector konnte sich gut vorstellen, wie sie sich Sean vorgeknöpft hatte, in einem Ton, der gleichzeitig scharf und weich war.

»Hast du Kennedys Ernennung unterstützt?« Tom stellte die Frage, die ihm auf der Seele brannte, seit Sean zurückgetreten war.

Sein Freund schnaubte. »Für wen hältst du mich? Du weißt, dass ich dich als meinen Nachfolger wollte. Nachdem ich akzeptieren musste, dass du dafür nicht zur Verfügung standest, habe ich Natasha McCarthy vorgeschlagen, diese *cailín* im Dezernat für Sexualdelikte. Aber es war aussichtslos: zu weiblich und zu schwarz. Sie hatten bereits Bronwyn Maher auf den zweithöchsten Posten gehievt. Man wollte nicht durch zu viele Frauen in Führungspositionen die Pferde scheu machen.«

Tom stützte das Kinn in die Hand auf. Was für eine verfahrene Situation.

Sean hatte ihm dermaßen zugesetzt, als er sich weigerte, sich für den frei werdenden Posten zu bewerben, dass sie sich fast zerstritten hätten. Aber kein Wunder. Sean wollte sein Erbe in der Inspektion bewahren, und wen hatten sie jetzt zu seinem Nachfolger gemacht? Tom hatte Joe Kennedy als unbedeutendes Leichtgewicht abgetan. Er hatte angenommen, das Schlimmste, was er von einem neuen Vorgesetzten erwarten könne, sei Unerfahrenheit. Er hatte nicht bedacht, dass der neue Chief zur Belastung werden könnte.

»Glaubst du, Kennedy wird sich halten?«, fragte er.

Sean ließ etwas Wein im Mund herumwirbeln und schluckte dann mit nachdenklicher Miene. »Nein. Nein, das glaube ich nicht. Er ist ein Lückenbüßer. Sie warten immer noch auf dich, Tom. Kennedy weiß das, und ich glaube, du weißt es auch. Du brauchst nur ein Wort zu sagen, und sie versetzen ihn – wenn du es tust, bevor es zu spät ist. Joe brennt darauf, seinen eigenen Niedergang zu inszenieren. Er ist zu nah an den Medien. Er wird über sein Ego stürzen. Irgendwann wird er etwas gründlich verbocken, und dann werden seine Kumpels von der Presse die ganze Saga um seinen Vater aufwärmen. Die Polizeiführung wird darauf bedacht sein, ihn vorher zu versetzen, wenn es irgend geht. Wirst du ihnen diese Chance geben?«

Tom studierte den Holztisch und dachte über die Möglichkeiten nach, die sich ihm boten. Sollte er weiter in der Position bleiben, die ihm vertraut war und in der er sich wohlfühlte, aber zulassen, dass Kennedy oder irgendeine andere unbekannte Größe ihm vor die Nase gesetzt wurde, oder sollte er Führungsverantwortung übernehmen? Ray war fast reif für die Beförderung zum Detective Inspector, und er würde ein großartiges Team leiten. Auch Laura hatte das Potenzial dazu, so jung sie war. Aber Tom würde dann nicht mehr in die alltägliche Kriminalarbeit eingebunden sein. Dafür würde er viel mit den Medien und internen Querelen zu tun bekommen. Ein Graus.

»Ich finde, Natasha wäre eine großartige Wahl gewesen«, sagte er, ohne aufzublicken. »Und im Moment stecke ich bis zum Hals in den Ermittlungen. Es ist schwer, darüber hinauszudenken.«

»Hmm.«

Der Inspector wollte die Enttäuschung in Seans Augen nicht sehen. Und er wollte nicht sagen, was er wirklich wollte: dass Sean seinen alten Posten zurückbekam und alles wieder so wurde, wie es früher gewesen war.

»Also gut«, sagte Sean. »Der Fall. Bring mich auf den neuesten Stand, und ich sage dir, was für Fehler du gemacht hast. Und dann gehe ich besser wieder nach Hause. June vergisst ständig, dass wir verheiratet sind, aber die Fähigkeit, Alkohol in meinem Atem zu riechen und mir eine Standpauke zu halten, hat sie nicht eingebüßt. Manche Dinge ändern sich eben nie, was?«

16

Treasa, 2009

Treasa wollte sterben. Dessen war sie sich sicher.

Sie wusste nicht, wie lange sie schon in dem Keller war, aber eine ganze Weile bestimmt.

Sie war sich sicher, dass ihre Familie nach ihr suchen würde.

Es gab garantiert Leute, die sie abgeschrieben hatten: »Ach, typisch Treasa. Immer auf Sauftour. Wahrscheinlich ist sie für zwei Wochen nach Ibiza geflogen.«

Doch ihr Vater würde wissen, dass etwas nicht stimmte. Sie rief ihn jeden Tag an, egal, wo sie gerade war oder was sie gerade tat. Einmal war sie in Budapest in den falschen Zug gestiegen und hatte festgestellt, dass sie unterwegs nach Russland war, mit nichts als ihrem Reisepass, einem Travellerscheck über 50 Euro und einem Tütchen Ecstasy-Pillen im BH. Und trotzdem hatte sie es geschafft, ein Telefon aufzutreiben und ihn anzurufen, um ihm zu versichern, dass es ihr gut ginge – obwohl sie dazu irgendeinem alten Knacker im letzten Waggon einen hatte blasen müssen.

Sie musste ihren Vater jeden Tag anrufen. Er machte sich immer solche Sorgen um sie. Seit … nun, darüber sprachen sie nicht.

Auch Eric würde nach ihr suchen. Ihre Beziehung war in letzter Zeit ziemlich stürmisch gewesen. Anfangs hatten sie nur ihren Spaß miteinander gehabt; sie hatte ihn auf einer

Schaumparty auf Lanzarote kennengelernt, du lieber Gott. Doch dann war er nach Irland gezogen, um für eine Pharmafirma zu arbeiten, und das ausgerechnet in ihrer Heimatstadt Cork. Sie hatte ihn in ein paar Clubs eingeführt, und dann hatten sie angefangen, sich regelmäßig zu treffen. Es machte Spaß mit ihm, aber sobald klar wurde, dass er es langsam ernst meinte, überfiel sie die vertraute Panik. Diesen Weg konnte sie nicht gehen. Eric war wunderbar, aber sie konnte es einfach nicht. Nicht noch einmal.

Treasa hatte einen Ruf zu wahren. Sie war die verrückte Partymaus, bindungsunfähig, darauf aus, mit allen um sie herum zu vögeln. Ihre Freundinnen waren wegen Eric ein bisschen böse auf sie. Er war ein idealer Ehekandidat – hochgewachsen, dunkelhaarig, mit viel Sinn für Humor und einem fantastischen Job. Sie passten gut zusammen. Treasa war eine Schönheit, das wusste sie selbst, aber sie bildete sich darauf nichts ein. Es war einfach etwas, das sie immer gewesen war. Langes blondes Haar, große blaue Augen und volle rote Lippen. Sie und Eric hätten wunderschöne Kinder bekommen.

In ihrem Freundeskreis waren alle über dreißig, und die biologischen Uhren tickten. Auf was Treasa denn warte, bitte schön, wollten sie wissen.

Aber sie verstanden nicht.

Wenige Menschen aus ihrem jetzigen Bekanntenkreis wussten von Kevin, ihrem Seelenverwandten. Er war gestorben, als sie beide erst einundzwanzig waren. War einfach tot umgefallen, auf dem Spielfeld des Gälischen Sportverbands, beim Hurling. Plötzlicher Herztod, hieß es.

Noch weniger Leute wussten, dass er ihr am Abend zuvor einen Heiratsantrag gemacht hatte. Obwohl sie beide noch so jung waren und keiner von ihnen je mit jemand anders zusammen gewesen war.

»Irgendwann werde ich dich langweilen«, hatte Treasa gelacht. »Du wirst losziehen wollen, um alles um dich herum zu vögeln, wenn du erst mal Hurling-Landesmeister geworden bist.«

»Niemals«, hatte er ernsthaft erwidert und sie mit seinen großen braunen Augen angesehen, die sie so liebte. »Wie könnte ich aufhören, das schönste Mädchen der Welt zu lieben? Wer könnte dir schon das Wasser reichen?«

Und am nächsten Tag war er nicht mehr da gewesen. Sie stand in der Kirche neben seinem Sarg und spielte mit dem Claddagh-Ring aus Silber in ihrer Tasche herum, den er ihr wenige Stunden vor seinem Tod auf den Finger geschoben hatte. Zwei Hände, die ein Herz mit einer Krone halten, ein Symbol für Liebe, Freundschaft und Loyalität. Also nein. Treasa würde nie einen anderen Mann heiraten. Und ja, sie feierte gern – irgendetwas musste sie tun, um den Schmerz zu betäuben.

Kevins Leben war ihm auf grausame Weise genommen worden. Doch ihr eigenes Leben hatte Treasa vergeudet. Sie hatte angefangen, sich selbst zu hassen. Was Kevin wohl heute von ihr halten würde? Er war der erste Junge gewesen, den sie geküsst hatte, ganz zu schweigen von mehr. Jetzt konnte sie gar nicht mehr zählen, mit wie vielen Männern sie geschlafen hatte. Ihr Leben befand sich in einer Abwärtsspirale, und mittlerweile betäubte nichts von dem, was sie tat, mehr ihren Schmerz.

Dieser Mann, dieses Tier, der sie verschleppt hatte, wusste im Grunde nichts von ihr – wie sie sich wirklich fühlte, welche Gedanken ihr im Kopf herumgingen, was für Träume sie verfolgten. Obwohl er alles über sie zu wissen glaubte. Ständig nannte er sie Schlampe und Hure. Manchmal schlug er sie. Manchmal versuchte er, sanft zu sein. Gab ihr zu essen.

Erzählte ihr, dass er sie liebe. Alles nur gespielt. Er war ein verkorkstes, krankes, böses Arschloch.

Warum war sie bloß zu ihm ins Auto gestiegen? Warum hatte sie sich nicht heftiger gewehrt, als er sie hierher gebracht hatte? Als sie nach Feierabend das Büro verließ, hatte sie sich ein bisschen besser gefühlt als sonst. Am nächsten Tag hatte sie frei, und sie wollte shoppen gehen, ein paar Klamotten für den nächsten Urlaub besorgen, der nicht mehr weit entfernt war.

Und dann plötzlich waren ihr alle Entscheidungen abgenommen worden.

Das war mit das Schlimmste daran, dass sie hier im Keller festsaß: Sie hatte Zeit zum Nachdenken.

Ihrem Entführer war nicht klar, dass keineswegs er das auf der Welt war, was sie am meisten fürchtete. Nein. Am meisten fürchtete sie das, was in ihrem Kopf war. Viele Jahre lang hatte sie alles getan, was in ihrer Macht stand, um nur ja nie mit sich selbst allein zu sein. Jetzt war Zeit das Einzige, was sie noch hatte. Und zudem war sie noch stocknüchtern. Sie war zu einem Entschluss gelangt.

Sie wollte, dass er sie umbrachte.

Etwas in ihr war gestorben, als Kevin starb. Vielleicht hätte sie doch die Trauerberatung in Anspruch nehmen sollen, die ihr angeboten worden war. Es war der Schock, hieß es. Aber es war mehr als das. Ihr Herz war in tausend Stücke zersprungen. Zum ersten Mal war ein Mensch, den sie liebte, gestorben – sogar beide Großelternpaare hatten damals noch gelebt. Die Vorstellung, dass jemand – besonders jemand ihres Alters, einer, den sie anbetete – einfach tot umfallen konnte, hatte sie umgeworfen. Nicht nur Kevin war fort. Ihre ganze Zukunft war mit ihm gestorben. Als sie zum zweiten Mal versucht hatte, sich das Leben zu nehmen, wollten alle, dass sie mit jemandem redete, aber sie konnte nicht. Sie fürchtete, das, was sie sagte, würde so verrückt klingen, dass man sie in einen gepolsterten weißen Raum sperren würde.

Ja, sie liebte ihre Eltern, besonders ihren Vater. Aber es wurde Zeit, dass alles zu Ende ging. Und auf diese Weise würde niemand ihr Vorwürfe machen können. Ihre Eltern würden nie erfahren, dass sie im Grunde froh darüber gewesen war. Sie hatte sie nicht verraten, indem sie es selbst tat. Es war ihr angetan worden.

Sie wollte von diesem Karussell der Schmerzen absteigen.

Bitte, dachte sie. Bitte. Mach, dass es aufhört.

17

»Ich glaube, Fiona hat sich mit jemandem getroffen, ja. Ich kannte sie nicht besonders gut. Ich weiß nur, dass sie eine von den Hollands ist. Jeder kennt die Familie. Manchmal tauchte sie im Dorf auf. Seit sie unseren Laden zugemacht haben, versuchen entweder Bart oder ich, einmal die Woche nach Luttrell zu fahren.«

Am Mittwoch saßen Tom und Michael mit Garda Paul Hackett im Großraumbüro der Polizeidienststelle des Städtchens Trim. Bis vor ein paar Monaten hatte er zusammen mit Sergeant Bart Healy eine kleinere Polizeiwache in dem Dorf besetzt, in dem die Hollands lebten, bis auch sie den Mittelkürzungen zum Opfer gefallen war.

»Kennen Sie den Namen des Mannes, mit dem sie sich getroffen hat?«

Garda Hackett zuckte entschuldigend mit den Achseln. »Bart meinte, sie hätte was mit jemandem am Laufen. Ist ein hübsches Mädchen, die Fiona. Nicht auf auffallende, moderne Weise. Sie hat etwas … Ätherisches an sich. Elfenhaft. Sie fällt auf. Ich würde sagen, die Männer stehen Schlange bei ihr.«

»Aber Sie nicht?«, fragte der Inspector.

Der uniformierte Polizist schüttelte heftig den Kopf, entsetzt über diese Vorstellung. Er deutete auf seinen Ringfinger. »Ich bin frisch verheiratet, Inspector. Ganz zu schweigen davon, dass das Mädchen erst neunzehn ist. Gerade mal erwachsen. Trotz allem.«

»Trotz was?«

»Trotz der Art, wie sie sich verhielt, allen Berichten zufolge. Als wäre sie bereits eine erwachsene Frau von Welt.«

Sie warteten auf Bart Healy, den Mann, der für die Vermisstenfahndung nach Fiona zuständig war. Seit der Entdeckung in Glendalough waren vier Tage vergangen, und es war elf Tage her, dass das Holland-Mädchen verschwunden war.

Sie kamen durchaus voran. Die Soko hatte mit den meisten der Glendalough-Angestellten gesprochen. Sie hatte Listen der Sexualstraftäter erstellt, die in den für den Fall wichtigen Countys lebten. Und sie befragten Steve Moores alte Kontakte, um herauszufinden, wohin Pauline O'Haras früherer Freund gegangen war, nachdem er Waterford verlassen hatte.

Aber der Antwort auf die Frage, was mit den fünf Opfern geschehen war oder wo Fiona Holland steckte, waren sie noch keinen Schritt näher gekommen.

Der Fall ging dem Inspector an die Nieren, und er wachte jeden Morgen mit einem Gefühl auf, als hätte er am Vorabend Hunderte von Liegestützen gemacht. Es war keine große Hilfe, dass er in einem leeren Haus ohne jede Ablenkung schlief, seitdem Louise mit Mary und der Kleinen nach Wicklow gefahren war.

Doch heute sollten sie eigentlich Fortschritte machen. Laura war unterwegs nach West Cork, um das alte Haus des Taxifahrers zu überprüfen. Als Tom ihr die Aufgabe übertragen hatte, hatte sie überraschenderweise darum gebeten, von Ray begleitet zu werden, nicht von Michael.

»Damit habe ich kein Problem«, hatte Tom gesagt. »Aber würde es Ihnen etwas ausmachen, mir den Grund zu verraten?«

Laura hatte kurz geschwiegen. »Ich will nicht, dass Sie

sich Gedanken deswegen machen«, begann sie, und Tom hatte sofort angefangen, sich Gedanken zu machen. War dies der Beginn der Romanze zwischen Ray und Laura, und würde es in Zukunft häufiger solche Anfragen zur Zusammenarbeit geben?

»Es ist wegen Michael«, fuhr Laura fort und bewies damit, dass er sich geirrt hatte. »Wir haben es geklärt, aber wir hatten ein paar Meinungsverschiedenheiten wegen dieses Sergeants in West Cork. Diesem Doyle. Ich behaupte gar nicht, dass Michael falschliegt. Im Gegenteil, ich möchte, dass diesmal Ray mitkommt, damit ich überprüfen kann, ob ich vielleicht zu schnell meine Schlussfolgerungen gezogen habe. Wenn Ray den Sergeant für sauber hält, dann hatte Michael recht, und ich lag falsch.«

»Aber Sie glauben, dass Sie recht haben«, hatte Tom erwidert. »Sonst hätten Sie mich nicht gestern auf die Sache angesprochen.«

»Also … ja. Aber es ist besser, sich zu vergewissern. Mary Ellen ist nicht mehr da, sie kann ihren Vergewaltigungsvorwurf gegen Doyle nicht mehr durchziehen, aber wenn er wirklich eine Gefahr für Frauen ist, sollten wir das wissen.«

Der Inspector hatte zugestimmt. Und so wurde er von Michael begleitet. Ray hatte sein goldenes Ticket ausgehändigt bekommen.

»Morgen, Leute. Tut mir leid, dass ich nicht schneller hier sein konnte. Ich war oben bei den Hollands, als Paul anrief.«

Bart Healy begrüßte die Detectives mit einem festen Handschlag. Er hatte die Uniformjacke zugeknöpft, während alle anderen in der Dienststelle in Hemdsärmeln waren, einschließlich der beiden Dubliner. Es war bewölkt, aber die Hitze hatte nicht nachgelassen, und es war unerträglich schwül. Drückend. Sie brauchten ein schönes Gewitter, um die Hitzewelle zu beenden, und es fühlte sich an, als würde sich eines zusammenbrauen.

»Wie halten sich die Eltern?«, fragte der Inspector.

»So gut, wie man es erwarten kann. Richard will eine Belohnung anbieten, aber ich habe versucht, ihm das auszureden. Er will 20.000 Pfund Belohnung für Informationen aussetzen. Bei der Summe würden wir das nächste halbe Jahr damit zubringen, uns mit irgendwelchen Spinnern herumzuschlagen.«

Tom nickte. Er stimmte mit Barts Einschätzung der Risiken überein.

Der Sergeant setzte sich zu ihnen und rieb sich die Augen. Er hatte Ringe darunter, dunkle Schatten in einem bleichen Gesicht. Trotz der Müdigkeit war er ein gut aussehender Mann mit dichten braunen Locken, einem breiten Lächeln und einem freundlichen Gesicht. Noch relativ jung, vielleicht Ende dreißig.

»Sie leisten gute Arbeit hier bei der Suche nach Fiona«, sagte der Inspector aufmunternd.

»Na, um ehrlich zu sein, ich bin froh, dass Sie jetzt hier sind. Nach den ganzen Sparmaßnahmen ist es unmöglich, eine richtige Suchmannschaft für Fi loszuschicken. Ihre Familie und die Leute hier helfen uns, aber das reicht nicht.«

»Das höre ich immer wieder. Hoffen wir, dass die Hollands recht haben und sie einfach abgehauen ist. Aber lassen Sie uns helfen, für alle Fälle. Können Sie uns auf den neuesten Stand bringen und uns sagen, was Sie bereits wissen? Wir würden sehr gern dieser Geschichte mit dem Freund auf den Grund gehen. Ihre Mutter und ihr Bruder haben beide angedeutet, dass es irgendjemand Zwielichtiges im Hintergrund gegeben haben könnte.«

Tom glaubte, zu sehen, wie Bart sich bei der Erwähnung

von Fionas Bruder versteifte. Als der Sergeant loslegte, wusste Tom, dass er sich nicht geirrt hatte.

»Ja aber, um ehrlich zu sein, Fergus Holland hätte sogar ein Problem damit gehabt, wenn Fi mit einem Chorknaben ausgegangen wäre. Ihr Vater auch, muss man gerechterweise sagen. Die Männer in dieser Familie sind extrem besitzergreifend gegenüber den Frauen. Fergus verhält sich mehr wie ein Bodyguard als wie ein Bruder. Der Vater stellt Fi auf ein Podest, aber bei ihm ist es etwas weniger offensichtlich.«

»Wie meinen Sie das?«, hakte Tom nach. »Ist Ihnen das selbst aufgefallen, oder ist es allgemein bekannt?«

Bart schüttelte den Kopf. »Es ist kein Geheimnis. Deshalb hat Fi ihrer Familie auch nichts erzählt, vermute ich mal. Es gab ein paar Mal Ärger, wenn Fergus in irgendein Pub kam, um sie nach Hause zu schleifen. Wir wurden ein- oder zweimal gerufen, nachdem er mit einigen Jungs aus dem Dorf eine Schlägerei angezettelt hatte. Er beschuldigte sie, seine Schwester zu ficken – ja, mit diesen Worten und laut genug, dass alle es hören konnten, einschließlich der armen Fi.

Er war schon immer ein bisschen komisch, aber als sie im letzten Jahr den Kleinen bekam, ist er völlig durchgedreht. Eines Abends hat er sich in seiner Stammkneipe betrunken – ich war zufällig auch da. Sie hätten mal hören sollen, mit was für Ausdrücken er sie bedacht hat. Widerlich! Sie war ein junges Mädchen. Sie hatte ein Recht darauf, ein bisschen Spaß zu haben. Und um ehrlich zu sein, ich glaube, je mehr er sich aufgeregt hat, desto mehr hat sie rumgeschlafen. Nur, um ihm eins auszuwischen.«

»Lieber Himmel«, sagte Michael. »Klingt ziemlich verkorkst.«

»Ich weiß. Richard hat es nicht nötig, rumzulaufen und die Fäuste zu schwingen. Er ist ein wichtiger Mann, wenn Sie verstehen, was ich meine. Niemand, der in diesem County einen Job haben will, kann es sich leisten, ihn gegen sich aufzubringen. Sie haben das Mädchen verhätschelt und erdrückt, die ganze Bagage, und im Gegenzug hat sie ihnen nichts erzählt. Dafür müssen sie jetzt büßen.«

»Es ist kaum die Schuld ihrer Eltern, dass sie vermisst wird«, warf Tom ein.

Bart verschränkte die Arme, eine abwehrende Haltung. »Tut mir leid, das sollte nicht respektlos klingen. Natürlich haben die Hollands das nicht verdient. Ich wollte damit nur sagen, es war immer … Ich weiß nicht, wie ich es ausdrücken soll, damit es nicht falsch rüberkommt …«

»Versuchen Sie es«, sagte der Inspector.

»Also, wenn Sie sie gekannt hätten, würden Sie es verstehen. Es war immer klar, dass Fi irgendwann etwas zustoßen musste. Man konnte es kommen sehen – wie einen Autounfall. Sie hat immer die Grenzen ausgetestet, es darauf angelegt, irgendeine Reaktion zu provozieren. In ihrem Elternhaus war alles sicher und gemütlich, aber dieses Mädchen liebte die Gefahr. Und sie hat die Gefahr gesucht. Selbst wenn sie es dann bereut hat.«

»Bereut?«, hakte Tom nach, dem aufgefallen war, dass der Sergeant immer wieder in der Vergangenheitsform von Fiona sprach. In seinen Augen war sie bereits tot und begraben. Der Inspector hoffte nur, dass Bart das nicht auch tat, wenn er mit den Eltern sprach.

»Aber Sie wollten wissen, ob sie sich mit jemandem getroffen hat. Ja, hat sie. Sie hat es für sich behalten, wie immer, aber eine ihrer Freundinnen hat es mir bestätigt. Unerfreulicher Typ. Älter als sie. Liebt sich selbst und den Alkohol. Allen Berichten zufolge ist er manchmal handgreiflich geworden. Sie hat sich nie bei ihrer Familie oder Freunden darüber beklagt, aber allen ist aufgefallen, dass sie gelegentlich Blutergüsse hatte, und wie ich gehört habe, wirkte sie in den letzten Monaten, als hätte ihr jemand einen Dämpfer aufgesetzt. Die Sache ist die, nach allem, was ich von ihr weiß, wird sie geglaubt haben, sie wäre in der Lage, mit dem Mann fertigzuwerden. Aber Fi ist ein zartes Mädchen, und er ist ein strammer Typ, mit dem nicht gut Kirschen essen ist.«

»Sie kennen ihn also?«

»Aye. Sie wurde gesehen, als sie an dem Nachmittag, an dem sie verschwand, sein Haus verlassen hat. Er wohnt im Dorf. Ich habe der Familie gegenüber seine Identität noch nicht preisgegeben. Ich fürchte, sonst taucht Fergus hier auf und randaliert rum. Aber diesem Mann galt unser Hauptinteresse, bis diese Serienmörder-Geschichte herauskam. Wir sind nicht davon ausgegangen, dass er sie ermordet hat, hielten es aber für möglich, dass sie vor ihm weggelaufen war oder er ihr versprochen hat, dass sie zusammen weggehen würden. Ich dachte, er versucht vielleicht, ihre Familie abzuzocken.«

»Verstehe. Wie ist sein Name?«

»Stephen McCabe.«

Der Inspector und Michael wechselten einen Blick, dann wandte Tom sich wieder an den Sergeant.

»Stephen, sagen Sie? Nicht Steve? Und er ist älter als sie? Wie alt ist er?«

Bart rieb sich das Kinn. »Dreißig, glaube ich. Kann sein, dass seine Freunde ihn Steve nennen, ich weiß es nicht.«

Den Inspector überlief ein Schauder der Erregung. Konnte es sich um Steve Moore handeln, der jetzt einen anderen Nachnamen benutzte? Der Mann müsste jetzt etwa zweiunddreißig sein.

»Hat er schon immer im Dorf gelebt?«, fragte er.

»Nein. Er ist einer wie die meisten Bewohner von Meath, Inspector. Zugezogene aus Dublin oder sonst wo. Die Hollands stammen von hier, aber das halbe Dorf ursprünglich nicht. Er wohnt seit ein paar Jahren in Luttrell. Arbeitet in einem Restaurant hier in Trim.«

»Interessant«, sagte der Inspector. »Vielleicht reden wir gleich mal mit ihm. Wenn er sie misshandelt hat, können wir ihm zumindest einen kleinen Schrecken einjagen.«

Bart lächelte grimmig. »Da wäre ich sehr dafür. Der kleine Scheißkerl. Sie hatte etwas Besseres verdient, die Fi. Ein schönes Mädchen.«

»Gibt es sonst noch was?«, fragte Tom. »Könnte es irgendjemand auf Fiona abgesehen haben? Wir können die Möglichkeit nicht ausschließen, dass es gar keinen Zusammenhang zwischen ihrem Verschwinden und der Entdeckung in Glendalough gibt. Wir überprüfen anhand der Liste bekannter Sexualstraftäter, ob einer von denen kürzlich hier in diese Gegend gezogen ist, aber davon würde man hier in der örtlichen Polizeidienststelle wissen, oder?«

Bart schüttelte den Kopf. »Mir fällt keiner ein, der das Mädchen auf dem Kieker gehabt haben könnte. Der weibliche Teil der Bevölkerung war eifersüchtig auf sie, das ist mal sicher. Ob jung oder alt. Und der Bruder ist wie gesagt unberechenbar. Aber ich kann mir nicht vorstellen, dass jemand sie verschleppt hat. Ich hab wirklich gedacht, wie die meisten hier im Dorf, dass sie abgehauen ist.«

Tom glaubte ihm. Es war das immer wiederkehrende Thema dieses Falles.

»Noch eins«, sagte er. »Warum stand in Fionas Vermisstenakte nichts davon, dass sie ein Kind hat?«

Bart zuckte die Achseln und lief rot an. »Wir haben es vermutlich einfach vergessen. Man würde Fiona nie für eine

Mutter halten. Wenn man sie kennt, meine ich. Ihre Eltern ziehen das Kind groß.«

»Trotzdem«, sagte Tom. »Es ist eine Tatsache. Und wenn sie nicht gefunden wird, könnte der Vater des Babys ins Spiel kommen.«

»Den werden Sie wohl kaum finden, Inspector«, erwiderte Bart. »Er steht schon seit längerer Zeit auf der Vermisstenliste.«

18

Die Fahrt von Dublin war lang gewesen. Sehr, sehr lang.

Laura hatte sich damit einverstanden erklärt, dass sie Rays Wagen nahmen, angeblich, damit sie auf der Fahrt nach West Cork ein bisschen lesen konnte. Aber sie hatte zwei Dinge nicht bedacht. Erstens wurde ihr schlecht, wenn sie für längere Zeit im Auto zu lesen versuchte, und zweitens konnte sie, da sie sich nicht aufs Fahren konzentrieren musste, an nichts anderes denken als an den Mann, der neben ihr saß.

Ray trug eine große Sonnenbrille im Pilotenstil und ein eng anliegendes schwarzes T-Shirt mit V-Ausschnitt, das seine Armmuskeln gut zur Geltung brachte. Er sah umwerfend aus in letzter Zeit, gesund und glücklich, mit einem Strahlen, das Laura schon seit einer ganzen Weile nicht mehr bei ihm gesehen hatte. Sie hatte das ungute Gefühl, dass er sich mit einer Frau traf. Was sonst sollte ihm dieses Lächeln ins Gesicht zaubern?

Und sie, die Riesenidiotin, schmachtete ihn schon wieder an.

Warum konnte sie bloß nichts gegen ihre Gefühle tun? Sie war eine starke, intelligente Frau mit einem anspruchsvollen Beruf und sehr gut in der Lage, sich professionell zu verhalten – und doch konnte sie nicht damit aufhören, von diesem verdammten Mann zu träumen, der doch gar kein Interesse an ihr hatte. Jedes Mal, wenn er nach dem Schaltknüppel griff, wünschte sie, seine Finger würden ihr bloßes Bein streifen – ihr knieumspielender Baumwollrock war leicht hochgerutscht. Sie war wie fixiert auf seine Hand – seinen starken Händedruck, die kleinen Kerben und Schnitte an den Fingern.

Er hatte wirklich sehr maskuline Hände.

Sie seufzte.

»Alles okay?«, erkundigte er sich. »Ist dir auch nicht zu heiß?«

»Mir ist viel zu heiß«, murmelte sie und ließ das Fenster herunter. Ja. Was sie brauchte, war eine kalte Dusche und eine schöne Gardinenpredigt.

»Sollen wir anhalten, damit du ein bisschen frische Luft schnappen kannst?«

»Nein, wir sind ja fast da. Nimm lieber diesen Autobahnzubringer, da ist nicht so viel Verkehr.«

Ray hatte gehofft, dass Laura sich mit einem Zwischenstopp einverstanden erklären würde. Er hatte versucht, die gemeinsame Zeit möglichst in die Länge zu ziehen, aber sie schien entschlossen, die Fahrt in möglichst kurzer Zeit hinter sich zu bringen. Er hegte die leise Hoffnung, dass sie im Westen von Cork würden übernachten müssen. Die Gegend sollte ja ausgesprochen romantisch sein, und wenn er nur genug Zeit hatte, Laura zu bearbeiten, würde er die Mauer aus Eis schon zum Schmelzen bringen, die sie um sich errichtet hatte.

Aber wenn es nach ihr ging, würde es dazu nicht kommen.

Kurze Zeit später erreichten sie das Dorf und fuhren gleich zur Garda-Dienststelle.

Sergeant Doyle war unterwegs, um nach einem Hund zu suchen, der Schafe angefallen hatte, also sprachen sie mit seinem Kollegen.

»Ach ja, der Taxifahrer«, sagte er, als sie sich nach dem

Mann erkundigten, der damals wegen des Verschwindens von Mary Ellen Lehane befragt worden war. »Cormac Ryan. Als ich ins Dorf kam, war er schon weggezogen, aber ich weiß, wo er gewohnt hat. Das Cottage steht seitdem leer, also wird es immer noch Cormacs Cottage genannt. Ich kann Ihnen eine Wegbeschreibung aufmalen.«

Laura blickte ihm über die Schulter, als er rasch die Strecke skizzierte. »Wer war der andere Polizist, der zu der Zeit hier war?«, fragte sie. »Der mit Sergeant Doyle gearbeitet hat, meine ich?«

»Das war der alte Jack«, erwiderte der Polizist und fuhr mit konzentrierter Miene die Linien mit dem Stift nach, um sicherzugehen, dass auch alles richtig war. »Ich glaube, er hat nicht so sehr hier gearbeitet, sondern gehörte zum Inventar, wenn Sie wissen, was ich meine. Ein oder zwei Kollegen aus der nächsten Kleinstadt kamen her, wenn Ultan Unterstützung brauchte, und weitere Kollegen aus der nächsten größeren Stadt, wenn es nötig war. Jack ist auf diesem Stuhl gestorben, auf dem Sie gerade sitzen.« Er wies auf Ray, der aufsprang, als hätte man ihm mitgeteilt, er säße auf dem Schoß des alten Jack.

»Könnten Sie feststellen, ob hier irgendjemand weiß, wohin dieser Cormac gezogen ist?«, fragte Laura. »Sergeant Doyle erwähnte etwas von Verwandten in England.«

»Aye. Das kann ich machen. Ich werde ein paar der Leute im Dorf fragen. Sie vergessen nicht viel. Irgendjemand hat bestimmt noch seine alte Telefonnummer, und vielleicht ist die ja noch aktuell. Hier.« Er reichte ihnen die Skizze. »Damit sollten Sie den Weg finden.«

»Brauchen wir nicht die Schlüssel?«, fragte Ray.

Der Garda und Laura wechselten einen Blick.

»Dubliner«, spöttelte der Polizist, und Laura lächelte.

»Was sollte das denn?«, fragte Ray, als sie zum Wagen zurückkehrten.

Laura blieb stehen. »Schau dich mal um«, sagte sie.

Er warf einen Blick nach rechts und nach links. Eine leere Straße. Leicht verwirrt wandte er sich wieder zu Laura um.

»Dieses Dorf, Ray, ist das Zentrum dieser Gegend, und wir sind mitten in der Touristensaison. Siehst du hier viele Leute? Und dieses Cottage liegt drei Meilen vom Dorf entfernt, mitten in der Landschaft, und es steht seit vier Jahren leer. Die Nachbarn werden einen Schlüssel haben, aber sehr wahrscheinlich ist nicht abgeschlossen, und vermutlich benutzen es Landstreicher gelegentlich als Quartier. Wenn das Cottage weder verkauft noch vermietet werden konnte, wird sich da niemand groß Gedanken machen.«

*

Sie bogen in die vernachlässigte Auffahrt des verlassenen Hauses ein und parkten auf einer schmalen Asphaltfläche, die von Unkraut und Schlaglöchern übersät war. Verdreckte Netzgardinen hingen noch vor den Fenstern. Die Farbe blätterte von den Holzrahmen und der Haustür ab. Etliche Scheiben waren zerbrochen, Dachziegel waren weggeweht, und die Fassade war von robustem Efeu überwuchert.

Das Cottage zerfiel langsam vor sich hin. Wenn es noch sehr viel länger leer stünde, würde es unbewohnbar sein. Es war eine Schande. Die Gegend war hügelig und bewaldet, und sie befanden sich jetzt ganz in der Nähe des Meeres. Ein Pfad führte zu einer versteckten Bucht mit Sandstrand hinunter. Mit ein wenig Liebe und Arbeit könnte aus diesem Haus ein idyllisches Plätzchen werden.

»Schatz, wir sind zu Hause«, sagte Ray und stellte den

Motor ab. »Glaubst du, ich könnte da drin ein Glas Wasser kriegen? Ich verdurste.«

Laura schüttelte den Kopf. Aus den Wasserhähnen würde bloß eine braune Brühe laufen. Die zuständigen Wasserwerke hatten sicher längst das Wasser abgestellt.

Die zinngrauen drohenden Wolken, die seit ein paar Stunden aufgezogen waren, jagten schneller über den Himmel und ließen das verlassene Gemäuer noch trostloser wirken. Laura zitterte leicht, als sie aus dem Auto stieg. Die Luft roch metallisch – nach verbrannter Erde und herannahendem Regen.

»Bald kriegst du das Wasser, das du wolltest«, sagte sie mit einem Blick nach oben.

Er schaute zum Himmel, und plötzlich sah er einen Blitz, gefolgt vom ersten Donnergrollen.

Das ist ja, als hätte Gott meine Gebete erhört, dachte Ray. Gleich würde es schütten wie aus Kübeln, die Straßen würden überflutet sein, und sie wären gezwungen, die Nacht in diesem einsamen Cottage zu verbringen, eng aneinandergekuschelt, um sich zu wärmen. Er hätte sich ja einen angenehmeren Ort dafür ausgesucht, aber in der Not durfte man nicht wählerisch sein.

»Bringen wir es hinter uns«, sagte Laura. Es war wie eine kalte Dusche für seine Tagträume. »Ich will nicht hier festsitzen, wenn das Unwetter losbricht.«

Sie lief zur Haustür und drückte leicht dagegen. Die Tür ging sofort auf, Laura beugte sich vor und rief einen Gruß. Ihr antwortete nur die tiefe Stille eines seit Jahren leer stehenden Hauses. Sie drehte sich um, um Ray mitzuteilen, dass sie reingehen konnten, und fuhr erschrocken zusammen. Er stand direkt hinter ihr, nur Zentimeter entfernt.

»Herrgott, Ray! Schleich dich doch nicht so an. Dieses alte Gemäuer ist unheimlich genug.«

»Unheimlich? Es ist nur ein baufälliges Cottage. Du hast wohl eine lebhafte Fantasie, was?« Er ging um sie herum und trat ins Haus. »Halt dich hinter mir, ich beschütze dich.«

Laura schnaubte spöttisch und folgte dem über eins achtzig großen Mann. Dabei hoffte sie fast, dass sie in eine Lage geraten würden, die es erforderlich machte, dass er sie vor irgendetwas abschirmen musste.

Sie gingen durch die heruntergekommenen Räume und suchten nach Hinweisen darauf, dass der frühere Mieter Mary Ellen hier gefangen gehalten haben könnte. Laura hatte keine Ahnung, wie gründlich Ultan Doyle das Haus durchsucht hatte, nachdem die Lehanes Mary Ellen als vermisst gemeldet hatten. Allerdings hätte sie gewettet, dass die Durchsuchung ziemlich oberflächlich ausgefallen war.

Im nach hinten hinausgehenden Wohnzimmer entdeckte Ray dann etwas, das ihre Herzen schneller schlagen ließ. »Was ist das?«, fragte er und deutete auf die Wand.

Laura runzelte die Stirn. »Was siehst du?«

»Schau her.« Ray trat an die Wand und ließ die Finger über die abblätternde Tapete gleiten.

Da sah Laura es auch. Es waren die Umrisse einer Tür, verdeckt von der verblichenen Blümchentapete. »Mein Gott. Gut erkannt.« Mit einer Mischung aus Aufregung und Beklommenheit half sie Ray, das verschlissene Sofa beiseite zu schieben.

Zusammen rissen sie die Tapete von der Wand.

Dahinter fanden sie die Tür. Die Klinke war entfernt worden.

»Wie sollen wir die aufkriegen?«, fragte Laura mit hämmerndem Herzen.

Ray drückte dagegen, doch ihm war klar, dass das sinnlos sein würde. Die Stellung der Türangeln verriet, dass die Tür nach innen aufging. Er trat zur Seite, während Laura auf die Knie ging und durch das Schlüsselloch spähte.

»Wir brauchen einen Drahtbügel oder so was, damit wir genug Hebelwirkung ausüben können, um die Tür aufzuziehen. Das heißt, falls sie nicht abgeschlossen ist.«

»Würde ein Taschenmesser es auch tun?«

Sie hob eine Augenbraue. »Wie ich sehe, kennen Sie sich mit Einbruch aus, Detective.«

»Eins meiner vielen Talente.«

Sie überließ es ihm, das Messer ins Schlüsselloch zu schieben, die Tür anzuheben und daran zu ziehen. Es ging ganz leicht.

Dahinter befand sich ein weiteres Hindernis, Sperrholz diesmal, alt und halb verrottet. Jemand hatte sich viel Mühe gegeben, um zu verrammeln, was immer sich im Nebenraum befand. Laura spürte so etwas wie den zitternden Flügelschlag eines Falters im Magen, als Ray an einem zerfallenden Stück Sperrholz zerrte, bis ein Loch entstand.

Sie spähte hindurch. »Das ist sonderbar«, bemerkte sie. »Sieht aus wie ein kleiner Kasten.«

»Ah. Moment. Mir ist gerade etwas eingefallen.«

Damit verließ Ray den Raum.

Laura spähte durch das Loch und versuchte den Mut aufzubringen, die Hand hindurchzustecken und herumzutasten. Es schien sich nichts darin zu befinden, aber Bilder faustgroßer Spinnen tauchten vor ihrem inneren Auge auf, sie konnte nichts dagegen tun.

»Buh!«

Sie sprang zurück, als Licht den Kasten füllte und Rays Gesicht erschien.

»Was zum Teufel?!«, quietschte sie.

»Ich bin in der Küche«, erklärte er. »Du blickst auf die

Rückseite einer Regalwand. Es ist eine Zwischentür, die die beiden Räume verbindet. Die Hausbesitzer haben sie wohl versperrt, damit sie Regale an der Küchenwand anbringen konnten.«

Laura schlug sich gegen die Stirn. Was waren sie nur für Idioten!

»Tja, das war peinlich«, sagte Ray und grinste sie verlegen an.

Sie schnaubte. Er schien sich tatsächlich zu amüsieren.

Es waren keine persönlichen Gegenstände im Cottage zurückgeblieben, die ihnen etwas über den früheren Bewohner hätten verraten können. Cormac Ryan hatte nichts zurückgelassen – keine Kleidungsstücke, Bilder oder Bücher, nicht einmal eine Zeitung. Die alte Herdstelle in der Küche war voller Federn und Vogeldreck, und es stank nach Schimmel. Alle Räume, selbst die Küche, waren mit dickem Teppichboden ausgelegt, der an manchen Stellen so feucht war, dass es ihnen vorkam, als spazierten sie über einen nassen Schwamm. Die spärlich vorhandenen Möbel waren schnell inspiziert, und in den heruntergekommenen Küchenschränken befand sich nichts als etwas zerbrochenes Geschirr.

Die Räume oben sahen ähnlich aus. Das Einzige von Interesse war ein Mäusenest, das unter der uralten Bettcouch versteckt war.

Laura kreischte entsetzt auf, als zwei der armen Tierchen flohen, und Ray ließ sich lachend aufs Bett fallen.

»Mit dir bekommt man was für sein Geld«, bemerkte er. »Es ist, als hätte ich dich in die Geisterbahn mitgenommen. Komm schon, bald wird es zu dunkel für eine Durchsuchung. Verschwinden wir von hier, bevor die böse Hexe uns findet. Oder diese Riesennagetiere sich sammeln und uns angreifen.«

Laura funkelte ihn böse an. Ihr Herz hämmerte immer

noch. Sie hatte eine ziemlich lebhafte Fantasie, das war ihr nur zu bewusst – besonders in seiner Gegenwart.

Die ersten Regentropfen landeten auf den zerbrochenen Fensterscheiben, als sie wieder nach unten gingen.

»Du hast dich überzeugt, dass dieser Taxifahrer nicht die Möglichkeit hatte, Mary Ellen hier zu verstecken?«, fragte Ray und blieb im Flur stehen. Diesmal scherzte er nicht. Er wollte Laura wissen lassen, dass er ihre Bedenken ernst nahm, auch wenn er sie eben aufgezogen hatte.

Sie nickte. »Ich kann nichts erkennen, das Ultan Doyle entgangen sein könnte. Hinter dem Haus habe ich keine Außengebäude oder Schuppen gesehen. Wir könnten noch durch den Wald gehen, aber wenn irgendwelche kleineren Gebäude zum Haus gehörten, hätte Doyle das gewusst. Nein, wir werden ihm seine Aussage wohl abkaufen müssen. Der Taxifahrer hat Mary Ellen nach Hause gefahren und ist dann ins Dorf zurück. Sie muss danach verschwunden sein, wie Doyle sagt. Ich glaube ihrer Mutter und ihrer Schwester, die sagen, dass sie Mary Ellen nicht gesehen haben, aber vielleicht hatte sie geplant wegzugehen, und auf dem Weg ist ihr irgendetwas zugestoßen.«

Laura war enttäuscht und gleichzeitig erleichtert. Es war ja nicht so, als *wollte* sie irgendeine makabre Folterkammer finden. Es war eher so, dass sie gehofft hatte, Doyle nachweisen zu können, dass er sich geirrt hatte und der Taxifahrer durchaus der Täter sein konnte. Dass es nicht fair gewesen sei, einfach davon auszugehen, dass Mary Ellen abgehauen war.

Ray sah sie an. Er hatte bemerkt, wie ihr Enthusiasmus und ihre Entschlossenheit nachließen, als sie das Haus durchkämmten, ohne etwas zu finden. Er war diesem Doyle noch nicht einmal begegnet, und doch war er auf Lauras Seite.

Und da hatte er einen Geistesblitz.

»Ich muss dir ein Geständnis machen«, sagte er, als sie die Haustür öffnete.

»Wie bitte?«

»Ich bin kein so reiner, blaublütiger Dubliner, wie ich gern behaupte. Meine Oma mütterlicherseits kam aus Roscommon.«

»Roscommon? Meine Güte, Ray, viel hinterwäldlerischer geht's ja wohl kaum.« Sie lächelte, leicht verwirrt. »Und warum enthüllst du mir dieses schmutzige Geheimnis ausgerechnet jetzt?«

»Wir haben sie immer besucht, als wir Kinder waren. Ich erinnere mich gut an ihr Cottage. Ein kleines Cottage wie dieses hier. In der Küche war eine offene Herdstelle, in der sie jeden Abend Feuer machte, im Winter wie im Sommer. Ich erinnere mich, dass ich auf dem Herd hockte, während sie in ihrem Schaukelstuhl saß und Guinness trank – wegen der Vitamine und des Eisens, klar. Meine Aufgabe war es, die Holzspäne und Torfstückchen aufzufegen, die auf den Steinfußboden gefallen waren. Laura, wer legt eine Küche mit Teppichboden aus? Besonders eine Landküche mit offenem Feuer?«

Laura blinzelte. »Niemand, den ich kenne.«

Ray ging in die Küche voran. Es wurde schnell dunkel, und es war deutlich kühler geworden. Das Gewitter, Höhepunkt der wochenlangen ungewöhnlichen Hitzewelle, war endlich losgebrochen. Regen prasselte gegen die Fenster, die vermutlich schon viel Schlimmerem standgehalten hatten, aber trotzdem wirkte es, als würden sie gleich eingedrückt werden.

Das leer stehende Gebäude wirkte plötzlich bedrohlicher – die Möglichkeit, dass in diesem einst gemütlichen Cottage ein verborgener Raum unter dem Küchenfußboden sein könnte, strapazierte die Nerven beider Detectives.

Hoffnungsvoll betätigte Ray den Lichtschalter, doch nichts geschah.

»Unglaublich, dass wir uns über die viele Sonne beschwert haben«, sagte er, ging neben der Küchentür in die Hocke und tastete den Rand der Auslegeware unter der Fußleiste ab.

»Festgenagelt, aber nicht verklebt«, sagte er. »Eigentlich müsste ich …« Mit einem Grunzen riss er daran, und endlich gelang es ihm, das ausgefranste Gewebe vom Fußboden zu lösen.

»Ich hab's!«

Sie knieten sich an die entgegengesetzten Enden des Teppichs und fingen an, ihn aufzurollen.

Als jeder Zentimeter des ursprünglichen Steinfußbodens freigelegt war, spürte Laura, wie ihre Nerven sich beruhigten. Wie wahrscheinlich war es, dass unter diesem soliden Boden ein Kellerraum lag? Der Taxifahrer hatte das Haus nur gemietet. Er hatte wohl kaum schweres Gerät angekarrt, um den Zementboden aufzubrechen und ein Loch in den Erdboden zu graben.

Und dann, plötzlich, war da etwas. Eine rechteckige Falltür aus Holz, unter ihren Fingerspitzen.

Laura löste ihren Griff, als hätte sie sich verbrannt, und ließ sich auf die Fersen zurückfallen.

»Herr im Himmel!«, flüsterte Ray.

Sie schoben den restlichen Teppichboden an die hintere Wand und standen auf.

»Sie ist abgesperrt«, sagte Laura und deutete auf das rostige Schloss, das die Falltür sicherte.

Ray trat hart dagegen. Das Schloss zerbarst.

»Meinst du nicht, das könnte als Vernichtung von Beweismaterial gewertet werden?«, fragte Laura.

»Willst du wirklich auf einen Schlosser warten? Außerdem habe ich mit dem Fuß zugetreten. Keine Fingerabdrücke. Also, ist eine Falltür in der Küche normal? Gehört das zur Originalausstattung?«

»Keine Ahnung.« Laura wollte schon den Kopf schütteln, hielt aber plötzlich inne. »Moment. Wir sind in West Cork.«

Ray zuckte die Achseln. So viel war offensichtlich.

»Das Rebellen-County«, erklärte sie. »Der Unabhängigkeitskrieg? Ich weiß, ihr Dubliner denkt, ihr wärt die Einzigen, die in den Zwanzigerjahren gekämpft haben, aber Cork und Kerry spielten eine ganz wesentliche Rolle. Michael Collins, der den Oberbefehl hatte, ist hier in der Gegend aufgewachsen.«

»Ah. Ein Versteck. Für die Untergrundkämpfer.«

»Genau. Eine Menge der Häuser hier im Südwesten hatten vermutlich geheime Keller für das Lagern von Gewehren oder als Versteck für Leute, die auf der Flucht vor der britischen Armee waren.«

»Oder für entführte Frauen …«, murmelte Ray.

Laura spürte, wie sich ihr der Magen umdrehte. Sie und Ray streiften Latexhandschuhe über und knieten sich hin; ihre Beine berührten sich. Er zog an der Falltür, fluchend, weil sie so schwer war. Er brauchte all seine Kraft, um sie anzuheben.

Ein übler Geruch stieg zu ihnen auf – dumpfige, muffige Kellerluft, seit Jahren in dem Raum gefangen.

Laura spähte hinein. »Ich kann nichts erkennen«, sagte sie. Ein kalter Schauer lief ihr über den Rücken, und unwillkürlich schaute sie hinter sich, um sicherzugehen, dass sich niemand angeschlichen hatte, um die beiden ahnungslosen Ermittler in das offene Loch zu stoßen.

Ray zog sein Handy aus der Tasche und aktivierte die Taschenlampenfunktion. Laura folgte seinem Beispiel, und gemeinsam schickten sie einen Lichtstrahl in den Keller.

Sie sahen Stufen, die zu einem unterirdischen Gelass führten. Es war klein, halb so groß wie die Küche, unter der es lag. Und es war leer, abgesehen von einer Sache.

In einer Ecke des Kellerraums stand ein Bettgestell.

19

»Ein Foto von Steve Moore? Gott, ich weiß nicht.«

Im Hintergrund konnte man hören, wie sich Barbara Gavans Kinder lautstark stritten. Der Inspector wartete, während sie über seine Anfrage nachdachte.

»Könnt ihr vielleicht mal ruhig sein, ich telefoniere! Ich müsste die Kartons mit den alten Fotos durchsehen, Inspector. Weder Pauline noch ich waren damals auf Facebook oder so, im Internet wird es also nichts geben. Und ich habe keine Fotos von ihm hier irgendwo. Warum, dürfte wohl klar sein.«

»Ich verstehe«, sagte Tom. »Sehen Sie bitte nach, und wenn Sie ein Bild von ihm finden, bringen Sie es einfach zur Polizeidienstelle in Waterford. Sie werden es einscannen.«

Barbara versprach, das zu tun.

»Glück gehabt?«, fragte Michael.

»Sie wird ihre alten Fotos durchsehen, um festzustellen, ob er irgendwo mit drauf ist. Könnte sein, dass wir ein Foto von seinem alten Arbeitgeber kriegen, aus der Personalakte vielleicht, aber so geht's vermutlich schneller. Also gut, laufen wir.«

Es regnete heftig, und die Straßen von Trim waren so gut wie ausgestorben. Auf das Wetter schlecht vorbereitete, zu dünn angezogene Passanten und Touristen hatten eilends in Cafés und Läden Schutz gesucht.

Tom hatte Glück gehabt und einen Parkplatz wenige Meter von dem Restaurant entfernt gefunden, in dem Stephen McCabe, Fiona Hollands Freund, arbeitete.

Eine Kellnerin, die zum Eingang gekommen war, teilte ihnen mit, das Restaurant werde erst in einer Stunde öffnen.

»Das macht nichts«, sagte Michael. »Wir sind auf der Suche nach Stephen McCabe. Arbeitet er heute?«

Argwöhnisch musterte sie die beiden Männer, die vor ihr standen. »Warum wollen Sie …?«

»Gardaí«, unterbrach Michael sie.

Ihre Gesichtszüge verhärteten sich. »Er ist in der Küche. Warten Sie bitte hier.«

»Nein, wir kommen mit«, sagte Tom.

In der Küche herrschte ein geschäftiges Treiben. Dampf stieg aus Töpfen und Pfannen auf, und Hitze drang aus Backöfen.

»Stephen«, rief die junge Frau.

Ein Mann, der gerade Gemüse schnitt, drehte sich um. Er sah die Besucher neben der Kellnerin, ließ das Messer fallen und sprintete zum Hinterausgang.

Michael war zu schnell für ihn. Der Detective war in seiner Jugend Kurzstreckenläufer gewesen und spielte jetzt dreimal die Woche gälischen Fußball. Als er den Fliehenden packte, holte McCabe aus, ein hässlicher linker Haken, der Michael voll an der Schläfe erwischte.

Aber da war Tom bereits da, und gegen zwei Männer hatte McCabe keine Chance. Geschlagen ließ er die Arme sinken. Tom drehte ihm die Arme auf den Rücken und legte ihm Handschellen an.

Michael betastete die Wunde an seiner Schläfe. »Sie kleiner Idiot«, sagte er, als er das Blut an seinen Fingern sah. »Jetzt können wir Sie festnehmen.«

Stephen drehte den Kopf zur Seite und spuckte auf den Fußboden. »Verdammte Schweine. Was wollt ihr von mir?«

Tom drehte den Mann zu sich herum. »Wo ist Fiona Holland, Stevie-Boy?«

*

»Wie oft soll ich das denn noch sagen, verdammt? Ich habe sie nicht angerührt. Ich weiß nicht mal genau, wann ich sie zuletzt gesehen habe. Sie war nur irgendeine Schnecke, die ich gebumst habe. Ein bisschen Spaß.«

Der Inspector trommelte mit den Fingern auf den Rand der Tischplatte. Sie hatten Stephen McCabe zur Vernehmung nach Dublin ins Präsidium gebracht. Linda McCarn saß neben Tom und musterte McCabe eindringlich. Sie betrachtete ihn über den Rand ihrer Brille hinweg und machte gelegentlich »Ts, ts«. Bisher hatte sie noch kein Wort gesagt, und ihr Schweigen machte den Tatverdächtigen nervös.

Noch immer hatten sie kein Foto von Steve Moore, und sie wussten nicht, ob er und Steve McCabe identisch waren.

»Sie haben Fiona also an dem Tag, an dem sie verschwand, nicht gesehen? Denn es gibt einen Zeugen, der gesehen hat, wie sie an jenem Nachmittag Ihr Haus verließ.«

»Wen denn?«

»Das spielt keine Rolle.«

»Vielleicht wollte sie mich besuchen, und ich war nicht da.« McCabe zuckte die Achseln und inspizierte seine Fingernägel.

Er sah gut aus. Wie gemeißelte Wangenknochen, große blaue Babyaugen, welliges blondes Haar und olivfarbener Teint. Aber er hatte einen gemeinen Zug um den Mund und eine böse Zunge.

Linda brach ihr Schweigen. »War sie nicht ein bisschen zu

jung für Sie – Fiona? Mögen Sie sie so jung? Leicht beeindruckbar?«

McCabe nagte an der Innenseite seiner Wange. »Was geht's dich an, Oma? Findest du, ich sollte mir lieber alte Schachteln wie dich vornehmen? Du hast es gern ein bisschen grob, wie?«

Lindas Miene blieb gleichmütig. »Ach, Schätzchen. Ich würde Sie nicht mal anheuern, um meinen Rasen zu mähen, ganz zu schweigen davon, sich um meinen Busch zu kümmern.«

Toms Kinnlade fiel herunter, doch das war nichts im Vergleich zu McCabes Reaktion. Er war so verblüfft über ihre Erwiderung, dass ihm die Augen aus den Höhlen quollen.

Die Psychologin war in Bestform, wenn es ihr gelang, ihre Gesprächspartner aus der Fassung zu bringen. Bei McCabe war ihr das zweifellos gelungen.

»Haben Sie sie deshalb geschlagen?«, fuhr Linda fort. »Weil sie frech wurde? Wie Sie es hassen, wenn Frauen freche Antworten geben, nicht wahr? Manchmal muss man einfach die Dreistigkeit aus ihnen herausprügeln.«

McCabe schüttelte langsam den Kopf. Er hatte sich immer noch nicht ganz erholt. »Ich schlage keine Frauen.«

»Nicht mal ein bisschen?«

»Ich sagte, ich schlage keine Frauen, verdammt!«

»Das reicht!« Tom hieb mit der Faust auf den Tisch. McCabe fuhr zusammen. Seine Fassade geriet ins Wanken. Der Inspector kannte diese Sorte. Die tapfersten Männer der Welt, wenn sie es mit einem schwachen, verwundbaren Gegenüber zu tun hatten. Aber wenn sie sich mit Leuten konfrontiert sahen, die keine Angst vor ihnen hatten, waren sie nicht ganz so hart.

»Wir wissen, dass Sie Fiona Holland geschlagen haben.

Man brauchte Sie ja nur vorhin im Restaurant in Aktion zu erleben, um zu wissen, dass im Zweifelsfall Ihre Standardreaktion darin besteht, um sich zu schlagen. Warum sind Sie weggelaufen?«

»Sie werden versuchen, mir diesen Serienmörder-Mist anzuhängen, oder? Ich lese Zeitung. Sie denken, jemand hat Fiona entführt, und zwar derselbe, der die anderen Mädchen umgebracht hat. Aber ich habe ihr nichts getan, und auch niemandem sonst. Ich bin keiner dieser Frauen jemals begegnet.«

»Wirklich? Wo haben Sie gearbeitet, bevor Sie in diesem Restaurant in Trim anfingen? Wo haben Sie gewohnt?«

»In Dublin. Da habe ich auch in Restaurants gearbeitet.«

»Haben Sie je in Waterford gelebt?«

»Waterford?« McCabe schien verwirrt. »Ich war noch nie in Waterford.«

»Sie kannten Pauline O'Hara also nicht?« Tom beugte sich vor und suchte im Gesicht des Verdächtigen nach einer verräterischen Reaktion.

»Da, ich wusste es. Ich wusste es, verdammt. Das ist eine von den Toten, oder? Für was für ein krankes Arschloch halten Sie mich? Ich habe es mir anders überlegt, ich will einen Anwalt.«

Der Inspector lehnte sich zurück.

Sagte McCabe die Wahrheit? Schwer zu sagen. Er war eine miese kleine Ratte, allerdings auf den ersten Blick eine ziemlich banale Person. Andererseits musste der Mann, den sie suchten, ein hervorragender Lügner sein, wenn es ihm gelungen war, so lange mit seinen Verbrechen davonzukommen.

»Wir kümmern uns um einen Verteidiger«, sagte Tom. »Aber warum reden Sie nicht einfach mit uns, bevor wir diesen Weg einschlagen? Sie werden in jedem Fall wegen des tätlichen Angriffs auf meinen Kollegen angeklagt, aber wenn Sie mit uns zusammenarbeiten, könnte das als mildernder Umstand gewertet werden. Wenn Sie Fiona nichts getan haben, kann es Ihrer Sache nur dienlich sein, wenn Sie uns sagen, was Sie wissen.«

McCabe starrte mit gerunzelter Stirn auf seine geballten Fäuste. Er war hin- und hergerissen. Er wollte als harter Kerl dastehen, aber er wollte auch nicht in den Knast wandern, weil er einen Detective geschlagen hatte.

Die pragmatische Seite gewann.

»Sie war an diesem Tag bei mir zu Hause«, gab er widerstrebend zu. »Wir haben gestritten. Ich weiß nicht mal mehr, warum. Ich hatte getrunken, und sie hat mich mit irgendwas genervt. Kann sein, dass ich sie … geschubst habe. Dann ist sie weggegangen, und ich habe sie nicht wiedergesehen. Später hab ich gehört, dass sie vermisst wird. Das ist die Wahrheit.«

»Hat Fiona vor diesem Tag irgendwas gesagt? Machte sie sich vielleicht Sorgen, weil sie das Gefühl hatte, verfolgt zu werden, oder wegen irgendwas anderem?«

Er schüttelte den Kopf. »Nein. Aber das hätte sie mir sowieso nicht erzählt. Fiona behielt gern alles für sich. Sie hat sich mit noch jemandem getroffen, nicht nur mit mir. Das wusste ich. Ich konnte ihn an ihr riechen. Sie hat's abgestritten, aber ich wusste es einfach.«

Tom setzte sich auf. »Haben Sie eine Ahnung, wer der Mann war?«

»Nein. Aber sie fing an, sich was einzubilden, also war er vermutlich irgendeine Art Respektsperson. Ich glaube, er war der Erzeuger von ihrem Balg. Ich hatte den Eindruck, dass sich danach die Sache zwischen ihnen abgekühlt hatte, aber jetzt war er wieder aktuell.«

»Was meinen Sie mit ›fing an, sich was einzubilden‹?«

»Wurde ganz mutig. Die dachte, sie kann zu mir sagen, was ihr gerade passt. Sie hat mich provoziert, nur um zu sehen, wie ich reagiere. Wie ein kleines Kind, das seine Grenzen austestet und dann losheult, wenn es die Grenzen aufgezeigt bekommt. Ein kleines Mädchen, mehr war sie eigentlich nicht.«

»Wer könnte wissen, ob sie sich noch mit einem anderen Mann traf?«, fragte der Inspector. »Ihre Freunde?«

»Fiona hatte keine Freunde. Nur Leute, mit denen sie manchmal rumhing. Die Mädchen hatten alle Angst, sie könnte ihnen den Freund ausspannen, und die Jungs wollten sie alle nur flachlegen. Und ihre Familie hat bestimmt keine Ahnung. Sie hat mir immer von ihrem Bruder erzählt – wie er sie angesehen hat. Dreckiger kleiner Perversling, wenn Sie mich fragen. Wollte vermutlich seiner eigenen Schwester an die Wäsche. Und ihr Vater denkt, dass sie immer noch zehn Jahre alt ist – nennt sie Prinzessin und all solchen Scheiß. Irgendwas stimmt bei denen nicht.«

Tom war diesen Mann und seine große Klappe allmählich leid. Er wollte die Vernehmung beenden und überprüfen, ob das Foto von Steve Moore bereits eingetroffen war.

»Sagen Sie, Stephen«, fragte er, »haben Sie je Fiona ein solches Armband geschenkt, oder haben Sie sie je mit einem solchen Armband gesehen?«

Er hielt den Asservatenbeutel hoch und strich ihn glatt, damit man das Silberarmband darin besser sehen konnte.

»Nein. So was hab ich ihr nie gegeben. Alles, was ich dieser kleinen Schlampe gegeben hab, war mein langer …«

»Vielen Dank«, unterbrach Tom ihn. »Das wäre für den Augenblick alles.«

*

»Nein.« Linda schüttelte den Kopf. »Ich seh's nicht. Er ist ein kleiner Scheißkerl, und es könnte gut sein, dass er eines Tages irgendein armes Mädchen versehentlich zu Tode prügelt, aber nein. Als Serienmörder kann ich ihn nicht sehen.«

Sie hatten sich in Toms Büro zurückgezogen und McCabe mit seinem Pflichtverteidiger zurückgelassen.

»In ein paar Minuten werden wir wissen, ob es sich um Steve Moore handelt«, erklärte Tom. »Ich habe gerade per SMS erfahren, dass ein Foto aus Waterford angekommen ist. Was halten Sie von dem, was er über Fionas Bruder Fergus gesagt hat?«

Linda bedeckte den Mund mit der Hand und überlegte. »Wie alt ist der Bruder?«

»Dreiundzwanzig.«

»Und das erste Opfer wurde vor sechs Jahren ermordet. Fergus wäre da siebzehn gewesen – ein bisschen jung, aber nicht außerhalb des Möglichen. Vielleicht hegt er eine ungesunde Neigung für seine Schwester und hat seine Frustration an anderen Frauen ausgelassen.«

»Hmm.« Tom schürzte die Lippen. »Aber mit siebzehn, wo hätte er da Pauline festhalten sollen, bevor er sie ermordete? Wie mobil kann er damals gewesen sein?«

»Das zum einen. Und die Theorie hätte größeres Gewicht, wenn alle Opfer Ähnlichkeit mit der Schwester hätten. Aber wir haben fünf Frauen von sehr unterschiedlichem Aussehen. Dieser Serienmörder hat ein Problem mit einem Verhaltenstypus, nicht mit einem bestimmten Äußeren.«

»Der Vater vielleicht?«, überlegte Tom. »Er ist beruflich viel unterwegs, das wissen wir von seiner Frau. Er ist ein kräftiger Mann. Betet die Tochter angeblich an – vielleicht wurde sie versehentlich zum Opfer. Er ist ausgerastet, weil er keine Kontrolle mehr über sie hatte.«

»Hmm. Betrachten wir mal seine Lebensumstände. Erfolgreicher Geschäftsmann, liebende Gattin, erwachsene Kinder – nicht völlig abwegig, aber es wäre zweifellos ungewöhnlich.«

Die Tür von Toms Büro ging auf, und Michael erschien. Seine Miene verriet dem Inspector, dass ihre Theorie über Stephen McCabe und Steve Moore sich als falsch erwiesen hatte.

»Eindeutig nicht derselbe Mann. Hier ist ein Bild von Steve Moore.«

Michael legte ein eingescanntes Foto auf einem A4-Blatt zwischen Tom und die Psychologin. Das Foto zeigte den früheren Freund von Pauline O'Hara auf einer Party, einen Arm um eine Person gelegt, die aus dem Bild geschnitten worden war. Er hatte schwarzes Haar und kleine dunkle Augen, die zu eng zusammenstanden, aber ein gewinnendes Lächeln – ganz der milchgesichtige Charmeur. Er wäre nicht einmal als Verwandter von Stephen McCabe durchgegangen.

»Das ist noch nicht alles«, fuhr Michael fort. »Die Kollegen in Waterford haben mit Moores altem Arbeitgeber, dem Grossisten, gesprochen, und erfahren, dass er in eine andere Niederlassung der Firma gewechselt hatte. Er ist nach Galway gegangen.«

»Also hat er immer noch einen Job, bei dem er viel unterwegs ist«, sagte Tom. »Das ist doch schon was. Dass Steve nicht Stephen ist, heißt ja nicht, dass Steve nicht der Mann sein könnte, nach dem wir suchen. Habe ich recht, Linda?«

»Klingt, als würden Sie Zungenbrecher üben, aber ja, klingt logisch.«

»Nein«, unterbrach Michael sie. »Ich kann mit Sicherheit sagen, dass Steve Moore für uns nicht mehr von Interesse ist.«

Der Inspector lehnte sich zurück. »Ist er tot?«

»Herzinfarkt, vor drei Jahren. Beim Rudern auf dem Shannon. Offenbar hat er Steroide geschluckt.«

»Tja. Na, sorgen Sie dafür, dass Paulines Schwester diese gute Nachricht erfährt. Sie kann das ganz sicher gebrauchen.«

Als Michael gegangen war, vergrub Tom das Gesicht in den Händen. »Wir stehen also wieder ganz am Anfang«, seufzte er.

»An den Leichen oder am Fundort wurde überhaupt kein Spurenmaterial gefunden?«, fragte Linda. »Gar nichts von diesem fetten Flegel, der eigentlich helfen sollte?«

»Wenn Sie Emmet McDonagh meinen, er tut, was er kann, Linda. Ehrlich, wollen Sie und Emmet sich nicht endlich wieder vertragen? Es ist so tragisch, wie Sie und Emmet miteinander umgehen, nach allem, was zwischen Ihnen war.«

»Was wollen Sie damit sagen?« Lindas Ton war scharf.

Tom schluckte und erkannte, dass er einen Fehler gemacht hatte. Seine Frau hatte ihm erzählt, was zu dem Zerwürfnis zwischen Emmet und Linda geführt hatte, jedoch unter dem Siegel strengster Verschwiegenheit. Aber die Psychologin würde wissen, dass er log, wenn er versuchte, sich da wieder herauszuwinden.

»Schön, ich weiß Bescheid«, räumte er ein. »Ich weiß, was damals zwischen Ihnen und Emmet vorgefallen ist. Sie wollten Ihren Mann verlassen, um mit Emmet zusammen zu sein, und das hat zu einem Zerwürfnis mit Ihrer Familie geführt. Dann wollte er seine Frau doch nicht verlassen, ohne Ihnen zu sagen, aus welchem Grund, und dann sind Sie zu ihr gefahren und haben die Nachbarschaft zusammengeschrien, ohne zu ahnen, dass sie Krebs hatte. Eine furchtbare Geschichte, aber es ist vorbei. Wäre es nicht langsam an der Zeit, zu vergeben und zu vergessen?«

Linda sah ihn böse an. »Das ist es also, was Sie wissen, ja?« Sie erhob sich abrupt. Die goldenen Armreifen, die sie an beiden Handgelenken trug, klirrten, als sie sich ihren Chiffonschal über eine Schulter warf. »Sie wissen ja noch nicht mal die Hälfte, Darling.«

Damit rauschte sie hinaus und ließ Tom leicht verdattert zurück.

Es war offensichtlich noch mehr an der Geschichte dran.

Leider hatte er im Moment weder den Kopf frei noch die Zeit, die Hintergründe dieser verwickelten Beziehung zu ergründen. Er hatte zwei verpasste Anrufe von Ray. Das bedeutete hoffentlich, dass die beiden in Cork auf etwas gestoßen waren.

Er wollte gerade zurückrufen, als Michael in sein Büro stürzte, die Wangen gerötet und mit weit aufgerissenen Augen.

»Er hat Kontakt hergestellt. Ein Brief. Er hat sie. Der Mörder hat Fiona Holland.«

20

Ray und Laura hatten den Keller noch nicht durchsucht. Die Spurensicherung aus Cork war auf dem Weg. Emmet McDonagh hatte für einen zügigen Einsatz gesorgt.

Laura hatte derweil in Glendale angerufen und Sergeant Ultan Doyle herbestellt.

»Wir können die Möglichkeit nicht ausschließen, dass das mit dem Keller nur ein Zufall ist«, sagte sie zu Ray, während sie warteten. »Vielleicht hat der Taxifahrer noch nicht mal was von dem Kellerraum gewusst, ganz zu schweigen davon, dass er Mary Ellen entführt und dort festgehalten hätte.«

»Eins nach dem anderen«, meinte Ray. »Stellen wir erst mal fest, ob unser Super-Sergeant bei seiner Hausdurchsuchung den Kellerraum gefunden hat.«

Ein paar Minuten später zischten Reifen auf der regennassen Zufahrt zum Cottage. Doyle. Die beiden Detectives erwarteten ihn an der Haustür.

»DS Brennan – schön, Sie wiederzusehen. Ihren Kollegen habe ich noch nicht kennengelernt, glaube ich?« Der Sergeant streckte Ray die Hand entgegen.

»DS Ray Lennon«, erwiderte der und schüttelte sie. »Wir zeigen Ihnen, was wir gefunden haben, und dann können wir uns unterhalten.«

Auf ihre Bitte hin hatte Doyle Taschenlampen und Mineralwasser mitgebracht. Mittlerweile brauchte man künstliches Licht auch schon im Haus, nicht nur im Keller.

Ray richtete den Lichtstrahl der Taschenlampe auf die offene Falltür und das Loch im Fußboden.

Doyle sah die beiden Ermittler aus Dublin verwirrt an.

»Waren Sie sich bewusst, dass es diesen Kellerraum gab, als Sie das Haus durchsuchten?« fragte Laura.

Der Sergeant schüttelte den Kopf. »Nein. Aber … was hat das zu bedeuten? Wollen Sie behaupten – wollen Sie tatsächlich andeuten, dass Cormac Ryan Mary Ellen entführt und dort unten festgehalten hat? Ich habe es doch bereits gesagt. Es gibt etwa zwanzig Zeugen, die bestätigen können, dass er eine Viertelstunde später wieder im Pub war, nachdem er sie zu Hause abgesetzt hatte. Es hätte eine halbe Stunde gedauert, hier rauszufahren und wieder ins Dorf zurückzukehren – ganz zu schweigen von der Zeit, die er gebraucht hätte, sie in den Keller zu schaffen. Vermutlich hätte sie sich doch gewehrt.«

»Was für einen Wagen fuhr er?«, fragte Ray.

»Weiß ich nicht mehr genau. Irgendeinen Mittelklassewagen. Ein Taxifahrerauto. Wahrscheinlich ein Toyota.«

»Mit einem großen Kofferraum?«

Doyle riss die Augen auf. »Sie glauben, er hätte sie die ganze Zeit in den Kofferraum seines Wagens gesperrt? Er wäre in den Pub zurückgekommen, hätte seelenruhig Orangensaft getrunken und Darts gespielt, während sie draußen im Kofferraum lag?« Der Sergeant schüttelte ungläubig den Kopf. »Nein. Das ist unglaublich. Ich meine, was für ein Psychopath würde so was tun?«

»Ein Psychopath, der fünf Frauen entführt und ermordet, um sie dann in einem landschaftlich schönen Tal zu begraben«, konterte Laura verächtlich. »Haben an dem Abend noch mehr Leute seine Taxidienste in Anspruch genommen, wissen Sie das noch?«

Doyle zuckte leicht zusammen. Sein Blick streifte das Loch im Boden, während er sich krampfhaft bemühte, die neuen Informationen zu verarbeiten. »Nein. Er blieb etwa eine Stunde im Pub. Dann ist er nach Hause gefahren. Allein.«

»Interessant, dass Sie sich so deutlich daran erinnern«, bemerkte Ray. »War irgendetwas ungewöhnlich daran?«

»Ja.« Der Sergeant sprach jetzt mit gedämpfter Stimme. »Normalerweise blieb er bis zur Sperrstunde und fuhr ein paar der Gäste nach Hause. An dem Abend sagte er, er wolle früh ins Bett gehen.«

»Verstehe. Also, als Sie herkamen, um das Haus zu durchsuchen, was für einen Eindruck machte er da auf Sie? Haben Sie sich viel hier in der Küche aufgehalten?«

Doyle strich sich übers Kinn und nickte beunruhigt. »Ja. Ich saß am Küchentisch, der stand mitten im Raum, genau über dieser Falltür. Wir haben uns eine Weile unterhalten. Er hat Tee gemacht. Herr im Himmel ... er hat Tee gemacht, und wir haben hier gesessen und Tee getrunken. Das kann doch nicht sein. Wenn sie unten im Keller gewesen wäre, hätte ich sie doch sicher gehört. Sie hätte um Hilfe gerufen, oder nicht?«

Ray schüttelte den Kopf. »Diese Falltür ist mehrere Zentimeter dick. Wenn er Mary Ellen gefesselt und geknebelt hatte, hätten die Falltür und der Teppich alle Geräusche gedämpft. Und sie muss ja gar nicht bei Bewusstsein gewesen sein. Vielleicht hatte er sie bewusstlos geschlagen oder ihr etwas gegeben.«

Der Sergeant schloss die Augen und stöhnte. »Mary Ellen«, flüsterte er und schüttelte den Kopf. »Ich ... ich kann das nicht glauben. Es kann nicht sein, was Sie da sagen ...« Doyle lief zum Spülbecken, würgte und übergab sich.

Ray wandte sich an Laura. »Ist doch mal eine nette Abwechslung, oder?«

»Was?«, fragte sie zurück, ohne bei der Sache zu sein.

»Sonst bin immer ich es, dem am Tatort schlecht wird.«

*

Die Atmosphäre im Besprechungsraum war angespannt. Eine Kopie des Briefs, der an Tom adressiert gewesen war, wurde an die Wand projiziert. Das Original war im Labor und wurde von Emmets Team analysiert.

»Also, zunächst mal, ich habe mit Ray und Laura gesprochen«, sagte der Inspector. Sein Gesicht wurde vom Licht des Projektors bestrahlt, und es sah aus, als wäre ein halbes Wort auf seine Wange gekritzelt worden. »Sie sind im früheren Haus des Taxifahrers, der nach dem Verschwinden von Mary Ellen Lehane in West Cork kurz unter Verdacht stand. Sie haben einen Keller unter dem Haus entdeckt, leer geräumt, abgesehen von einem Bettgestell. Aber das muss nicht unbedingt etwas zu bedeuten haben. Laura vermutet, dass der Raum dazu diente, während des Unabhängigkeitskriegs in den Zwanzigerjahren Rebellen gegen die Briten unterzubringen. Es könnte durchaus sein, dass der Taxifahrer, Cormac Ryan, absolut nichts mit dem Fall zu tun hat. Ein Spurensicherungsteam aus Cork ist vor Ort, aber die werden es nicht leicht haben. Mary Ellen Lehane ist vor vier Jahren verschwunden.

Wir arbeiten mit den Kollegen da unten zusammen und versuchen, herauszufinden, wohin Ryan gegangen ist, nachdem er West Cork verlassen hat. Er hat damals behauptet, er wolle zu Verwandten nach England, und unsere Aufgabe ist jetzt, festzustellen, ob er eventuell in einem der Countys gelandet ist, die für uns von Interesse sind.«

»Sir?« Die Hand von Bridget Duffy schoss hoch. »Ist die Taxifahrer-Masche vielleicht seine Methode? Wir haben uns ja schon gefragt, wie es sein kann, dass alle diese Frauen einfach verschwunden sind – niemand hat gesehen, wie eine Frau schreiend und sich wehrend in ein Auto gezerrt wurde. Unsere Theorie war, dass er sich vorher mit den Opfern anfreundet, aber könnte es nicht sein, dass er sie gar nicht kannte, oder nur als Taxifahrer? Ein Taxi ist das einzige Auto, in das eine Frau, die allein unterwegs ist, bedenkenlos einsteigen wird. Und an vielen der betreffenden Orte gab es vermutlich nur ein oder zwei Taxis, und alle Einheimischen kannten die Taxifahrer.«

Der Inspector nickte. »Das ist eine gute Theorie, Bridget. Wenn er für längere Zeit in der Wohngegend der Opfer als Taxifahrer tätig war, hat er vermutlich sehr viel über sämtliche Bewohner dieser kleinen Städte erfahren. Die Leute reden mit Taxifahrern. Vielleicht hat er die Opfer wegen dem Tratsch ausgewählt, der über sie im Umlauf war.«

»Sollten wir eine Warnung an die Öffentlichkeit geben, während wir versuchen, diesen Cormac Ryan ausfindig zu machen?«, fragte Michael. »Wir werden wohl kaum Frauen per Verordnung daran hindern können, in ein Taxi zu steigen.«

»Nein«, entschied Tom. »Bevor wir ihn aufgespürt haben, können wir nicht viel tun. Natürlich wissen wir nicht, ob er wirklich Taxifahrer war oder sich nur als Taxifahrer ausgegeben hat; wir wissen nicht mal, ob Cormac Ryan sein richtiger Name ist. Wie viele Personen mit einer Taxigenehmigung gibt es in Irland?«

Bridget zückte ihr iPhone und gab die Anfrage bei Google ein, die Stupsnase vor Konzentration gekraust.

»Etwa … fünfundzwanzigtausend«, sagte sie. »Aber ein

großer Prozentsatz davon ist in Dublin unterwegs – zehntausend Taxigenehmigungen wurden in der Hauptstadt erteilt. Von den restlichen werden mindestens ein Drittel, etwa fünftausend, in den Countys ausgegeben worden sein, die für uns von Interesse sind.«

»Nein, wir werden mit den landesweiten Zahlen arbeiten müssen«, sagte Tom. »Es ist möglich, dass er sich die Taxikonzession in Dublin hat ausstellen lassen, bevor er nach Südirland gegangen ist. Fünfundzwanzigtausend. Das ist eine enorm hohe Zahl. Und, wie gesagt, er könnte auch das Taxi eines anderen fahren oder einen Decknamen verwenden. Aber zumindest haben wir jetzt einen Ansatz, dem wir nachgehen können. Wir werden uns alle Fälle erneut ansehen und nach einer Verbindung zu einem Taxi suchen müssen.«

Er drehte das Gesicht zur Wand und zu dem Brief, der darauf projiziert war.

»Also – diese Botschaft. Wir können unmöglich wissen, ob sie vom Täter oder von irgendeinem Verrückten stammt. Bislang noch nichts Handschriftliches geschickt, also haben wir nichts, womit wir die Schrift vergleichen könnten. Und nichts weist darauf hin, dass er Täterwissen besitzt, etwas, das darüber hinausginge, was der Öffentlichkeit mitgeteilt wurde.«

»Der Text sagt überhaupt nicht viel aus«, meinte Bridget.

Sie alle starrten auf die schrägliegende Schrift an der Wand.

Drei Sätze, insgesamt fünfzehn Wörter. Und jedes Mal, wenn der Inspector hinsah, lief ihm ein kalter Schauer über den Rücken.

Ich habe Fiona entführt, genau wie die anderen. Ihr werdet sie nicht finden. Vergesst sie.

*

»Draußen gibt es Probleme.«

Ray war neben Laura getreten, die in der Küche wartete und sich auf das Licht konzentrierte, das jetzt aus dem Loch im Boden drang. Die Kriminaltechniker übten ihre Zauberkunst aus.

»Was ist denn los?«, fragte sie.

»Nora und Elizabeth Lehane sind gekommen. Sie wollen mit dir reden und Doyle eins aufs Dach geben.«

»Mist. Ich gehe zu ihnen raus.«

»Das wäre am besten. He, bevor du gehst, soll ich uns eine Übernachtung im Dorf reservieren? Es muss doch ein Bed and Breakfast oder so was geben. Es ist eine Touristengegend, oder?«

Laura schüttelte unwillkürlich den Kopf. Fast hätte sie hysterisch gelacht. So lange hatte sie sich gewünscht, einmal mit Ray allein zu sein, damals, als sie noch geglaubt hatte, sie hätte vielleicht eine Chance bei ihm. Sie hatte keine Ahnung, ob er wirklich nicht wusste, was für eine Wirkung er auf sie hatte, oder ob er irgendein Spielchen mit ihr spielte. In jedem Fall war sie diese ganze alberne Sache allmählich leid.

»Ich würde lieber heute noch nach Dublin zurückfahren«, erklärte sie entschieden.

»Aber warum? Ich meine, es ist schon ziemlich spät. Und bis wir hier fertig sind – wir werden zu erschöpft sein, um uns hinters Steuer zu setzen. Die Fahrt dauert fünfeinhalb Stunden.«

»Ich fahre«, sagte sie, »wenn du zu müde bist.«

»Das ist es nicht. Ich …« Er seufzte. »Ich dachte, Tom würde vielleicht wollen, dass wir hierbleiben, falls noch irgendwas überprüft werden muss. Wir können schließlich nicht jeden Tag herfahren.«

»Oh«, sagte sie mit einem eisigen Lächeln. »Und da habe

ich mir kurz eingebildet, du wolltest nur in einem Hotel mit mir allein sein.«

Sie wirbelte auf dem Absatz herum, sodass ihre kastanienbraunen Locken flogen, und verließ den Raum. Ray blieb völlig perplex zurück. Was zum Teufel war das denn eben gewesen?

*

»Ich wusste, dass Sie wiederkommen würden.« Nora Lehane umfasste Lauras Hände und drückte sie.

»Aye. Ich habe es zu Elizabeth gesagt. ›Diesem Mädchen ist es nicht egal‹, habe ich gesagt. War es dieser Cormac? Haben Sie da drin etwas gefunden? Kann ich es sehen?«

Mary Ellens Mutter hatte einen wilden Blick, und ebenso wild war der Rest ihrer Erscheinung. Regen rann über ihre Haare und ihr Gesicht, und sie zitterte in ihrer durchweichten Strickjacke aus Baumwolle, die wenig Schutz vor den Elementen bot.

»Warum stehen Sie da draußen im Regen?«, rief Laura entsetzt aus. »Kommen Sie rein in den Flur!«

»Ich habe ihnen gesagt, dass sie das Haus nicht betreten dürfen«, blaffte Doyle hinter ihr. »Das ist ein Tatort.«

»Das ist Ihnen aufgefallen, ja?«, fuhr Laura ihn an. »Na, besser spät als nie.« Sie führte Nora und ihre Tochter ins Haus, wobei sie den Sergeant böse ansah. Elizabeth warf ihm einen triumphierenden Blick zu.

»Also. Zumindest ist es hier trocken. Hören Sie, es gibt hier nichts zu sehen. Wir durchsuchen das Haus lediglich, um festzustellen, ob Mary Ellen eventuell hier festgehalten wurde. Aber bislang haben wir keine Hinweise darauf gefunden.«

Nora machte einen niedergeschlagenen Eindruck, doch Elizabeth wandte ein: »Irgendwas haben Sie aber entdeckt. Wir haben von den Autos gehört, die aus Cork City gekommen sind. Die haben Sie doch nicht ohne Grund angefordert.«

»Ich kenne diese Region gut«, warf Nora ein, den Blick fest auf Laura gerichtet. »Ich kenne die Gegend. Alle alten Häuser hier haben Verstecke eingebaut. Die Männer, die 1920 die Armeebaracken in Cork in die Luft gejagt haben, stammten aus diesem Teil der Welt, und ihre Nachbarn haben sie versteckt, als sie auf der Flucht waren. Das ist es, was Sie gefunden haben, stimmt's? Einen Ort, an dem er sie versteckt haben könnte. Das hätte mir längst selbst einfallen sollen. Seit vier Jahren denke ich an kaum etwas anderes. Herr im Himmel, warum hab ich bloß nicht daran gedacht?«

Laura seufzte. »Nora. Elizabeth. Ich bin fest entschlossen, herauszufinden, was mit Mary Ellen geschehen ist. Die Soko wird jeden Stein umdrehen. Die Erfahrungen, die Sie mit …«, sie drehte sich um, um sicherzugehen, dass der Mann nicht in Hörweite war, »mit Sergeant Doyle gemacht haben, werden sich nicht wiederholen. Sobald wir irgendwas Konkretes in der Hand haben, werden wir Sie informieren.«

»Es war nicht nur Doyle«, sagte Elizabeth.

»Was?«

»Laura.« Ray war aus der Küche gekommen. »Die KTU will mit uns reden.«

»Entschuldigen Sie mich«, sagte sie zu den beiden Frauen. »Ich bin gleich wieder da.«

Sie folgte Ray in die Küche und sah den Kriminaltechniker erwartungsvoll an.

»Haben Sie irgendetwas gefunden?«, fragte sie.

»Ja und nein.«

»Was soll das heißen?«

»Wir haben absolut keine Hinweise darauf entdeckt, dass Mary Ellen Lehane oder sonst jemand in diesem Keller festgehalten wurde.«

Die beiden Detectives wechselten einen enttäuschten Blick.

»Aber das ist nicht nur schlecht«, fuhr der Experte fort.

»Wie kann nach dieser Aussage noch irgendwas Positives folgen?«, fragte Ray.

»Nun, das ist der Punkt. Wir hätten irgendetwas finden müssen. Dieser Keller wurde zu einem bestimmten Zweck erbaut – als Lagerraum, als Versteck, was auch immer. Irgendwann müssen sich Menschen darin aufgehalten haben. Wir hätten irgendetwas finden müssen, und sei es aus früheren Zeiten. Ein Haar, Blutspuren, Hinweise auf menschliche DNA. Aber wir haben nichts gefunden.«

»Der Keller wurde saubergeschrubbt«, sagte Laura.

»Entweder das, oder der Erbauer des Kellers trug einen Schutzanzug, und niemand hat den Keller danach je betreten. Sie können runterkommen, wenn Sie wollen. Sehen Sie sich ruhig um. Sie werden nichts kontaminieren.«

Ray stieg als Erster die Leiter hinab. Der Kellerboden war solide, die Steinwände kahl.

Ray drehte sich im Kreis, obwohl er wusste, dass es nichts zu sehen geben würde außer dem einsamen Bettgestell in der Ecke.

Laura trat zu dem einzigen Einrichtungsgegenstand – einem alten Bettgestell aus Messing, das am Boden festgeschraubt war.

»Wahrscheinlich war es weniger mühsam, das Teil hierzulassen.« Der Kriminaltechniker bestätigte damit ihre eigene Vermutung. »Aber mir ist nicht ganz klar, warum das Bett überhaupt am Boden befestigt wurde.«

»Er konnte Ketten an den Bolzen anbringen«, sagte Ray, und Laura spürte, wie sich ihr der Magen umdrehte.

Sie hockte sich hin, legte die Hände auf das Bettgestell und schloss die Augen. Hatte Mary Ellen hier gelegen? Hatte sie die Wände angestarrt, zur Falltür hochgeblickt und darum gebetet, dass sie sich öffnen möge? War es stockfinster gewesen, oder hatte er ihr ein Licht gelassen? Was hatte er ihr auf diesem Bett angetan?

Ein plötzliches Wehklagen riss sie aus ihrer Versunkenheit.

Nora Lehane stand oben an der Falltür und starrte zu ihnen hinunter, den Mund vor Entsetzen weit aufgerissen. Elizabeth brüllte den Sergeant an, der versuchte, die ältere Frau wegzuziehen, und forderte ihn auf, ihre Mutter in Ruhe zu lassen.

»Sie war hier«, krächzte Nora mit bleichem Gesicht. »Meine Kleine war die ganze Zeit hier.«

Und dann kam Verstärkung für Doyle, und Mary Ellens Mutter und ihre Schwester wurden halb aus der Küche gezerrt, halb geschoben. Laura verharrte regungslos, zitternd in diesem kalten Steingefängnis.

Sie hatte fast das Gefühl, der Geist der Toten würde neben ihr stehen.

21

Mary Ellen, 2008

Irgendetwas stimmte nicht.

Mary Ellen konnte die Veränderung in der Atmosphäre spüren. Es war so weit. Irgendetwas Schlimmes würde passieren – wenn es denn noch schlimmer kommen konnte.

Sie schätzte, dass sie seit etwa einer Woche in diesem Keller war. Sie hatte den Eindruck gehabt, dass er sie für eine Weile gefangen halten wollte, aber jetzt … jetzt war sie sich da nicht mehr so sicher.

Als ihr klar wurde, dass sie entführt wurde, hatte Mary Ellen sich nicht gewehrt. Aus bitterer Erfahrung wusste sie, dass Widerstand alles nur noch verschlimmerte. Manchmal war es besser, einfach nachzugeben.

Ihre Fügsamkeit schien ihn zu verwirren. Als sie im Keller aufwachte, war sie an Hand- und Fußgelenken gefesselt, mit Ketten, die am Boden befestigt waren. Und es war dunkel. Sie hyperventilierte und wurde erneut ohnmächtig. Als sie wieder zu sich kam, stand er über ihr.

»Am Anfang wirst du versuchen abzuhauen«, sagte er, und es klang fast, als wollte er, dass sie einen Fluchtversuch unternahm. Sie kauerte sich auf dem Bett zusammen. »Aber das kannst du nicht. Ich werde diese Falltür abschließen. Es hängt von deinem Verhalten ab, wie oft ich hier runterkomme und was dann ist. Wenn du brav bist und dich ruhig verhältst, nehme ich dir irgendwann die Ketten ab. Ich bring dir was zu essen und zu trinken. Aber du darfst keinen Mucks von dir geben. Egal, was du oben hörst, du darfst nicht schreien. Wenn du es doch tust, schlage ich dich, kapiert? Du wirst hier bei mir bleiben. Wenn du brav bist, passiert dir nichts. Alles klar?«

Dann hatte er sich heruntergebeugt und sie auf die Wange geküsst, als wäre sie sein Püppchen. Sie schauderte zurück und hätte fast gewürgt. Am liebsten hätte sie laut geschrien und ihn angespuckt, aber sie gab keinen Laut von sich. Was immer er von ihr erwartete, sie würde es ihm nicht geben.

Die Leute aus ihrem Dorf hatten sie abgestempelt. Das war der Nachteil, wenn man in einem kleinen Ort lebte. Alle wussten Bescheid über einen. Wenn man mal einen über den Durst trank oder einen Mann küsste, den man nicht hätte küssen sollen, erlaubten sie es einem nicht, das je zu vergessen. Andere junge Frauen, an anderen Orten, wachten am nächsten Morgen auf, schämten sich kurz und mieden vielleicht eine Zeit lang einen bestimmten Pub, doch dann machten sie mit ihrem Leben weiter.

Aber nicht hier. In Glendale bildeten sich die Leute sofort eine Meinung und blieben dann dabei.

Mary Ellen hatte gelernt, dass es am besten war, sie denken zu lassen, was sie wollten, und zu versuchen, es sich nicht allzu sehr zu Herzen zu nehmen. Sie selbst wusste ja, dass sie kein Flittchen war, auch wenn der gehässige Dorfklatsch sie so bezeichnete. Sie wusste, dass sie kein Alkoholproblem hatte wie ihr Vater. Und ihre Mutter und ihre Schwester wussten es auch. Die beiden waren im Grunde das Einzige, an dem ihr etwas lag.

Worte konnten sie nicht verletzen.

Taten schon.

Seit der Sache mit den Moran-Brüdern waren zwei Jahre vergangen.

Sie war mit zu ihnen nach Hause gegangen, freiwillig. Das gab sie zu, und sie fand nicht, dass sie sich deswegen schuldig fühlen sollte. Sie hatten im Pub Dosenbier und billigen Fusel gekauft, sie und die Moran-Brüder. Alle hatten das mitbekommen. Mit Ger, dem Jüngeren, war sie zur Schule gegangen. Sie kannten einander doch alle. Was hatte sie schon zu befürchten?

Ja, sie hatte ein Auge auf Terence geworfen, den Älteren. Und ja, vermutlich hatte sie damit gerechnet, dass zwischen ihnen etwas passieren könnte. Vielleicht sogar an diesem Abend.

Aber ihr war nicht klar gewesen, was die Brüder vorhatten. Als sie versuchte, sich zu wehren, hatte Terence sie festgehalten, damit Ger sie vergewaltigen konnte. Dabei beschimpften und bespuckten sie sie, die ganze Zeit. Dann war Terence auf sie raufgeklettert und hatte übernommen, während Ger ihr seinen Drink ins Gesicht schüttete und Zigarettenasche auf ihren Körper verstreute. Die ganze Nacht hindurch hatten sie sich abgewechselt. Am Morgen war sie geflohen, so wund, dass sie sich kaum bewegen konnte.

Als sie die Vergewaltigung gemeldet hatte, glaubte ihr keiner. Sogar Elizabeth, die ihre kleine Schwester von Herzen liebte, hatte ihr das Gefühl vermittelt, dass sie selbst schuld gewesen war.

»Warum bist du mit ihnen nach Hause gegangen?«, hatte sie verzweifelt und unter Tränen gefragt. »Ich sage ja nicht, dass ich dir nicht glaube, aber wie konntest du was so Dummes tun? Warum trinkst du so viel und bringst dich in solche Situationen? Du musst vorsichtiger sein!«

Mary Ellen hatte versucht, sich nicht mehr in solche Situationen zu bringen. Sie trank immer noch. Nur dass sie es nicht mehr tat, um zu feiern, sondern um zu vergessen. Doch sie war vorsichtig geworden. Abgesehen von diesem einen Mal, als sie zugelassen hatte, dass Sergeant Doyle sie nach Hause fuhr. Sie hatte den Alkohol in seinem Atem gerochen, aber schließlich war er Polizist, und sie hatte sich nicht viel dabei gedacht. Sie war nicht besorgt gewesen.

An der Kreuzung war er an den Straßenrand gefahren. Er hatte grob die Hand in ihre Bluse gesteckt, versucht, ihr die Zunge in den Hals zu schieben und ihr gleichzeitig die Jeans herunterzuziehen. Ich weiß doch, dass du scharf darauf bist, flüsterte er ihr ins Ohr, ich habe darauf gewartet, dich endlich in die Finger zu bekommen. Sie hatte ihm das Knie in die Weichteile gerammt, und er verpasste ihr einen Schlag gegen den Kopf. Irgendwie war es ihr gelungen, aus dem Auto zu entkommen.

Sie hatte nichts falsch gemacht. Er war Polizist. Sie hätte ihm vertrauen können müssen. Sie erzählte Elizabeth, was passiert war, und diesmal waren sie gemeinsam zur Polizeidienststelle gegangen und hatten ihm gedroht, die Sache seinen Vorgesetzten zu melden.

Doyle hatte alles abgestritten, und dann hatte er wütend behauptet, ihr würde sowieso niemand glauben – hatte sie nicht schon das halbe Dorf bezichtigt, sie vergewaltigt zu haben? Mary Ellen habe ihn gebeten, sie mitzunehmen, nicht umgekehrt. Dann hatte er die Taktik geändert und versucht, sich freundlich zu geben. Es täte ihm leid, dass sie einen falschen Eindruck gewonnen habe. Seine Scheinheiligkeit hatte sie wütend gemacht, denn sie wusste, was der Ausdruck in seinen Augen bedeutete: Nervosität, Schuldgefühle und Scham. Nicht Reue.

Ihr war klar gewesen, dass sie aus Glendale weg musste, wenn sie die Vergangenheit abschütteln wollte.

Aber sie hatte ihre Chance verpasst.

Noch ein letzter Drink, hatte sie sich gesagt. Noch ein letzter Abend, an dem sie ihre Sorgen ertränken wollte.

Dann war sie in das Auto gestiegen.

Wie viel Pech konnte ein Mädchen haben?

Plötzlich wurde die Falltür aufgerissen. Ihr Entführer kam die Treppe herunter.

Sie musste nur einen Blick auf sein Gesicht werfen und wusste sofort, was er vorhatte. Seine Miene war weder ärgerlich noch sanft. Er würde sie nicht wüst beschimpfen. Und er würde sich nicht nett geben.

Er war entschlossen.

Er stand vor ihr.

»Ich dachte, du würdest dich ein bisschen mehr wehren«, sagte er. Es klang enttäuscht. »Hör zu, ich muss das tun. Ich wollte es nicht, nicht schon so früh. Aber ich habe keine Wahl.«

»Bitte«, sagte sie und begann heftig zu zittern. »Ich werde es niemandem sagen. Ich habe meine Lektion gelernt. Ich werde es niemals verraten.«

Aber es war sinnlos, das wusste sie. Sie würde nicht die Gelegenheit bekommen, zu beweisen, dass sie es ernst meinte. Er drückte sie mit den Knien aufs Bett und legte ihr die Hände um die Kehle, während sie weiter schwach protestierte. Dann begann sie zu schreien. Und zu kämpfen. Nein. Das würde ihr nicht noch einmal passieren. Sie würde es nicht zulassen.

Etwas Schlimmes stand bevor.

22

Tom starrte an die weiß gestrichene Schlafzimmerdecke. Im trüben Morgenlicht, das durch die feuchten Blätter der Bäume vor dem Fenster sickerte, sah sie graugrün aus. Er beobachtete, wie eine langbeinige Spinne sich geschickt zum Lampenschirm vorarbeitete, wobei sie gelegentlich innehielt, um sich akrobatisch an zwei oder drei Beinen herabhängen zu lassen.

Es regnete immer noch – die Hitzewelle war endgültig vorbei. Er lauschte dem willkommenen Trommeln der Regentropfen gegen die Fensterscheibe, dem Gurgeln im Regenrohr und empfand Erleichterung. Die hohen Temperaturen hatten den Ermittlungen etwas Fiebriges verliehen. Der kühle, beruhigende Regen würde alles verlangsamen, ihnen Zeit zum Nachdenken geben.

Die Spinne baumelte jetzt gefährlich an einem langen Silberfaden, und ihre Beine arbeiteten heftig, als sie ihn spann. Nur gut, dass Louise nicht hier war, um mitzuerleben, wie die giftige Bestie sich zum Ehebett herabließ. Sie würde einen Herzanfall bekommen.

Er griff nach seinem Handy und wählte die Nummer seiner Frau. Sie meldete sich mit einem atemlosen: »Du vermisst mich wohl, oder?«

»Ich würde gerne ja sagen, aber es hört sich verdächtig danach an, als wärst du mit einem anderen Mann im Bett. Was treibst du? Ich hätte nicht gedacht, dass du schon aufgestanden bist.«

»Ich laufe. Am Strand.«

»Um sieben Uhr morgens, und bei dem Regen?«

»Wir sind bei meinen Eltern, Tom. Sie gehen jeden Abend um neun ins Bett. Maria geht vor Langeweile die Wände hoch. Außerdem nieselt es bloß. Vielleicht sollten wir ins südliche Wicklow ziehen. Ein gesundes, sauberes Landleben führen.«

»Mir würden unsere wilden Club-Nächte fehlen, und die leicht beschaffbaren harten Drogen. Was machen deine Eltern?«

»Sind in der Messe. Sie gehen mittlerweile jeden Morgen in die Kirche. Schmeicheln sich beim lieben Gott ein. Ich weiß nicht, wieso – sie erfreuen sich bester Gesundheit. Es wird noch eine Weile dauern, bevor wir die Villa erben.«

Tom lächelte bei dem Gedanken an den winzigen Bungalow seiner Schwiegereltern.

»Hast du mit Sean gesprochen?«, japste Louise.

»Ja, über die Arbeit. Warum?«

»Ach, es ist nichts, eigentlich. Es ist nur so, ich habe gestern mit Mary telefoniert. Ich habe bei Sean und June angerufen, und sie ist drangegangen. Ihre Eltern waren beim Arzt. Sie sagt, der Zustand ihrer Mutter verschlechtert sich schneller als erwartet. Sie wollen noch ein paar Untersuchungen machen.«

»Weswegen? Sie wissen doch, dass sie Alzheimer hat.«

»Die Ärzte befürchten, es könnte noch etwas anderes im Spiel sein. June könnte zudem noch einen Tumor im Gehirn haben. Mist! Ich muss aufhören, ich kriege keine Luft mehr.«

Sie blieb keuchend stehen, während Tom über ihre Worte nachdachte. Wie viel Unglück konnten ihre alten Freunde noch ertragen? Hatte June das gemeint, als sie sagte, es sei »besser so«? Hatte sie einen lichten Moment gehabt und sich auf einen möglichen Tumor bezogen?

Unvermittelt setzte er sich im Bett auf.

»Louise, läufst du ganz allein an diesem Strand?«

»Was? Natürlich bin ich allein. Ich habe nicht wirklich einen Liebhaber in Wicklow, Tom. Der Besuch bei meinen alten Eltern ist kein Trick.«

»Wo steht dein Auto?«

»Auf dem Parkplatz. Was ist nur in dich gefahren?«

»Tu mir einen Gefallen. Rede weiter mit mir und kehr zum Auto zurück. Ich möchte nicht, dass du so früh morgens ganz allein läufst, okay?«

Louise schwieg eine Weile.

»Na gut. Aber Tom, wenn es stimmt, was in den Zeitungen steht, bin ich nicht direkt sein Typ.«

»Ich weiß.«

»Dieser Fall geht dir wirklich an die Nieren, nicht wahr?«

Er stieß langsam die Luft aus.

»Natürlich. Ein Serienmörder war jahrelang in Irland aktiv, direkt vor unserer Nase, und wir haben nichts davon mitbekommen. Oh – und sag Maria, sie soll auf keinen Fall in ein Taxi steigen.«

»In ein Taxi? Dazu ist hier kaum Gelegenheit, Schatz. Es gibt nur einen einzigen Taxifahrer im ganzen Dorf, und jeder kennt ihn.«

»Ja. So ist es meistens.«

*

»Dieser Brief verrät uns nicht viel.«

Tom hockte auf der Kante von Emmet McDonaghs Schreibtisch und kaute an einem Sesam-Bagel, der großzügig mit sahnigem Frischkäse bestrichen war. Ein Gutes hatte die Abwesenheit seiner Frau – zur Frühstückszeit war alles wieder so, wie es sein sollte.

»Es ist ganz normales Papier, und die Tinte stammt von einem handelsüblichen Kugelschreiber«, fuhr der Leiter der Kriminaltechnik fort. »Nichts weist auf das Umfeld hin, in dem der Brief geschrieben wurde. Eins ist uns allerdings aufgefallen – die Schrift wirkt verstellt. Der Schreiber hat nicht so geschrieben, wie er normalerweise schreibt. Das kann man an einigen der Buchstaben erkennen.«

Emmet deutete auf das v in »vergesst« und das n in »Fiona«.

»Er hat den Stift nach links geneigt und versucht, die gleiche Schräglage bei allen Buchstaben durchzuhalten, doch diese beiden Buchstaben sind leicht nach rechts geneigt und blockiger. Seine normale Schreibweise ist so tief verwurzelt, dass seine Hand ihn verraten hat und er automatisch wieder darin zurückverfallen ist.«

»Und das war's?«, fragte Tom enttäuscht.

»Da ist noch was, obwohl ich nicht weiß, ob es euch viel nützen wird. Das Blatt stammt von einem Block. Davor waren ein paar unbeschriebene Seiten, daher ist das Durchgedrückte sehr schwach, aber wir konnten ein Teil von dem rekonstruieren, was auf einem der zuvor abgerissenen Blätter stand.«

Emmet rief ein Bild auf seinem Computer auf.

Tom starrte auf die Zahlen und Buchstaben und versuchte, irgendeinen Sinn auszumachen.

»Ich kann nichts Logisches erkennen«, sagte er und kniff die Augen zusammen. »Li-g. 500. D-er. Was zum Teufel soll das bedeuten?«

»Keine Ahnung. Wir haben schon den ganzen Morgen gerätselt. Bei den Buchstaben fallen einem jede Menge Wörter ein. Liebling. Listig. Dicker. Listiger Dicker.«

»Danke. Sehr hilfreich.

Emmet zuckte die Achseln.

»Ich kann keine Wunder vollbringen.«

»Boss?«

Ray steckte den Kopf durch die Tür.

»Sie sehen scheiße aus«, bemerkte Emmet jovial. »Nett von Ihnen, uns Normalsterblichen auch mal eine Chance bei der holden Weiblichkeit zu geben.«

»Selbst mit Lepra wäre er dir gegenüber noch im Vorteil«, bemerkte Tom und stand auf. »Sag Bescheid, wenn ihr noch etwas findet.«

Auf dem Korridor sah er seinen Deputy genauer an. Ray hatte dunkle Ringe unter den Augen, die Lider fielen ihm fast zu, und sein Haar war zerzaust.

»Ihr müsst heute Morgen ja sehr früh in Cork losgefahren sein«, sagte der Inspector. »Ich hatte euch erst später erwartet.«

»Wir sind schon heute Nacht zurückgekommen, gegen drei«, erwiderte Ray. »Laura wollte nicht dort übernachten.«

»Ihr verrückten Kids. Du hättest noch ein paar Stunden im Bett bleiben sollen. Du nutzt mir nicht viel, wenn du vor Müdigkeit kaum aus den Augen gucken kannst.«

»Das hatte ich auch vor, aber dann rief Natasha McCarthy an. Ich hatte Kontakt zu ihr aufgenommen, und sie hat für mich eine Liste bekannter Sexualstraftäter zusammengestellt. Hat der Sergeant, der für den Vermisstenfall Fiona Holland zuständig ist, einen Typen namens Vincent Carney erwähnt?«

Der Inspector schüttelte den Kopf.

»Nein, kein Wort. Wer ist das?«

»Er steht auf der Liste bekannter Sexualstraftäter. Eine ganze Akte voll von Übergriffen gegenüber Frauen. Angefangen hat er damit, die Hosen runterzulassen und Frauenunterwäsche von Wäscheleinen zu klauen. Dann ist er zum Grapschen übergegangen und später zu versuchter Vergewaltigung. Außerdem wohnt er nur etwa eine Meile von Fiona Holland entfernt, und sie hat im letzten Jahr Anzeige gegen ihn erstattet. Die sie allerdings später wieder zurückgezogen hat.«

»Du verarschst mich.«

Ray schüttelte den Kopf.

»Fahren wir hin«, sagte Tom. »Wir nehmen meinen Wagen. Ich lasse dich nicht hinters Steuer. Du kannst auf der Fahrt ein bisschen schlafen.«

»Na gut. Darf ich vorschlagen, dass wir vorher bei den Hollands vorbeifahren? Offenbar hat Fergus Holland diesem Carney vor nicht allzu langer Zeit fast den Kopf abgerissen.«

»Okay. Aber erst schauen wir bei Sergeant Bart Healey vorbei und fragen ihn, warum er uns nicht gesagt hat, dass im Ort ein Sexualtäter lebt.«

*

»Um ehrlich zu sein, der Gedanke ist mir überhaupt nicht gekommen.«

Healys Ton war entspannt, aber Tom merkte, dass der Sergeant das Gefühl hatte, sich verteidigen zu müssen. Sie hatten Healy im Dorf in der Nähe des Hauses der Hollands aufgespürt, nach einem fruchtlosen Abstecher zur Polizeidienststelle in Trim.

»Vincent hat eine leichte geistige Behinderung. Ich habe ihn überprüft, als ich hergezogen bin. Er ist im Grunde harmlos.«

»Harmlos?«, wiederholte Ray. »Der Mann wurde wegen versuchter Vergewaltigung angeklagt!«

Der Sergeant lief rot an.

»Wenn Sie ihn sehen, werden Sie verstehen, was ich meine. Diese versuchte Vergewaltigung – wahrscheinlich hat er überhaupt nicht begriffen, dass er etwas Falsches getan hat. Es war nicht böse gemeint. Das ist alles, was ich dazu sagen kann.«

Tom musterte Healy kühl.

»Trotzdem hätten Sie uns mitteilen müssen, dass Carney hier in der Nähe wohnt. Es wäre nicht das erste Mal, dass die Schwere der Taten bei bekannten Sexualstraftätern zunimmt.«

»Hören Sie, das weiß ich. Aber, mal ehrlich, er ist kein Serienmörder. Vincent Carney hat den IQ eines Kindes. Er fährt nicht übers Land und lockt Frauen in den Tod. Wenn Vincent in seinem Haus eine Frau gegen ihren Willen festgehalten hätte, fehlte ihm der Grips, um das nicht überall herumzuposaunen.«

»Erstens muss Fionas Verschwinden, wie Sie sicher wissen, nicht unbedingt etwas mit dem Serienmörder zu tun haben«, stellte Tom klar. »Es ist durchaus möglich, dass dieser Carney es bei ihr versucht hat und sich hat hinreißen lassen. Er hat sie schon einmal überfallen, also warum nicht wieder? Und zweitens, ist Ihnen je in den Sinn gekommen, dass diese geistige Behinderung vielleicht nur vorgetäuscht sein könnte?«

Die Miene des Sergeants verriet deutlich, wie absurd er diesen Gedanken fand, aber Tom konnte etwas in seinen Augen aufflackern sehen – ein leiser Zweifel hatte sich eingeschlichen.

»Jedenfalls werden wir ihm nachher einen Besuch abstatten«, schloss er.

»Soll ich nicht besser mitkommen?«

Tom schüttelte den Kopf. »Nein, danke. Ihm sollte klar

werden, wie ernst die Lage ist. Und wenn zwei fremde Polizisten vor seiner Tür stehen, wird das eher der Fall sein.«

Als sie aus dem Dorf fuhren, wehten schwarze Rauchschwaden aus dem Auspuff des Citroëns in Healys Richtung, der im Nieselregen stand und ihnen nachsah.

»Irgendwas stimmt da nicht«, meinte Ray.

»Mit Healy?«

»Ja. Und mit deinem Auto.«

»Ich hab's dir doch gesagt. Es ist der Dieselmotor.«

Ray schnaubte und schloss die Augen. Er versuchte immer noch, Schlaf nachzuholen.

Nach einem raschen Halt im Haus der Hollands fuhren sie weiter zum Gartencenter der Familie. Nach Auskunft seiner Mutter würden sie Fergus dort finden. Er hielt den Betrieb am Laufen, während sie und ihr Mann sich auf die Suche nach Fiona konzentrierten. Die Hollands hatten schon von Vincent Carney gehört, wussten aber angeblich nichts von seinem Angriff auf Fiona im vergangenen Jahr.

»Glauben Sie, er ist es?« In Richard Hollands dickem Hals pochte eine Ader, aber er bemühte sich, ruhig zu bleiben. »Herr im Himmel, wurde er nicht wegen irgendeines Sexualdelikts verurteilt? Ich hätte an ihn denken sollen, aber … die Polizei hat uns ja ständig erzählt, Fiona sei vermutlich bloß weggelaufen. Ich wollte nicht denken … also, jedenfalls nicht, bevor die Sache mit dem Serienmörder so einen Wirbel gemacht hat.«

»Wir wissen nicht, ob Carney damit zu tun hat«, erklärte Tom wahrheitsgemäß. »Wir wollen nur mit ihm reden. Sind Sie sicher, dass Fiona nie irgendetwas darüber erzählt hat? Sie hat Anzeige bei der Polizei erstattet.«

»Ganz sicher«, antwortete ihr Vater. »Ich hätte ihn umgebracht, wenn ich gewusst hätte, dass er Hand an meine Tochter gelegt hat. Sie raten ihm besser, sich von mir fernzuhalten, Inspector. Und warum zum Teufel wurde diesem Mann erlaubt, in unserem Dorf wohnen zu bleiben? Warum ist er nicht irgendwo weggesperrt, wo Frauen vor ihm sicher sind?«

»Mr. Holland, wie schon gesagt – vielleicht hat er überhaupt nichts mit der Sache zu tun. Ich weiß, wie schwer das ist, aber bitte versuchen Sie, sich nicht in irgendetwas hineinzusteigern.«

Das Letzte, was sie brauchten, war eine Hexenjagd gegen Carney.

»Bevor wir gehen, wollte ich Sie noch etwas fragen: Haben Sie beide schon Ihr ganzes Leben lang in dieser Gegend gewohnt?«

Richard und Caroline sahen sich an.

»Ja«, antwortete Caroline. »Warum?«

»Sie haben nie für längere Zeit im Ausland gearbeitet oder in einem anderen County? Insbesondere Sie, Richard?«

Fionas Vater schüttelte leicht verwirrt den Kopf.

»Nein. Ich bin viel unterwegs, ich bekomme Aufträge für Gartengestaltungen aus ganz Irland, aber ich bleibe selten mehr als ein paar Tage an einem Ort.«

»Ihre Eltern stammten also auch von hier? Sie haben kein Haus in einem anderen Teil von Irland geerbt?«

»Meine Eltern kamen aus Navan, und Carolines Eltern sind aus Dublin nach Luttrell gezogen. Warum ist das relevant, Inspector?«

Tom zuckte die Achseln.

»Nur Hintergrundinformationen über Ihre Familie«, sagte er. »Ich habe mich gefragt, ob es vielleicht jemanden aus Ihrer Vergangenheit gibt, der Grund hätte, ihrer Tochter etwas anzutun.«

»Aber wenn dieser Serienmörder sie verschleppt hat,

kann es doch nichts mit irgendwelchen Leuten zu tun haben, die wir kennen.« Caroline sah ihn misstrauisch an.

Der Inspector gab nur ein verhaltenes Grunzen von sich.

»Wir haben uns überlegt«, sagte Richard, »ob wir noch eine weitere Pressekonferenz abhalten sollten. Ihn anflehen, sie uns zurückzubringen. Wir würden gerne helfen. Wir werden noch verrückt, wenn wir hier nur sitzen und warten.«

»Lassen Sie mich darüber nachdenken«, erwiderte Tom.

*

Sie fanden Fergus im Verkaufsraum des riesigen Gartencenters der Hollands. Nach dem Betrieb zu urteilen, der dort herrschte, schien die Familie gute Geschäfte mit Pflanzen und Zubehör für Hobbygärtner zu machen.

»Wir müssen mit Ihnen reden«, sagte Tom. Unterstützt von einem Angestellten, schleppte Fergus gerade schwere Keramikkübel für Pflanzen. Er stellte seine Last auf dem Boden neben Toms Füßen ab und richtete sich auf, das Gesicht rot vor Anstrengung, Zorn in den dunklen Augen.

»Haben Sie meine Schwester gefunden?«

»Nein.«

»Was wollen Sie dann von mir?«

»Uns mit Ihnen über Vincent Carney unterhalten.«

Fergus sah aus, als hätte er am liebsten auf den Boden gespuckt. Stattdessen zog er seine Gartenhandschuhe aus und reichte sie seinem Mitarbeiter.

»Mach das hier fertig, Charlie, und dann hol die Säcke mit dem Dünger rein.«

»Aber das sind fünfhundert Stück!«

»Dann hol dir jemanden, der dir hilft. Lieber Himmel! Muss ich denn alles selbst machen?«

Der Angesprochene nickte und versuchte, einen neutralen Gesichtsausdruck zu wahren. Tom schätzte ihn auf Ende dreißig, und man merkte ihm an, wie sehr es ihm widerstrebte, Anweisungen von dem reizenden Sohn des Chefs entgegennehmen zu müssen.

»Wir können im Büro reden«, blaffte Fergus über die Schulter gewandt und marschierte voran.

Die beiden Detectives folgten ihm gehorsam. Als sie in dem Raum angekommen waren, schloss der Inspector die Tür und spähte durch die Jalousien hinaus. Er beobachtete, wie die Mitarbeiter verstohlene Blicke in Richtung Büro warfen und untereinander tuschelten.

»Es ist bestimmt nicht leicht«, sagte er und sah Fergus an.

Sie standen um einen Tisch mit einem Telefon, PC und jeder Menge Akten herum. Niemand hatte sich hingesetzt.

»Was denn?«, knurrte Fergus.

»Die Firma leiten zu müssen, obwohl Sie sicher viel lieber nach Ihrer Schwester suchen würden. Ihre Mitarbeiter sind Ihnen bestimmt gut gesinnt, aber für die ist es nur eine Episode am Rande, oder?«

Tom versuchte, Mitgefühl zu zeigen. Fionas Bruder mochte ein reizbarer Typ sein, aber im Grunde war er nur ein junger Mann, der versuchte, den Familienbetrieb am Laufen zu halten und damit fertigzuwerden, dass seine kleine Schwester spurlos verschwunden war.

Fergus' Blick wanderte zu der Glasscheibe hinter Tom. Seine grimmige Fassade geriet ins Wanken. Das jungenhafte Gesicht unter dem Bart wurde ein wenig weicher.

»Neugierige Bastarde«, entgegnete er. »Sehen Sie sie sich an: kleine Arbeitsameisen. Sie versuchen, damit klarzukommen, dass ich jetzt der Boss bin, das ist deren Hauptproblem. Mein Vater kommt nur rein, um die Bestellungen zu überprüfen – für alles andere bin im Moment ich zuständig. Und ich bin nicht so weich wie der Alte. Mir ist es scheißegal, wenn jemand den Nachmittag freihaben will, weil er einen Arzttermin hat oder seine Kinder abholen will. Die Leute werden fürs Arbeiten bezahlt.«

Tom seufzte.

»Schön, reden wir. Was war das mit Vincent Carney?«

Fergus ließ sich auf den Ledersessel hinter dem Schreibtisch fallen. Er war fast so groß wie sein Vater, und doch schien er fast darin zu versinken.

»Er hat versucht, Fi zu begrapschen. Er hat ihr Angst gemacht. Tja, muss er wohl. Sie hat es mir erzählt, und sie hat mir sonst nie was erzählt. Es ist nicht richtig, wissen Sie.«

»Was ist nicht richtig?«

»Dass es solchen Perversen erlaubt wird, unter normalen Leuten zu leben.«

»Sie hat es der Polizei gemeldet, aber Sie haben ihn trotzdem verprügelt.«

»Nur, weil nichts passiert ist.« Fergus machte ein finsteres Gesicht. »Sie hat es ihrem Kumpel erzählt, Sergeant Healy. Der hat große Töne gespuckt, aber unternommen hat er nichts. Er ist bloß hingegangen, um mal mit Vincent zu reden. Der dreckige Arsch weiß nicht, was er tut, hat er behauptet. Dann hat Fiona die Anzeige zurückgezogen. Also hab ich mir Carney vorgeknöpft. Ich habe nur getan, was jeder andere auch getan hätte.«

»Hat er Fiona noch mal belästigt?«, fragte Tom. »Oder eins der anderen Mädchen aus dem Dorf?«

Fergus schüttelte den Kopf.

»Nein. Offenbar hat er seine Lektion gelernt. Jedenfalls habe ich nichts davon gehört, dass er sich danach noch an irgendwelche Frauen aus dem Dorf rangemacht hätte. Warum wärmen Sie diese alte Geschichte wieder auf? Glauben Sie, er hat was mit Fionas Verschwinden zu tun? Verdammt – ist er etwa der Serienmörder?«

Tom schüttelte den Kopf. Sie waren dabei, in einem Wespennest herumzustochern. Nachdem sie Carney ins Spiel gebracht hatten, würde es eine echte Herausforderung sein, Richard und Fergus Holland von dem Mann fernzuhalten.

»Wir wollen nur mit ihm reden«, sagte er. »Damit wir ihn von der Liste der Verdächtigen streichen können. Wie kommt es, dass Ihre Eltern nichts von der Sache wussten?«

»Was glauben Sie? Fi hat ihnen praktisch nichts über ihr Leben erzählt. Sie hätte auch das Baby nicht erwähnt, wenn ihr nicht ein dicker Bauch gewachsen wäre. Fi hat sich bei Mama und Papa ganz anders gegeben als draußen in der großen bösen Welt.«

»Aber Sie haben versucht, sie zu beschützen«, sagte Tom.

»Nicht sehr erfolgreich, oder? Er hat sie, stimmt's? Der Serienmörder. Wahrscheinlich ist sie längst tot. Wir können es ebenso gut akzeptieren. Fiona …«

Seine Stimme brach. Tom empfand tiefes Mitgefühl mit ihm.

»Fiona ist nicht mehr da. Meine Schwester ist tot.«

23

Fergus brachte die beiden Detectives noch zum Auto.

»Übrigens, Ihre Kollegen haben eine Liste aller unserer Angestellten angefordert«, sagte er. »Ich werde sie Ihnen mailen. Wozu brauchen Sie die?«

»Wir wollen die Namen von allen Leuten sammeln, die Fiona gut kennen oder Grund hatten, Kontakt mit ihr zu haben«, antwortete Tom.

»Keiner der Mitarbeiter kennt sie. Sie hat noch nie irgendwas für die Firma getan.«

»Trotzdem. Sie ist die Tochter vom Chef.«

»Vermutlich. Hier, ich schreib Ihnen auf, wie Sie zu Carneys Haus kommen. Es ist schwer zu finden, wenn man nicht weiß, welche Straße man nehmen muss.«

Fergus kritzelte ein paar Notizen auf die Rückseite eines der Werbeflyer, die am Eingang des Gartencenters auslagen. Tom nahm den Zettel dankbar entgegen und streckte Fergus die Hand hin. Der junge Mann betrachtete sie, als wäre sie ein seltsames Objekt, dann schüttelte er sie fest.

Fergus blieb neben dem Laster stehen, der mit den Säcken mit Dünger beladen war, und sah zu, wie sie ins Auto stiegen.

»Komischer Vogel«, bemerkte Ray. »Fahren wir nun oder nicht? Er hat immer noch seine kleinen Knopfaugen auf uns gerichtet.«

Tom fluchte. Er hatte den Schlüssel bereits zweimal in der Zündung umgedreht, ohne Ergebnis. Es war ihm fast peinlich, das seinem Deputy zu sagen.

»Ist nicht wahr.« Ray hatte von selbst bemerkt, was los war. Fergus steuerte auf sie zu, ohne sich um den Regen zu scheren.

»Hast du das Radio angelassen, als wir ausgestiegen sind, oder was?«, fragte Ray.

Der junge Holland klopfte an Toms Fenster. Der Inspector öffnete die Fahrertür, weil auch der Schalter nicht funktionierte, der das Fenster herunterließ.

»Springt er nicht an?«

»Es rührt sich nichts.«

»Machen Sie die Motorhaube auf. Ich hole ein Starterkabel.«

Zehn Minuten lang versuchten sie vergebens, den Citroën zum Anspringen zu bewegen.

»Wenn es nicht an der Batterie liegt, dann vielleicht am Starterkabel«, sagte Fergus. »Sind Sie bei der AA?«

Tom nickte. Er hatte die Nummer der Automobile Association auf Kurzwahl.

Er erledigte die langatmige Prozedur mit der reizenden Lisa, die ihn vom letzten Mal noch gut in Erinnerung hatte. Als er auflegte, war seine Miene so düster wie die Regenwolken.

»Sie schickt jemanden her, aber es könnte eine gute Stunde dauern«, erklärte er.

Ray warf einen Blick zum Himmel und fluchte.

»Ich fahre Sie hin«, bot Fergus an.

Der Inspector runzelte die Stirn.

»Ich glaube, das wäre keine so gute Idee, Junge. Nicht bei Ihrer Vorgeschichte mit Carney.«

Fergus zuckte die Achseln, als wäre es bedeutungslos, aber Tom merkte, dass die Ablehnung ihn wurmte.

»Dann eben nicht. Ich wollte nur helfen. Ich lass Sie von

einem der Mitarbeiter hinfahren. Wenn Sie zurückkommen, sollte Ihr Auto repariert sein. Charlie!«, brüllte er.

Gemeint war der Mann von vorhin, der noch immer dabei war, die Säcke mit Dünger abzuladen. Er war ein gutes Stück entfernt, aber der Inspector sah, wie er sich anspannte und irgendetwas in sich hineingrummelte, bevor er zu ihnen herüberkam.

»Ja, Fergus?«, sagte er müde.

»Bring die zwei zu Carneys Haus, ja?«

Charlie nickte, offenbar erleichtert, dem Gartencenter eine Weile entrinnen zu können.

»Mein Arbeitsjeep steht da drüben.«

Er führte Tom und Ray zu einem schwarzen Wagen, der zwischen verschiedenen anderen Fahrzeugen stand. »Leider ist die Karre ziemlich dreckig. Ich hatte heute Morgen eine Lieferung und noch keine Gelegenheit, sie sauber zu machen. Ich bin Charlie Lane.«

Er streckte die Hand aus, und der Inspector und Ray schüttelten sie nacheinander.

»Machen Sie sich deswegen keine Gedanken«, beruhigte Tom den Mann. »Wir sind froh, dass Sie uns mitnehmen. Tut mir leid, dass wir Ihnen solche Umstände machen.«

Charlie entriegelte die Türen des Jeeps, und sie stiegen ein.

»Mensch, Sie machen mir gar keine Umstände! Ich bin heilfroh, dass ich Sie fahren darf und mal von dem kleinen Lord da wegkomme. Er war immer schon ein Scheißkerl, aber jetzt, wo sein Vater ihm die Geschäftsführung übertragen hat, ist ihm das zu Kopf gestiegen. Man sollte doch meinen, dass er sich ein paar mehr Sorgen um seine Schwester macht, oder? Ich könnte kaum einen Bissen runterkriegen, geschweige denn den ganzen Tag arbeiten. Das sagen alle hier.«

»Sie wissen, wo dieser Typ wohnt?«, fragte Tom.

»Klar, jeder hier weiß, wo Vincent wohnt, Inspector. Aber ich nehme die landschaftlich schönere Strecke. Es gibt noch einen kürzeren Weg, aber sobald mal ein Zentimeter Regen fällt, steht sie sofort unter Wasser.«

»Sie stammen hier aus der Gegend?«

»Hier geboren und aufgewachsen. Musste eine Weile nach England auswandern, um Arbeit zu finden. Als die Hollands Jobs in der Gegend ausgeschrieben haben, bin ich zurückgekommen. Ich wollte gern wieder in die Heimat. Es fehlt einem, wissen Sie. Ich wohne in dem Haus, in dem mein Großvater aufgewachsen ist. So soll es sein.«

»Ich finde auch, dass es zu Hause am schönsten ist«, sagte der Inspector.

Sie fuhren eine schmale Straße entlang, über der sich ein märchenhaftes Dach aus ineinander verschlungenen Baumkronen wölbte. Die Auswanderung war der Fluch jeder Generation von Iren, und Tom wusste, dass Irland in der Erinnerung der Ausgewanderten immer grüner und schöner wurde, je weiter weg sie ziehen mussten. Seine Familie hatte in der Beziehung sehr viel Glück gehabt. Bisher.

»Wenn Sie sagen, jeder wüsste, wo Vincent wohnt, meinen Sie vermutlich, dass er einen gewissen Ruf hat.«

Tom warf einen Blick auf ihren Fahrer. Er hatte Koteletten, was ihn im Profil ein bisschen wie Elvis aussehen ließ, besonders wenn er wie jetzt abfällig einen Mundwinkel hochzog.

»Ja. Das ist noch milde ausgedrückt.«

»Aber er ist doch bestimmt harmlos?« Tom beschloss, es mit Sergeant Healys Ansatz zu versuchen.

Charlie warf ihm einen scharfen Blick zu. »Von wem haben Sie das?«

»Ist mir zu Ohren gekommen.«

»Da haben Sie was Falsches gehört. Er ist vielleicht nicht ganz richtig im Kopf, Gott segne ihn, aber er ist keine sanfte Seele. Vincent ist ein dreckiger kleiner Scheißkerl. In seiner Gegenwart ist keine Frau sicher. Er hat in jedem Pub in der Stadt Hausverbot, weil er weibliche Gäste belästigt hat. Der Mann ist eine Gefahr. Ich würde nicht wollen, dass mein Mädchen mit ihm allein wäre.«

Der Inspektor warf einen Blick auf Ray, der hinten saß, und ihre Blicke trafen sich. Ihr Fahrer hatte kein Hühnchen mit Carney zu rupfen. Er war ein ganz normaler Einheimischer, und was er ihnen da erzählte, hatte wenig Ähnlichkeit mit Bart Healys Schilderung. Warum hatte der gute Sergeant ihnen eine völlig andere Geschichte aufgetischt?

»Es gibt Gerüchte im Dorf«, fuhr Charlie fort.

»Worüber?«

»Über Carney und Fiona Holland. Offenbar hat er sie im letzten Jahr irgendwie belästigt. Und jetzt wird sie vermisst und alles …«

»Hat er schon immer hier in der Gegend gelebt?«, fragte Tom und vermied es damit geschickt, auf die versteckte Frage einzugehen. Charlie Lane war auf Klatschgeschichten aus, aber von ihnen würde er nichts erfahren.

»Er stammt von hier, aber er kommt und geht.«

»Ist er berufstätig?«

»Nicht, dass ich wüsste. Jedenfalls hat er keinen regulären Job. Kann sein, dass er was nebenbei macht, bar auf die Kralle.«

Während sie weiterfuhren, überlegte der Inspector, welche Art von Gelegenheitsjob Carney wohl haben könnte, bei dem er nicht fest angestellt, aber viel unterwegs war. Taxifahren war eindeutig eine Möglichkeit.

»Da wären wir«, sagte Charlie und bog in ein schmales Sträßchen voller Schlaglöcher ein. Die Hecken auf beiden Seiten, die lange nicht mehr geschnitten worden waren, kratzten über den Lack des Jeeps.

Sie hielten vor einem grauen, mit Rauputz versehenen Bungalow im Landhausstil. Es gab verschiedene Anbauten und Schuppen, die aber offenbar ohne echten Plan errichtet worden waren. Es waren hässliche, funktionelle Gebäude mit dreckigen Fensterscheiben und Türen. Alles wirkte ziemlich heruntergekommen.

»Wohnt er allein hier?«, fragte Tom.

»Ja. Seine Eltern haben ihm das Haus hinterlassen. Sie sind vor ungefähr zehn Jahren gestorben, heißt es. Auch da gibt es Spekulationen.«

»Was für Spekulationen?«, fragte Tom.

»Sie hatten eine Hypothek auf den Hof aufgenommen. Die ist jetzt abbezahlt – Vincent hat das Land verkauft, aber hauptsächlich, um die Schulden loszuwerden. Ein bisschen von dem Gewinn ist aber schon übrig geblieben, und das Haus und ein Stück Land dahinter hat er behalten. Jedenfalls, mit seinen Eltern hat es ein schlechtes Ende genommen. Sie sind in ihr Auto, das in der Garage stand, gestiegen, haben alle Türen abgeschlossen und den Motor laufen lassen.«

»Sie haben sich umgebracht?«

»Sieht so aus. Praktisch, dass Vincent an dem Abend nicht zu Hause war, sagen die Leute. Sonst wäre ihm doch wohl was aufgefallen, oder? Deine Eltern verschwinden in der Garage, sperren ab, und dann hört man den Motor laufen. Ich warte hier draußen auf Sie, wenn es Ihnen nichts ausmacht. Ich kann mir nicht vorstellen, dass Sie mich bei der Vernehmung dabeihaben wollen, und ich finde es hier irgendwie gruselig.«

Allmählich wurde auch Tom etwas unheimlich zumute.

Er und Ray sprangen aus dem Jeep, direkt in den durchweichten Matsch, der Carney als Auffahrt diente.

Sie liefen zur Haustür und duckten sich unter das kleine Vordach, um aus dem Regen herauszukommen. Ray klopfte hart an die gebrochen weiße Aluminiumtür. Sie warteten kurz, dann klopfte Ray erneut.

Charlie ließ das Fenster herunter.

»Er ist zu Hause«, rief er zu ihnen hinüber. »Ich kann seinen Transporter sehen, er ist an der Seite des Hauses abgestellt.«

Tom winkte zum Zeichen, dass er verstanden hatte.

»Gehen wir nach hinten«, sagte er zu Ray. »Er kann uns kaum ignorieren, wenn wir durchs Fenster zu ihm reingucken.«

»Ich hoffe nur, er hat keine Hunde«, sagte Ray nervös. Er war als Junge einmal von einem Hund angefallen worden und nie darüber hinweggekommen. Es war albern, das wusste er – ein erwachsener Mann, über eins achtzig groß, aber selbst ein kläffender Terrier konnte ihn in Panik versetzen.

Sie waren gerade um die Hausecke gebogen, als sie einen ohrenbetäubenden Knall hörten. Steinsplitter regneten aus der Wand eines Schuppens rechts von ihnen, und feine Trümmerstücke flogen in alle Richtungen.

»Was zum …« setzte Ray an. Er brachte den Satz nicht zu Ende. Tom reagierte schnell und zog ihn zu Boden, als eine neue Explosion die Hausmauer traf.

Tom schützte seinen Kopf mit den Händen, und Teile des Putzes und scharfe Steinsplitter schürften ihm die Hände auf.

»Zurück«, schrie er Ray zu und zog ihn auf die Füße. Die beiden Männer rannten zur Vorderseite des Hauses, wo

Charlie den Motor aufheulen ließ. Es gereichte ihm zur Ehre, dass er nicht sofort davongerast war, als die Schüsse abgefeuert wurden.

Sie sprangen in den Jeep, und ihr Fahrer drückte das Gaspedal durch und versuchte, rückwärts aus der Auffahrt zu setzen. Die Räder drehten in dem durchweichten Matsch durch, was das Auto so verlangsamte, dass sie Zeit hatten, Vincent Carney zu entdecken, der lässig um die Hausecke geschlendert kam und eine Schrotflinte auf die Windschutzscheibe des Jeeps richtete.

»Er wird auf uns schießen«, schrie Ray, und die drei Männer duckten sich. Neben dem Jeep spritzte Matsch in alle Richtungen – Carney hatte sein Ziel verfehlt. Endlich griff das Profil der Räder, und der Jeep setzte sich in Bewegung. Charlie drückte das Gaspedal durch, und sie bretterten etwa hundert Meter rückwärts. Dann richtete er sich auf, legte den ersten Gang ein und wendete. Erneut fiel ein Schuss, wieder weit ab vom Ziel.

»Fahren Sie zur Hauptstraße«, befahl Tom. Er zückte sein Handy und rief die Einsatzzentrale an. »Detective Inspector Tom Reynolds, NBCI. Wir brauchen sofort Unterstützung. Schüsse auf zwei Beamte und einen Zivilisten. Wo zum Teufel sind wir? Charlie, wo genau befinden wir uns?« Tom stellte auf Lautsprecher, und Charlie gab mit zittriger Stimme ihren genauen Standort durch.

»Wir brauchen das SEK«, befahl Tom, als die Einsatzzentrale die Koordinaten hatte. »Der Tatverdächtige ist mit einer Schrotflinte bewaffnet.«

Sie waren wieder auf der Hauptstraße angelangt. Charlie überquerte sie, legte eine Hundertachtzig-Grad-Wendung hin, sodass sie die Seitenstraße im Blick hatten, aus der sie gekommen waren, und trat auf die Bremse. Alle drei saßen schweratmend da und ließen die schmale Seitenstraße gegenüber nicht aus den Augen.

»Gibt es noch einen weiteren Zufahrtsweg zum Haus?«, fragte Tom. Sein Herz raste.

Ihr Fahrer schüttelte den Kopf, zu geschockt, um zu sprechen. Das eingeschossene Adrenalin hatte es ihm ermöglicht, sie dort wegzubringen, aber nun, wo sie aus der unmittelbaren Gefahr heraus waren, war er wie gelähmt vor Angst. Der Inspector legte ihm eine Hand auf die Schulter.

»Sie sind in Sicherheit, Mann. Wenn er uns verfolgen sollte, sehen wir ihn.«

Es dauerte einen Moment, bis Charlie seine Stimme wiederfand.

»Scheiße. Ich kann nicht … Wer hätte gedacht, dass er zu so was fähig ist? Er könnte zu Fuß entwischen, über die Felder hinter dem Hof. Aber da kommt erst mal meilenweit gar nichts.«

Tom wandte sich an Ray. »Bist du bewaffnet?«

Sein Deputy nickte. »Und du?«

»Ja. Allerdings weiß ich nicht, was eine Walther P99c gegen das ausrichten kann, was er hat.« Der Inspector wandte sich wieder an Charlie. »Wir müssen nach ihm Ausschau halten, schließlich könnte es sein, dass er zu fliehen versucht. Geht das in Ordnung? Wir werden Ihren Jeep brauchen, um ihn notfalls verfolgen zu können. Ist hier irgendwo in der Nähe ein Haus, zu dem Sie gehen können?«

»Ich … wohne hier ganz in der Nähe«, stammelte Charlie, der rote Flecken im Gesicht hatte. Er schüttelte den Kopf. »Tut mir leid, das hatte ich nicht erwartet. Können Sie mit dem Jeep umgehen?«

»Alles gut. Versuchen Sie, von der Straße wegzubleiben, und wenn Sie hören, wie irgendwelche Fahrzeuge auf Sie zugerast kommen, gehen Sie in Deckung, klar? Sie bekommen den Jeep später zurück.«

»Machen Sie sich keine Gedanken deswegen«, sagte Charlie. Er schüttelte Tom die Hand. »Viel Glück.«

Damit sprang er aus dem Wagen und sprintete davon.

»Du liebe Güte, wer hätte gedacht, dass wir von Usain Bolt chauffiert worden sind?«, bemerkte Ray. Er stieg auf den Fahrersitz und machte sich mit Steuerung und Cockpit des Jeeps vertraut. »Kein Witz, Tom, aber ich bin noch nie so dankbar für deine Schrottkarre gewesen. Wenn dieser Mann uns nicht gefahren hätte und wenn er nicht den Motor hätte laufen lassen, wären wir da nie lebend rausgekommen.«

Tom hielt den Blick starr geradeaus gerichtet. Seine Hände waren abgeschürft, der einzige Schaden, den er bei dem Angriff davongetragen hatte.

»Findest du nicht auch, dass irgendwas merkwürdig an der Sache ist?«

»Was meinst du?«

»Tja, entweder ist er ein furchtbar schlechter Schütze, oder es waren nur Schreckschüsse. Er hat uns vier Mal verfehlt.«

Sein Deputy schnaubte. Für seinen Geschmack waren die Einschläge nahe genug gewesen.

»Tom, wenn er nicht diese Straße heruntergebrettert kommt und wir da wieder rauskommen, ohne dass einer von uns beiden draufgeht, werde ich Laura bitten, mit mir auszugehen.«

»Dein Leben läuft wohl vor deinem inneren Auge ab, was?«, witzelte Tom, aber er tat es nur halbherzig. Er wäre jetzt selbst nur zu gern mit Louise zu Hause gewesen.

Nach zwanzig Minuten hörten sie das erste Sirenengeheul, und nichts und niemand hatte Anstalten gemacht, den Hof von Carney zu verlassen. Die Einsatzfahrzeuge trafen nacheinander ein – das SEK sowie Verstärkung durch die Bereitschaftspolizei aus der Umgebung. Joe Kennedy hatte sich bereits gemeldet und Tom seine volle Unterstützung zugesichert. Der Inspector war kurz angebunden gewesen, denn er hatte ein gutes Gedächtnis. Das Wissen, wie sehr Kennedy die ganze Aufregung genießen würde, hinterließ bei ihm einen bitteren Beigeschmack. Kennedy würde hier auftauchen, wenn alles vorbei war, und keiner der Zuschauer der Six-One-Nachrichten würde ahnen, dass der Chief Superintendent sicher und gemütlich in seinem Büro gesessen hatte, während auf Tom, Ray und einen unbeteiligten Bürger geschossen wurde.

Der Inspector sprach gerade mit Jim Knowles, dem Leiter des SEKs, als Sergeant Healy auftauchte.

»Harmlos, sagten Sie«, fuhr Ray ihn an.

Healey hob beschwichtigend die Hände. Sein Gesicht war fahl und besorgt.

»Es tut mir leid. Wirklich. Ich hätte nie gedacht, dass er zu so was fähig wäre. Kann ich irgendwie behilflich sein?«, wandte er sich an den SEK-Leiter. »Ich kenne den Mann.«

»Wäre er denn bereit, mit Ihnen zu reden? Jemand aus seiner Familie wäre besser.«

»Er hat keine Familie mehr.« Healy schüttelte den Kopf.

Knowles sah Tom an.

Der Inspector zuckte die Achseln. »Ich kann da nichts tun. Als wir eben versucht haben, ins Haus zu gehen, hat er auf uns geschossen. Sergeant Healy ist vielleicht die beste Alternative.«

»Würden Sie sich zutrauen, sich dem Haus zu nähern?«, fragte der Leiter des SEKs. »Wir statten Sie komplett aus, und Sie bekommen Deckung von allen Seiten.«

Healy nickte. Er wollte helfen.

Der Regen hatte aufgehört, und Tom und Ray lehnten sich gegen die Motorhaube des Jeeps. Sie hatten jetzt die frustrierende Aufgabe zu warten. Es gab sonst nichts, was sie hätten tun können.

»Glaubst du, er ist der Täter?«, fragte Ray.

»Ich hoffe es«, sagte Tom. »Ein anderer Grund für sein Verhalten fällt mir nicht ein. Und ich hoffe, er hat nicht längst das Weite gesucht.«

Sein Handy klingelte. Es war Louise.

»Ich bin in Sicherheit«, sagte er sofort, nachdem er sich gemeldet hatte. Er hatte ihr eine Nachricht geschickt, damit sie wusste, wo er war, und sich keine Sorgen machte, wenn sie es in den Nachrichten hörte.

»Bist du noch vor Ort?«

»Draußen. Das SEK geht rein.«

»Warum fährst du nicht weg?«, fragte sie. »Warum hängst du da noch rum?«

»Das ist mein Job, Schatz. Die Jungs machen das schon.«

»Tom Reynolds, du kommst gefälligst heil und gesund nach Hause. Hörst du mich? Ich bin gerade dabei, unsere Sachen ins Auto zu laden, und dann fahren wir nach Dublin zurück.«

»Uns wird schon nichts passieren«, antwortete er. »Ich liebe dich.«

»Ich liebe dich auch.«

Ray schaute auf sein Handy, und ein zufriedenes Grinsen breitete sich auf seinem Gesicht aus.

»Was macht dich so glücklich?«, fragte der Inspector.

»Ich habe Laura eine Nachricht geschickt. Ich habe drei verpasste Anrufe und eine Nachricht. Sie will wissen, ob es mir gut geht. Die ganze Zeit hat sie mich ignoriert, ich hab nicht mal einen flüchtigen Blick abbekommen. Wer hätte geahnt, dass es so viel Glück bringt, wenn auf einen geschossen wird?«

»Ruf sie zurück, du blöder Kerl.«

Er sah zu, wie Ray sich mit strahlendem Gesicht davonstahl, das Handy am Ohr.

Jim Knowles winkte ihn herbei, und der Inspector ging hinüber zum Kommandoposten des SEKs, das hinten in einem ihrer Kastenwägen eingerichtet worden war. Aus dem Funkgerät kam statisches Rauschen, und die Einsatzleitung wartete auf Informationen vom Einsatzort.

Mit einem Knistern erwachte das Funkgerät zum Leben.

»Sergeant Bart Healy ist vor Ort und nähert sich dem Haus. Er ruft … er kündigt sich an.«

Dann folgte Stille, und alle Anwesenden hielten den Atem an und beteten, dass sie nicht gleich Schüsse hören würden. Tom hatte seine Zweifel, was Healy anging, aber er wollte nicht, dass der Sergeant irgendwie zu Schaden kam. Besonders angesichts der Tapferkeit, die er gerade bewies.

»Jemand antwortet. Ja – Zielperson ist im Haus. Er spricht mit dem Sergeant.«

Wieder Stille.

»Haltet euch zurück.«

Stille.

»Der Sergeant spricht. Zielperson antwortet nicht.«

Statisches Rauschen.

»Okay, Leute. Bleibt wachsam. Der Sergeant hat den Tatverdächtigen aufgefordert herauszukommen. Die Zielperson hat bestätigt, dass sie zur Haustür kommt.«

Tom spürte sein Herz hämmern.

»Die Haustür geht auf … Zielperson erscheint. Mit leeren Händen. Ich wiederhole, ohne Gewehr. Alle Augen bleiben auf Zielperson gerichtet!«

Statisches Rauschen.

»Zielperson erlaubt dem Sergeant, sich zu nähern. Zielperson … dreht sich um … streckt die Hände nach vorn … Kriegt Handschellen angelegt. Waffen runter, Jungs. Gute Arbeit.«

Knowles packte den Inspector bei der Schulter.

»Gott sei Dank, was?«

Tom nickte, völlig verwirrt.

Was zum Teufel war da gerade passiert? Es war gerade mal eine Stunde her, dass Carney seine Nummer abgezogen hatte. Und dann taucht Healy auf, und Minuten später verlässt der Mann das Haus und lässt sich festnehmen? Tom hatte sich auf eine längere Belagerung eingestellt.

Da stimmte etwas nicht. Irgendwas war seltsam an der ganzen Sache.

24

Tom und Ray blieben mit einem Team von Streifenkollegen am Tatort zurück, als Vincent Carney ins Präsidium nach Dublin gebracht wurde. Während sein Haus und sein Land durchsucht wurden, würden Laura und Michael eine erste Einvernahme durchführen und feststellen, ob Carney bereit war zu reden.

Der Inspector spürte, wie sein Puls sich beschleunigte, als sie auf das Haus zugingen – schließlich war vor Kurzem noch auf sie geschossen worden, und zudem bestand die Möglichkeit, dass sie Fiona Holland hier finden würden.

»Viele Nebengebäude«, sagte Ray. »Jede Menge Plätze, um jemanden zu verstecken.«

Tom murmelte etwas Zustimmendes. Er betete, dass sie Fiona lebend finden würden. Sie war vor weniger als zwei Wochen verschwunden, und sie hatten ja spekuliert, dass der Täter seine Opfer möglicherweise mehrere Monate lang am Leben ließ. Aber alles an der Situation kam ihm komisch vor. Warum hatte Carney sich einfach ergeben? Was hatte er in der Zeit zwischen dem Abfeuern der Schüsse und der Ankunft von Healy getan?

Hoffentlich nicht ein paar offene Probleme gelöst.

Sie teilten sich auf, um die Durchsuchung durchzuführen. Tom und Ray übernahmen das Haupthaus. Sie rissen im Erdgeschoss alle Teppiche heraus, fanden aber nichts. Der einzige Platz, an dem man im Haus jemanden hätte verstecken können, war der Dachboden, und der war leer, abgesehen von alten Pappkartons und Säcken voller Altkleidung.

Im Haus selbst war alles sauber und ordentlich, wenn auch altmodisch. Die Vorhänge, Bodenbeläge und das Mobiliar stammten alle aus den Siebzigerjahren.

Sie entdeckten einen Stapel Pornos in einem Zimmer, das Carneys Schlafzimmer zu sein schien.

»Ziemlich normales Zeug«, sagte Ray und blätterte eine der Zeitschrift durch. »Er steht auf Brüste. Keine harte Pornografie.«

Der Inspector ging zum nächsten Zimmer. Die Aussicht, dass sie Fiona hier irgendwo finden würden, wurde mit jeder Minute geringer. Er öffnete die Tür zum zweiten Schlafzimmer und erstarrte.

Ein kalter Schauer lief ihm über den Rücken, als er den Anblick in sich aufnahm, der sich ihm bot.

»Was hat Charlie Lane noch mal gesagt – wie lange ist es her, dass Carneys Eltern gestorben sind?«, rief er.

»Zehn Jahre.« Ray trat hinter ihn.

»Herr im Himmel«, flüsterte er. »Sieht aus, als wären wir ins Bates-Motel gestolpert. Hitchcock lässt grüßen.«

Auf einen nichts ahnenden Besucher hätte das Zimmer vollkommen normal gewirkt.

Nur Menschen, die wussten, wie lange die Eltern von Vincent Carney schon tot waren, würden es verstörend finden.

Über das große Bett war ein Überwurf mit Blumenmuster gebreitet. Die hellrosa Vorhänge vor den Fenstern waren aufgezogen; ein hochfloriger beigefarbener Läufer lag auf dem rosenfarbenen Teppichboden. Auf einem Frisiertisch standen verschiedene Parfümfläschchen, Schminksachen und Accessoires für Damen. Daneben stand eine alte Hosenpresse, über die eine graue Herrenhose gebreitet war.

Zwei vollständige Ausstattungen waren auf dem Bett ausgelegt. Ein gebauschtes grünblaues Kleid, dazu die elfenbeinfarbene Unterwäsche einer älteren Frau, sowie ein dunkler Herrenanzug über einem hellblauen Herrenhemd.

»Das ist total irre«, sagte Ray. Er ging ins angrenzende Bad. »Zahnbürsten und Zahnpasta sind bereitgelegt. Alles fertig zum Benutzen. Auf den Nachtschränkchen stehen Gläser mit Wasser. Was soll das? Denkst du auch, was ich denke?«

»Und das wäre?«

»Hat er die Frauen hergebracht und sie gezwungen, mit ihm Mama und Papa zu spielen?«

»Wir müssen mit Linda reden«, sagte Tom. »Entweder er vermisst seine Eltern wirklich sehr, oder deine Theorie ist zutreffend.«

Sie gingen wieder nach unten und erkundigten sich bei Ian Kelly, was bei der Durchsuchung des restlichen Hofs herausgekommen war.

In keinem der Außengebäude war irgendetwas entdeckt worden.

»Wir überlassen Ihnen die Durchsuchung«, sagte der Inspector zu Ian. »Wir müssen zurück ins Präsidium und uns mit dem Beschuldigten unterhalten. Ich bringe den Jeep ins Gartencenter zurück und hole meinen Wagen ab.«

»Ist oben irgendwas?«, fragte Ian.

Tom und Ray wechselten einen Blick.

»Das sehen Sie sich am besten selbst an«, sagte Ray. »Nur damit Sie Bescheid wissen, falls sich irgendwo die mumifizierten Überreste eines älteren Mannes und einer älteren Frau finden – dann sind das Carneys Eltern.«

*

»Er weigert sich, mit uns zu reden.« Michael begrüßte sie mit dieser schlechten Nachricht, als sie im Präsidium eintrafen. »Wenn Sie mich fragen, auf mich wirkt er, als wäre er nicht ganz richtig im Kopf. Haben Sie auf dem Hof irgendwas gefunden?«

»Nicht das, was wir erwartet hatten«, antwortete Tom.

Der Inspector hatte Fotos von dem unheimlichen Schlafzimmer gemacht und sie an Linda McCarn geschickt, und auf der Fahrt zurück nach Dublin hatte er sie angerufen, um ihr die Umstände zu erläutern.

»Ist das die Verhaltensweise eines Serienmörders?«, hatte er sie gefragt.

»Denkbar. Aber Sie wären überrascht, wie viele, auch seltsame, Möglichkeiten es gibt, mit der Trauer umzugehen. Wenn die Eltern dieses Mannes Suizid begangen haben, kann der Schock zu einer Reaktion geführt haben, die Ihnen oder mir merkwürdig vorkommt. Aber damit ist er nicht allein. Es kommt häufig vor, dass Leute die Kleidung und andere Sachen geliebter Verstorbener nicht wegwerfen, und ja, manchmal lassen sie sogar deren Zimmer genauso, wie sie waren. Dass er die Kleidung herausgelegt hat, ist eigenartig, aber auch das könnte nur zeigen, wie sehr der plötzliche Verlust der Eltern ihn aus der Bahn geworfen hat. Im Kontext der Durchsuchung erscheint es Ihnen seltsam, aber es ist möglich, dass er einfach nur die Augen vor der Wahrheit verschließt.

Serienmörder sind natürlich extrem gestörte Personen. Wenn Carney der Täter ist – wer weiß, was für Spiele er mit seinen Opfern spielt. Wir wissen nicht, warum er die Frauen so lange am Leben gelassen hat. Es könnte sein, dass er sie zwingt, die Rolle seiner Mutter zu übernehmen.«

»Ray meinte, es erinnere ihn an – wie war das noch mal, Ray? Psycho, genau. Norman Bates.«

»Darling, Sie wissen aber schon, dass das nur ein Film ist, oder?« Linda schnaubte. »Entschuldigung, war nur Spaß. Viele Filme über Serienmörder basieren auf wahren Mordserien. Hören Sie, ich habe jetzt eine Vorlesung, aber ich beeile mich und komme danach sofort ins Präsidium. Ich werde Ihnen sagen, was Sie Carney bei der Vernehmung fragen und worauf Sie achten sollten. Mal sehen, ob er irgendwas verrät.«

Doch laut Michael verriet Carney gar nichts.

»Wo ist Laura?«, fragte Ray.

»Sie telefoniert«, antwortete Michael. »Sie will noch irgendwas überprüfen. Wegen des Falls in Cork.«

Ray hatte gehofft, Laura anzutreffen. Bei ihrem kurzen Telefongespräch vorhin hatte er echte Sorge in ihrer Stimme gehört (sie hatte sogar noch nach Tom gefragt). Ray hatte gesagt, dass er gern mit ihr reden würde. Er war entschlossen, all seine Karten auf den Tisch zu legen, sobald er die Gelegenheit bekam – und bevor ihn der Mut wieder verließ.

»Hat Carney einen Anwalt verlangt?«, erkundigte Tom sich.

»Noch nicht.«

»Besorgen Sie einen auf Abruf, für alle Fälle. Ich will mir nicht vorwerfen lassen, ich hätte gegen irgendwelche Vorschriften verstoßen.«

Auf dem Weg zum Vernehmungsraum holten sie sich noch rasch einen Kaffee. Beide hatten seit dem Frühstück nichts mehr zu sich genommen, und trotz und vielleicht auch wegen des Energieschubs am Nachmittag spürte Ray allmählich den Schlafmangel von letzter Nacht.

»Wir reden mit ihm, und dann fährst du nach Hause«, sagte Tom.

Ray nickte und stürzte seinen Kaffee hinunter, in der Hoffnung, das Koffein würde ihn wieder etwas beleben.

Carney trug Handschellen. Er hatte den Kopf zwischen die Arme auf die kühle Tischplatte gelegt.

Der Inspector stellte den dritten Kaffee, den er besorgt hatte, vor ihm ab.

»Tut mir leid, ich wusste nicht, wie Sie ihn trinken, also habe ich das reingetan, was ich auch nehme. Ich hoffe, Sie mögen ihn mit Milch.«

Er starrte auf den Scheitel des Mannes. Das mausbraune Haar war fettig und klebte am Schädel. Tom hatte noch keinen genauen Blick auf Carney werfen können. Es war schwierig, sich auf das Gesicht von jemandem zu konzentrieren, der mit der Schrotflinte auf einen zielte.

Der Mann blickte auf. Seine hellblauen Augen waren ausdruckslos. Seine Züge waren fein, fast feminin – volle rote Lippen, so dichte, dunkle Wimpern, dass es fast aussah, als hätte er Mascara aufgetragen, weiche, fleischige weiße Wangen.

Er sah aus, als könnte er keiner Fliege etwas zuleide tun.

»Hab's schon dem Mädel gesagt«, krächzte er. »Der Hübschen mit den Locken. Ich rede nur mit Bart. Holen Sie Bart.«

Bei Lauras Erwähnung zuckte Ray leicht zusammen. Er wollte nicht, dass ein Mann, der wegen versuchter Vergewaltigung verurteilt worden war, Laura für hübsch hielt.

»Bart kommt nicht«, sagte Tom. »Warum reden Sie nicht stattdessen mit uns, Vincent?«

»Nein.«

Carney legte den Kopf wieder auf den Tisch.

»Ihnen ist klar, dass Sie das Recht haben, einen Verteidiger Ihrer Wahl zu berufen, der bei der Vernehmung dabei ist?«, fragte Tom.

Nichts.

Der Inspector senkte die Stimme und sprach in sanftem Ton.

»Sie stecken in ernsten Schwierigkeiten, Vincent. Sie haben auf Mitglieder der AnGarda Síochána geschossen. Das ist ein schwerwiegendes Delikt. Machen Sie es doch nicht noch schlimmer für sich. Warum haben Sie auf uns geschossen?«

Der Mann schwieg.

»Wir haben das Schlafzimmer Ihrer Eltern gesehen«, sagte Tom. »Sie haben alles sehr schön für sie bewahrt, Vincent. Ich kann mir vorstellen, dass sie sehr stolz auf Sie wären.«

Vincent Carney regte sich. Er hob den Kopf ein paar Zentimeter von der Tischkante und sah Tom unter nassen Wimpern an. Er weinte.

»Sie halten mich für zurückgeblieben, oder?«

Der Inspector schüttelte den Kopf.

Jede Form von Gespräch war gut. Wichtig war nur, Carney zum Reden zu bringen.

»Warum sollte ich das denken?«

»Die denken das alle. Oben im Dorf. Sie denken, ich bin langsam. Besonders die …«

»Wer, Vincent?«

Er presste die Lippen zusammen. Carney sprach langsam, mit Bedacht. Der Mann wirkte in der Tat, als habe er irgendeine geistige Behinderung, aber das konnte auch alles nur gespielt sein.

Tom holte tief Luft. Die Eltern. Die waren der Schlüssel.

»Aber Ihre Eltern haben Sie nicht für langsam gehalten.«

Carney schüttelte den Kopf.

»Nee. Die haben mich geliebt.«

»Und Sie haben Ihre Eltern geliebt. Halten Sie deshalb ihr

Zimmer so schön in Ordnung? Glauben Sie, sie werden zurückkommen?«

Der andere setzte eine verächtliche Miene auf und sah ihn an. »Können nicht zurückkommen. Sie sind tot. Bin doch nicht blöd.«

»Ich weiß. Es ist nur so, manchmal kann es sehr schwer sein, einen geliebten Menschen gehen zu lassen. Zu akzeptieren, dass er nicht zurückkommen wird. Besonders, wenn jemand ganz plötzlich und unerwartet stirbt. Ihre Eltern sind ganz plötzlich gestorben, nicht wahr?«

»War ein Unfall. Sie wollten das nicht. Mammy und Daddy wollten mich nicht allein lassen. Ich halte nur eben gern ihre Sachen in Ordnung. Damit sie Bescheid wissen. Oben im Himmel, irgendwie. Ich bin ein guter Mensch.«

Wieder traten ihm Tränen in die Augen, und er versuchte ungeschickt, sich mit seinen gebundenen Händen die Tränen abzuwischen.

»Ray, nimm ihm die Handschellen ab«, sagte Tom.

Sein Deputy ging um den Tisch herum und entfernte die Schließen.

Carney hielt den Blick auf Tom gerichtet. Als er die Handschellen los war, rieb er sich die Handgelenke und griff nach dem Kaffeebecher. Er hob ihn an die Lippen und verzog dann das Gesicht.

»Bitter«, sagte er und spuckte die Flüssigkeit wieder in den Becher zurück.

»Tut mir leid«, sagte Tom. »Unsere Kantine ist nicht die beste. Soll ich Zucker bringen lassen?«

»Ich hab noch nie Kaffee getrunken. Mammy fand das nicht gut. Ich trinke Tee mit zwei Stück Zucker und abends einen heißen Kakao.«

»Verstehe.«

Ray erhob sich wieder und öffnete die Tür des Vernehmungsraums.

»Könnten wir einen Tee mit zwei Stück Zucker bekommen, bitte?«, fragte er die Wache draußen.

»Sehen Sie, wir besorgen Ihnen das«, versicherte Tom.

Carney blinzelte. Er senkte den Kopf, ein Zeichen seiner Dankbarkeit.

»Tut mir leid, dass ich auf Sie geschossen hab. Ich hatte Angst. Ich hätte Ihnen nichts getan.«

»Sie haben also nicht Ihr Ziel verfehlt?«, hakte der Inspector nach. »Sie wussten, was Sie taten?«

Der Mann schnaubte. »Ich schieß nie daneben.«

Damit war ein Rätsel geklärt.

»Vincent, Sie sind bereits einmal von der Polizei vernommen worden, nicht wahr? Sie wurden sogar verurteilt, weil sie ein Mädchen angegriffen haben.«

Carney zuckte die Achseln.

»Ich wollte nichts Böses tun. Ich bin ein gut aussehender Mann. Das hat Mammy immer gesagt. Ich habe ein Haus. Ein bisschen Geld. Ich kann heiraten. Das habe ich dem Mädchen gesagt. Ich habe nichts Falsches getan. Ich wollte nur Sex haben. Aber sie hat sich aufgeregt.«

»Sie sagten eben, die Leute im Dorf würden sich über Sie lustig machen – wer denn vor allem?«

Kurzes Schweigen.

»All die Mädchen. Mammy hat gesagt, ich würde später mal ein richtiger Herzensbrecher werden. Aber das bin ich nicht. Sie lachen. Wenn ich versuche, ihnen einen Drink zu spendieren oder sie zu küssen, lachen sie und stoßen mich weg. Beschimpfen mich. Verdammter Spasti. Dummer Trottel.«

»Hat Fiona Holland Sie auch beschimpft?«

Vincent starrte auf die Tischplatte.

»Sie hatte hübsches Haar. Ich hab's angefasst. Ich wollte sie umarmen. Aber ich hab einen Fehler gemacht.«

»Welchen denn?«

»Ich habe sie Fi genannt.«

»Was war denn falsch daran?« Der Inspector beugte sich vor, kaum fähig zu atmen. Er wusste nicht, ob gleich ein Geständnis wegen des Vorfalls vom letzten Jahr kommen würde oder ob es um etwas ging, das vor Kurzem geschehen war. »Was hat sie getan, als Sie sie angefasst haben?«

»Sie hat mich angefahren: ›Nur meine verdammte Familie nennt mich Fi, du verfickter Loser. Nimm deine Pfoten weg.‹ Sie hat mich weggestoßen.«

»Und was haben Sie getan?«

»Nichts.«

»Nichts? Sie haben sie nicht ebenfalls geschubst? Es hört sich an, als wäre sie sehr gemein zu Ihnen gewesen, Vincent. Wollten Sie ihr nicht wehtun, so wie sie Ihnen wehgetan hat?«

Carney schüttelte entschieden den Kopf.

»Ich wollte ihr nicht wehtun. Ich würde nie einem Mädchen wehtun. Mammy hat gesagt, echte Männer schlagen keine Mädchen. Ich hätte Fiona nie was getan. Sie glauben, ich hab sie umgebracht, oder? Hat er gesagt. Ich rede nicht mit Ihnen. Will Bart.«

»Ist Bart ein Freund von Ihnen?«

»Er ist mein Kumpel. Er bringt mir Bier und Zeitschriften. Mit Bart werde ich reden. Nur mit ihm.«

Tom versuchte es mit ein paar weiteren Ansätzen, aber schon nach wenigen Minuten war klar, dass sie so nicht weiterkommen würden.

Sie ließen Carney allein und gingen in den Besprechungsraum, wo sie von Laura und der Psychologin erwartet wurden.

Tom wandte sich an Ray.

»Geh nach Hause«, sagte er. »Ich mache das hier fertig. Du bist todmüde. Wir machen morgen mit der Vernehmung von Carney weiter. Vielleicht holen wir Healy dazu; mal sehen, ob Carney ihm etwas verrät, was er uns nicht sagen will.«

Die Blicke von Ray und Laura trafen sich. Er wollte wirklich unbedingt mit ihr reden, sah aber nicht, wie das möglich sein sollte, wenn alle um sie herumstanden. Enttäuscht machte er auf dem Absatz kehrt.

Er war erst ein paar Schritte den Flur hinunter, als er hörte, wie jemand seinen Namen rief. Laura war aus dem Besprechungsraum getreten und kam ihm nach.

»Hallo«, sagte er und ging auf sie zu. Sie hatte ihre widerspenstigen Locken zu einem Zopf geflochten und spielte mit der Haarsträhne, die unter dem Gummiband hervorragte. Es ließ sie jünger wirken, und nervös. Rays Herz schlug rascher.

»Schön, dass du heil aus der Schießerei rausgekommen bist«, sagte sie. »Du hast uns einen ziemlichen Schrecken eingejagt.«

Er lächelte schüchtern. »Tom hat mich nach Hause geschickt.«

»Ich weiß, ich hab's gehört. Es tut mir leid, dass ich dich gezwungen habe, gestern Nacht von Cork hierher zu fahren. Das war nicht fair. Ich konnte ein bisschen im Auto pennen, aber du musst total erledigt sein.«

»Ach, schon gut. Können wir, äh, uns morgen treffen?«

»Klar.« Lauras Stimme klang unsicher. Was meinte er mit treffen? Wollte er erfahren, was den Tag über passiert war, oder etwas anderes? Er hatte vorhin gesagt, er wolle mit ihr reden. Sie hatte angenommen, es ginge um etwas Ernstes.

Er wiederum musterte ihr Gesicht und sah, wie aus Hoffnung erst Verwirrung und dann Enttäuschung wurde.

Es war, als hätte jemand die Vorhänge aufgezogen und das Licht hereinfluten lassen. Am liebsten hätte Ray sich selbst eine Kopfnuss verpasst.

Was war er nur für ein Idiot gewesen. Tom hatte recht gehabt. Es war nicht so, dass er Laura mittlerweile gleichgültig war. Sie hatte nur darauf gewartet, dass er etwas unternahm.

»Ich würde es wirklich schön finden, wenn wir …«

»Laura! Wo stecken Sie?«, brüllte der Inspector aus dem Besprechungsraum.

Sie zuckte die Achseln und wollte gehen, aber Ray ergriff ihren Arm.

»Warte. Er kann warten. Ich würde gern … möchtest du … Mist! Wollen wir mal was trinken gehen, wenn sich alles wieder beruhigt hat? Nur wir. Nur wir zwei. Ich meine, ich würde gern etwas mit dir unternehmen. Wenn das okay für dich ist.«

Endlich. Er hatte es herausgebracht. Ungeschickt, aber er hatte seinem Herzen einen Stoß gegeben.

Laura errötete, und ihre Mundwinkel bogen sich nach oben.

»Das würde ich sehr gern«, sagte sie, drehte sich um und kehrte in den Besprechungsraum zurück.

Rays Herz jubelte, und er setzte seinen Weg mit federnden Schritten fort.

»Kommen Sie mal her, Laura.« Tom winkte sie zu sich heran. Sie hockte sich auf die Schreibtischkante neben ihn und Linda, aufgeregt und außer sich vor Freude über das, was gerade passiert war, und versuchte, sich nichts anmerken zu lassen.

»Also, Linda, was meinen Sie?«

»Er ist gestört, daran besteht kein Zweifel«, erwiderte die

Psychologin. »Es könnte eine Fassade sein, aber er scheint tatsächlich unter irgendeinem geistigen Defizit zu leiden. Sie werden sich seine Krankenakte besorgen müssen, wenn Sie es mit Sicherheit wissen wollen – obwohl es auch dann möglicherweise noch nicht eindeutig geklärt ist.«

»Soll heißen?«

»Eine leichte geistige Behinderung könnte unbemerkt geblieben sein. Wir alt ist er – Mitte dreißig? In den Achtzigerjahren, als er ein Kind war und es hätte diagnostiziert werden sollen, war der staatliche Gesundheitsdienst noch nicht so gut darin, solche Sachen zu erkennen. Vielleicht ist er nur als eine Spur zu langsam, als ein bisschen eigenartig eingestuft worden.«

»Ich glaube nicht, dass es vorgetäuscht ist«, sagte Tom. »Natürlich könnte er trotzdem unser Mann sein, aber mein Instinkt sagt mir, dass er zu diesen Taten nicht fähig wäre. Er ist nicht organisiert genug.«

»Wenn er es vortäuscht, ist er eindeutig der Serienmörder, denn das wäre eine grandiose Vorstellung. Mich hat er überzeugt, vorerst jedenfalls. Ich werde morgen selbst mit ihm reden und ihn begutachten. Es ist äußerst schwierig, eine derartige Täuschung über längere Zeit hinweg aufrechtzuerhalten, wenn man unter genauer Beobachtung steht.«

Der Inspector strich sich über seinen Bart. »Die Krankenakte werden wir morgen anfordern. Es ist schon spät, und mein Kopf streikt, wenn ich nicht bald irgendwas in den Magen bekomme. Laura, was wollten Sie in Cork in Erfahrung bringen?«

»Es geht um eine Bemerkung, die Elizabeth Lehane gemacht hat, aber etwas Konkretes erfahre ich erst morgen früh. Ich habe darum gebeten, dass jemand in Cork es für mich überprüft.«

»Dann machen wir Schluss für heute. Die Durchsuchung von Carneys Grund und Boden hat nichts ergeben. Falls er Fiona entführt hat, hat er sie woanders hingebracht. Vielleicht weiß sein Kumpel Healy mehr. Wir werden es morgen herausfinden.«

25

Tom schickte seiner Frau eine SMS, dass er auf dem Heimweg wäre, und bot an, etwas zu essen mitzubringen. In ihrer Antwort bestellte sie Singapur-Nudeln, Ente mit Hoisin-Soße, Garnelentoast und scharfe Chicken Wings für sich und Maria. Nur wegen der traumatischen Erfahrung, dass auf ihn Schüsse abgegeben worden waren, würde er keine Sonderbehandlung bekommen, das war klar.

»Du hast uns einen furchtbaren Schrecken eingejagt!«, sagte Maria, die ihm an der Tür entgegenkam. Sie trug das Baby auf der Hüfte; die kleine Cáit war bettfertig in einem rosa Strampler, frisch gebadet und duftete wundervoll.

»Bo-pa«, begrüßte sie Tom mit ausgestreckten molligen Ärmchen. Er nahm sie, drückte ihr einen dicken Kuss auf die Wange und drückte sie etwas fester als gewöhnlich.

»Du hast mir gefehlt! Wie geht es Opas kleinem Äffchen?«

»Naschis?«

»Was will sie?«, erkundigte er sich und gab sie ihrer Mutter zurück.

»Ignorier sie einfach. Uroma und Uropa in Wicklow haben ihr ständig Gummibärchen gegeben. Sie fragt nach Süßigkeiten.«

Maria brachte das Baby nach oben, und Tom ging in die Küche.

Louise hatte den Tisch schön gedeckt und entkorkte gerade eine Flasche Alabaster Tempranillo von 2008, die sie als Geschenk zum letzten Hochzeitstag erhalten hatten.

»Du holst die guten Sachen raus«, bemerkte Tom und stellte die Tüte mit den bestellten Gerichten ab.

Seine Frau war mit zwei Schritten bei ihm und umarmte ihn ungestüm.

»Hey«, sagte er und hielt sie ganz fest. »Mir geht's gut. Ehrlich.«

»Tom Reynolds, jemand hat vier Mal auf dich geschossen, und gerade habe ich gesehen, in welchem Zustand deine Hände sind.« Sie löste sich von ihm, nahm sie in die ihren und küsste die Knöchel, die von den Steinsplittern aus der Hauswand Schnitt- und Schürfwunden davongetragen hatten. »Du hast mir einen solchen Schrecken eingejagt, Liebling. Hast du die Nachricht überhaupt gelesen, die du mir geschickt hast?«

»Was meinst du?«

»Was ich meine ... ›Jemand schießt auf Ray und mich, sind noch vor Ort, aber okay.‹ Davon rede ich, du verdammter Idiot.« Sie ließ seine Hände fallen und versetzte ihm einen Stoß gegen die Brust.

Er konnte nicht anders, er musste lachen.

»Tut mir leid«, sagte er, als er ihren verletzten Blick sah. »Aber es klingt wirklich komisch, wenn du es so wiedergibst. Ich habe nicht nachgedacht, ich wollte dich nur vorwarnen.«

Sie schnalzte missbilligend, ließ aber zu, dass er sie wieder in die Arme schloss.

»Wenn ich gewusst hätte, dass wir eine 140-Euro-Flasche Wein aufmachen, hätte ich Delikatessen mitgebracht, nicht was vom Chinesen«, erklärte Tom und holte die mit Alufolie abgedeckten Behälter aus der braunen Papiertragetasche.

Nach dem ersten Schluck hörte er auf, sich zu beklagen. Zu diesem Wein würde alles gut schmecken, und zu knusprigem Schweinefleisch Kung Po passte er offenbar besonders gut. Wer hätte das gedacht?

Später, als seine Frau und seine Tochter ins Bett gegangen waren, setzte er sich in den Garten, rauchte eine seiner letzten kubanischen Zigarren und bewunderte die funkelnden Sterne am Himmel. Der Regen hatte aufgehört, der Himmel war klar und die Nacht angenehm.

Sein Gehirn hatte noch nicht abgeschaltet. Die Ereignisse des Tages passten nicht zueinander – er wusste, es gab da irgendetwas, das er nicht klar erkannte. Unter diesen Umständen würde er sowieso nicht schlafen können, also blieb ihm nichts anderes übrig, als aufzubleiben, bis er herausgefunden hatte, was ihn störte.

Bart Healy arbeitete noch nicht lange in Meath, und dennoch hatten er und Vincent Carney ein so gutes Verhältnis, dass der Mann sich bereitwillig ergeben hatte, sobald Healy ihn dazu aufforderte. Aber da war noch etwas, etwas, das Carney gesagt hatte, über Fiona. Was war es nur?

Tom schloss die Augen, sog den schweren Zigarrenrauch und den berauschenden Duft des Nachtjasmins ein, der in Töpfen neben der Terrassentür wuchs.

Und wie immer, sobald er anfing, sich zu entspannen, hatte er es.

Ein Rauschen erfüllte seine Ohren, das Rauschen seines eigenen Blutes, das ihm in den Kopf strömte.

Nur meine Familie nennt mich Fi.

Laut Carneys Aussage hatte Fiona das zu ihm gesagt.

Aber jemand, der nicht zu ihrer Familie gehörte, hatte sie ebenfalls Fi genannt, und zwar nicht Stephen McCabe, ihr On-Off-Freund.

Es war Bart Healy gewesen.

*

Am nächsten Morgen versammelte Tom seine engsten Mitarbeiter in seinem Büro.

»Warum treffen wir uns hier?«, fragte Michael, der als Letzter angekommen war.

»Ich will nicht, dass die Streifenkollegen das hier mitkriegen«, erklärte Tom. »Zumindest wollte ich es erst einmal mit euch fünf durchsprechen.« In Wahrheit befürchtete er, dass jemand aus dem erweiterten Team Kennedy über die neuesten Entwicklungen informieren könnte, bevor Tom dazu bereit war. Nachdem der Chief Tom neulich gemaßregelt hatte, als er Polizeikollegen Fehlverhalten nachsagte, glaubte er kaum, dass Kennedys Reaktion auf sein neuestes Vorhaben sonderlich positiv ausfallen würde.

»Ich habe eine wichtige Information aus Cork«, platzte Laura heraus. Sie rang die Hände, und ihre Miene verriet, wie beunruhigt sie war.

»Dazu kommen wir gleich«, sagte Tom und fing an, seine Theorie zu erläutern. Aus dem Augenwinkel bemerkte er, dass Laura immer zappeliger wurde, je länger er sprach.

»Ich spiele hier nur mal den Advocatus Diaboli, aber ist es nicht ziemlich gewagt anzunehmen, Healy könne der andere Mann sein, mit dem Fiona eine Beziehung hatte, und dazu vielleicht unser Täter? Nur weil er sie Fi nennt und nicht Fiona?«, wandte Ray ein.

»Für sich betrachtet ja«, gab Tom zu. »Aber es hat mich zum Nachdenken gebracht. Healy scheint eine ganze Menge über Fiona Holland zu wissen. Er will es von ihren Freunden in Erfahrung gebracht haben, aber was haben die Leute, die Fiona nahestehen, uns in den letzten Tagen erzählt? Dass das Mädchen keine richtigen Freunde hat. Dass sie alles für sich behält. Weder ihre Eltern noch ihr Bruder wussten von Stephen McCabe, aber Healy schon. Wir haben bislang keine

›Freunde‹ gefunden, die bestätigen konnten, dass Fiona sich mit jemandem traf. Außerdem ist Fiona nach Carneys Übergriff zu Healy gegangen. Und nach allem, was wir über sie in Erfahrung gebracht haben, gehört sie eher nicht zu den Leuten, die ständig zur Polizei rennen.«

»Sir, ich muss wirklich berichten, was ich aus Cork erfahren habe«, warf Laura ein, die wie auf glühenden Kohlen zu sitzen schien. »Es ist jetzt relevanter denn je.«

»Tut mir leid, Laura. Schießen Sie los.«

»Also, als wir unsere Entdeckung im Haus des Taxifahrers gemacht haben, sind Nora und Elizabeth Lehane gekommen. Sie waren völlig aufgelöst, und Sergeant Doyle hat sie behandelt wie den letzten Dreck. Ich habe den beiden versichert, dass die Erfahrungen, die sie mit ihm gemacht haben, sich nicht wiederholen würden; wir jedenfalls würden den Fall Mary Ellen nicht einfach abhaken. Elizabeth entgegnete so etwas wie ›Es war nicht nur Doyle‹, aber ich wurde weggerufen, bevor ich nachfragen konnte, was sie damit meinte.

Gestern habe ich sie angerufen, und sie hat es erklärt. Also, vor vier Jahren gab es nur zwei Polizisten im Dorf, und der zweite war ein alter Hase, der eigentlich längst in den Ruhestand gehörte. Wenn Doyle Verstärkung brauchte, rief er Kollegen aus den umliegenden Dörfern oder aus der Stadt Cork. Und die Polizisten, die er für die Suchmaßnahmen hinzugezogen hat, waren laut Elizabeth genauso nutzlos wie er. Einer hat offenbar ständig Fragen nach Mary Ellens Sexleben gestellt und sich ganz allgemein unpassend verhalten. Sein Name fiel ihr nicht mehr ein, also habe ich einen Freund aus Cork gebeten, das für mich festzustellen.«

»Willst du uns jetzt ernsthaft erzählen, dass das Bart Healy war?«, fragte Michael fassungslos.

Laura nickte.

»Die Sache ist eindeutig. Vor dreieinhalb Jahren wurde er Sergeant in Luttrell, dem Dorf, in dem Fiona lebt. Davor war er Polizist in der Stadt Cork. Und ratet mal, wo er ursprünglich herkommt?«

Die Gruppe wartete gebannt.

»Aus Waterford.«

»Scheiße.« Ray stieß einen leisen Pfiff aus.

»Ausgezeichnete Arbeit, Laura«, sagte der Inspector. »Wirklich ausgezeichnete Arbeit. Also hat er in drei der Grafschaften gearbeitet oder gewohnt, aus denen die Opfer stammen. Und er hatte möglicherweise etwas mit Fiona Holland. Es gibt da noch eine Sache, die wichtig sein könnte – eine Ihrer Theorien, Bridget.«

Bridget hörte auf, mit ihrem dunklen Haar zu spielen, das sie zu einem Pferdeschwanz gebunden hatte, als alle sie ansahen, und machte ein verwirrtes Gesicht.

»Meine Theorien?«

»Ja. Und zwar die, zu wem eine Frau, die allein unterwegs ist, ohne Bedenken ins Auto steigen würde. In ein Taxi, klar. Und zu einem Polizisten in einen Streifenwagen – unbedingt.«

»Natürlich! Daran hatte ich noch gar nicht gedacht.«

»Aber die versuchte Entführung im April«, gab Ray zu bedenken. »Wir konnten keine klare Beschreibung des beteiligten Fahrzeugs bekommen, aber sie ist die Tochter eines Polizisten. Einen Streifenwagen hätte sie erkannt.«

Tom nickte.

»Ich stimme dir zu, aber es kam nicht zu der Entführung, also können wir uns von den Details dieses Vorfalls nicht diktieren lassen, wie wir die sonstigen Anhaltspunkte bewerten. Holen wir Healy her und unterhalten uns mal mit ihm, mehr sage ich gar nicht. Unterdessen befassen wir uns weiter mit diesem Cormac Ryan. Laura, dafür sind Sie zuständig. Und haben Sie die Liste der Angestellten, die für die Hollands arbeiten? Fergus wollte sie mailen.«

»Ja. Vierzig Mitarbeiter.«

»Michael, Sie gehen ihr bei der Überprüfung der Personen auf dieser Liste zur Hand. Brian und Bridget, während wir Healy befragen, bringen Sie diskret mehr über sein Leben in Erfahrung. Stellen Sie fest, welche Nummer sein Streifenwagen hat, überprüfen Sie, ob er irgendwann außerhalb seines Reviers gesichtet wurde und so weiter.«

Tom fiel auf, dass nicht einer aus seinem Team mit fassungslosem Entsetzen oder Ungläubigkeit auf die Vorstellung reagiert hatte, ein Kollege könne etwas mit den Glendalough-Morden zu tun haben. Sie waren alle an der Aufklärung des Kilcross-Falls vor achtzehn Monaten beteiligt gewesen. Danach gab es nichts mehr, was sie überraschen konnte.

»Denkst du, wir haben es mit mehreren Tätern zu tun?«, fragte Ray. »Könnte Healy das Opfer im Haus des Taxifahrers in West Cork festgehalten haben? Arbeitet er jetzt mit Carney zusammen?«

Tom zuckte die Achseln.

»Nach dem, was Linda uns mitgeteilt hat, arbeiten Serienmörder meist allein, von denkwürdigen Ausnahmen mal abgesehen. Wenn es kein Einzeltäter ist, handelt es sich gewöhnlich um ein Paar. Fred und Rose West beispielsweise. Wie Linda sagte – ohne eine familiäre Bindung ist die Wahrscheinlichkeit groß, dass einer der Täter irgendwann von den Regeln abweicht.«

Als die Mitglieder seines Teams gegangen waren, um ihre verschiedenen Aufgaben abzuarbeiten, grübelte Tom über seinen nächsten Schritt nach. Er hatte vor, Bart Healy ins Präsidium zu bestellen, und eins war klar: Joe Kennedy würde das nicht gefallen.

Der Inspector traf eine einsame Entscheidung. Er würde Kennedy erst einmal nichts davon sagen. Sie hatten jemanden aus Healys Revier festgenommen, der erklärte, er würde nur mit dem Sergeant sprechen. Also würde das offiziell der Grund sein, aus dem sie Healy ins Präsidium baten.

Mit den Konsequenzen würde er sich später befassen.

*

»Ist er da? Ich bin in fünf Minuten zurück.«

Der Inspector beendete das Telefonat mit Ray und steckte sein Handy wieder in die Tasche.

Er war zum Teepavillon im Phoenix Park spaziert, weil er ein bisschen frische Luft brauchte. Die Sommersonne war zurückgekehrt, diesmal mit erträglicheren Temperaturen – ein himmelweiter Unterschied zur glühenden Hitze der letzten Wochen.

Es war ein vollkommener, friedlicher Tag, und doch war Tom innerlich in Aufruhr.

Wenn Fiona Holland tatsächlich entführt worden war, sank die Hoffnung stündlich, sie noch lebendig zu finden. Sie wurde jetzt seit zwei vollen Wochen vermisst. In welcher Verfassung befand sie sich? Gab ihr Kerkermeister ihr zu essen? Misshandelte er sie?

Diese Fragen quälten ihn, aber Tom wusste, dass er sich nicht von der Angst überwältigen lassen durfte. Das würde nur seine Fähigkeit beeinträchtigen, seine Arbeit zu tun. Trotzdem war die Sorge da, irgendwo am Rande seines Bewusstseins. Hielt ihn auf Zack.

Er warf seine leere Flasche Mineralwasser und die Verpackung des Mars-Riegels in den Mülleimer und eilte zum Präsidium zurück. Dabei kam er an Familien vorbei, die vor dem Eingang zum Dubliner Zoo Schlange standen, der sich ebenfalls im Phoenix Park befand. Die Kinder riefen aufgeregt durcheinander, die Eltern plauderten angeregt. Es war eine ganz andere Welt als die, mit der er beruflich zu tun hatte, und er war froh darüber.

»Ich habe Healy in dein Büro gebracht«, sagte Ray, der am Empfang auf ihn wartete. »Damit er keinen Verdacht schöpft.«

»Sehr gut. Wo ist Carney?«

»In der Arrestzelle.«

»Gut. Bewerfen wir Sergeant Healy ein bisschen mit Dreck und schauen, was hängen bleibt.«

Der Sergeant aus Meath erhob sich, als die beiden das Büro betraten. Erneut trug er die vollständige Uniform, und seine Begrüßung fiel entschuldigend aus.

»Inspector, wie geht es Ihnen? Ich bin den Vorfall gestern gedanklich immer wieder durchgegangen. Ich kann mich gar nicht genug entschuldigen. Soll ich mit Vincent reden, haben Sie mich deshalb hergebeten? Ich habe kaum geschlafen, ich musste immer wieder daran denken. Ich meine, wenn er fähig ist, auf Sie zu schießen, ist er zu mehr fähig, als ich mir je hätte vorstellen können. Ist er der Mörder, was meinen Sie?«

Tom setzte sich.

»Ich möchte tatsächlich mit Ihnen über Carney reden«, sagte er. »Wir haben bereits festgestellt, dass Sie ihn recht gut kennen. Er hat gestern auch erwähnt, dass Sie ihm Sachen vorbeibringen. Zeitschriften, solche Dinge. Treffen Sie sich oft mit ihm?«

Healey lief rot an.

»Ich behalte ihn nur ein bisschen im Auge. Ich versorge

ihn ab und zu mit Schmuddelheften – so ist er zu Hause beschäftigt und läuft nicht im Dorf rum, um an das Echte zu kommen.«

»Eine recht innovative Maßnahme«, bemerkte Tom mit erhobenen Augenbrauen.

»Tja, nun.«

Der Sergeant rutschte unbehaglich auf seinem Stuhl herum.

»Warum tut Ihnen Vincent so leid?« Tom ließ nicht locker. »Er ist ein verurteilter Sexualstraftäter.«

»Er ist auch ein menschliches Wesen«, fuhr Healy ihn an.

Überrascht lehnte Tom sich in seinem Stuhl zurück.

Der Sergeant hatte sich wieder gefangen und zuckte zerknirscht mit den Achseln.

»Tut mir leid«, sagte er. »Vielleicht sollte ich etwas erklären.«

»Das sollten Sie wohl«, blaffte Ray.

Healy warf ihm einen trotzigen Blick zu.

»Mit ein bisschen Empathie kommt man manchmal sehr weit, Detective. Mein jüngerer Bruder ist so ähnlich wie Carney. Sauerstoffmangel bei der Geburt – die Nabelschnur hatte sich um seinen Hals geschlungen. Er hat ein gutes Leben, aber seine Mitmenschen machen es ihm manchmal nicht leicht. Sie haben Vorurteile. Donal geht sehr liebevoll auf Menschen zu. Er läuft direkt auf sie zu, auch auf Fremde, und versucht, ihnen einen Kuss zu geben. Und weil er auf den ersten Blick relativ normal wirkt, reagieren die Leute sehr negativ darauf. Besonders Frauen. Klar. Ich werfe ihnen das nicht vor – Donal ist ein großer Kerl. Man muss schon genauer hinsehen, um die Unschuld in seinen Augen zu erkennen. Mehr steckt nicht dahinter, er möchte einfach nur geliebt werden.«

Der Inspector stützte die Ellenbogen auf den Schreibtisch auf.

»Ich verstehe«, sagte er. »Und ich glaube, ich begreife jetzt, warum Sie instinktiv Mitgefühl für Vincent empfinden. Aber Ihr Bruder scheint eine sanfte Seele zu sein. Vincent ist das nicht.«

»Nein. Ich habe ihn wie gesagt falsch eingeschätzt.«

»Hmm.«

Tom zog ein Blatt Papier aus einer Akte.

»Wir haben uns gestern mit ihm unterhalten. Er hat ein paar Dinge gesagt, die mich beunruhigen. Beispielsweise, dass Fiona nur von ihrer Familie Fi genannt wird. Und doch nennen auch Sie das Mädchen so.«

Ein Nerv an Healys Auge zuckte, und er fing an, am Saum seiner Hose herumzufingern.

»Ich war in den letzten Wochen häufig bei ihren Angehörigen. Da muss ich es aufgeschnappt haben. Warum spielt das eine Rolle?«

»Bart, ich will ganz offen zu Ihnen sein. Stephen McCabe hat uns erzählt, dass Fiona sich noch mit einem anderen Mann traf. Er vermutet, dass dieser Mann eine Respektsperson sein könnte. Haben Sie mit Fiona geschlafen?«

Der Sergeant schluckte und fuhr sich mit der Zunge über die trockenen Lippen.

»Ist das Ihr Ernst? Deshalb haben Sie mich herkommen lassen? Das ist doch lächerlich.«

»Bestreiten Sie es?«

Healy schüttelte den Kopf.

»Ich werde das nicht mal einer Antwort würdigen. Was für eine Nummer ziehen Sie hier ab? Ich leite die Ermittlungen im Fall dieser verschwundenen jungen Frau, und Sie werfen mit Anspielungen und Anschuldigungen um sich, und zwar wegen der Aussagen eines Arschlochs und des Dorftrottels?«

»Des Dorftrottels«, wiederholte Tom ruhig und musterte Healy. »Eben war er noch ein menschliches Wesen.«

Healy stand unvermittelt auf. »Ich werde nicht hier sitzen bleiben und mir diesen Mist anhören.«

»Entweder Sie bleiben hier sitzen und hören sich diesen Mist an, oder ich nehme Sie fest.«

Der andere lachte ungläubig, dann wurde sein Gesicht ernst.

»Wegen was denn bitte? Wegen des Verdachts, Sex mit Fiona Holland gehabt zu haben, was sich nicht beweisen ließe, selbst wenn es wahr wäre?«

»Vincent Carney wusste, dass wir kommen würden«, sagte Tom mit ruhiger Stimme, und Healys Kinnlade fiel herunter. »Jemand hat ihn darüber informiert. Er sagte, ich zitiere: ›Sie glauben, ich hab sie umgebracht, oder? Das hat *er* gesagt. Ich rede nicht mit Ihnen. Will Bart‹. Also, Bart. Wen hat er damit gemeint? Haben Sie ihm gesagt, er sei des Mordes verdächtig, als Sie ihm zuriefen, er solle rauskommen und sich festnehmen lassen? Oder haben Sie das erwähnt, als Sie ihn angerufen haben, um ihn vorzuwarnen, dass wir auf dem Weg zu ihm wären?«

Healy sank wieder auf seinen Stuhl zurück.

»Ich habe ihn nicht angerufen und ihm gesagt, dass Sie unterwegs sind.«

»Wirklich nicht? Er ist zufällig mit einer geladenen Schrotflinte auf seinem Hof rumgelaufen und hat nach Detectives aus Dublin Ausschau gehalten, um wahllos auf sie zu schießen? Soll ich Ihnen sagen, was ich glaube?«

Healy starrte ihn kühl an.

»Ich glaube, Sie haben Carney angerufen, um ihn von unserem Besuch zu erzählen, weil Sie wussten, dass er sich aufregen und irgendetwas Dummes tun würde. So gut, wie Sie ihn kennen, kann Ihnen unmöglich entgangen sein, wie labil der Mann ist. Und vielleicht kennt er Sie ja ebenfalls ganz gut. Vielleicht weiß er von ihrer kleinen Affäre mit Fiona. Ich könnte mir vorstellen, dass sie Carney gedroht hat, es ihrem Freund Bart zu erzählen, wenn er sie noch mal anfasst. Das hätte ihm Angst gemacht. Und Ihnen ebenfalls, denn jetzt gab es einen Mitwisser. Jemanden, der wusste, dass Sie mit einem Mädchen schlafen, das halb so alt ist wie Sie und gerade mal volljährig. Also sind Sie zu Vincent rausgefahren und haben ihm versichert, es würde keine Anzeige geben, weil er Ihr Kumpel ist. Und seitdem halten Sie ihn bei Laune.«

Tom hielt inne und verfolgte, wie eine Reihe von Emotionen über Healys Gesicht huschte, die er vergebens zu unterdrücken versuchte – Bestürzung, Panik, Schock. Was davon war echt, wenn überhaupt etwas?

»Und was noch? Vielleicht haben Sie ja Vincent kleine Geschichten erzählt. Geschichten über ihre Zeit in Cork und wie Sie Mary Ellen Lehane kennenlernten – was für eine dreckige kleine Schlampe sie war. Denn das wollten Sie doch wohl andeuten, als Sie Mary Ellens Familie damals ständig nach ihrem Sexleben ausgefragt haben, oder? Und Vincent hat alles aufgesogen. Aber nun weiß er zu viel über Sie. Und wenn er auf zwei Leute von der Kriminalpolizei feuert, erschießen wir ihn vielleicht in Notwehr, oder das SEK wird das erledigen …«

»Wow, wow, wow.« Healy war dunkelrot angelaufen. »Was zum Teufel reden Sie da? Sie glauben, ich wäre …? Gütiger Himmel, haben Sie den Verstand verloren?«

»Sie haben gar nichts davon erwähnt, dass Sie etwas mit dem Mary-Ellen-Fall zu tun hatten.«

»Weil es nicht so war! Ich meine, doch, schon, aber nicht so, wie Sie denken. Ich wurde aufgefordert, nach Glendale zu fahren und ein verfluchtes Suchkommando zu unterstützen. Ich habe ein oder zwei Mal mit den Angehörigen gesprochen. Ich war Polizist in Cork, verdammt noch mal, ich hätte genauso gut für die Suche nach dem anderen vermissten Mädchen, Treasa, eingeteilt werden können. Bin ich aber nicht.«

»Es sieht nicht gut aus, Bart«, sagte Ray und kippelte mit seinem Stuhl. »Und außerdem stammen Sie noch aus Waterford, stimmt's?«

»Ich bin aus Waterford weg, als ich achtzehn war, verflucht!«

»Trotzdem kennen Sie die Gegend, und aus diesem County sind Pauline O'Hara und Una Dolan verschwunden. Wir werden sehr wohl beweisen können, dass Sie etwas mit Fiona hatten. Irgendjemand wird reden, sehr wahrscheinlich Vincent. Vielleicht hat Fiona es auch noch anderen Leuten erzählt. Wenn Sie uns jetzt belügen, wird das gegen Sie verwendet werden, sollte es zur Anklage kommen.«

Healy blies kopfschüttelnd die Wangen auf.

»Das ist doch Wahnsinn. Absolut und vollständig irre. Schön, ich gebe es zu, ich hatte was mit Fiona. Sie hat sich mir an den Hals geworfen. Ich bin auch nur ein Mensch, verdammt noch mal. Aber es war nichts Ernstes, und ich habe gegen keine Gesetze verstoßen. Sie ist erwachsen, so groß der Altersunterschied auch sein mag. Ich hatte sie gern, aber mir war natürlich bewusst, dass das Ganze ein bisschen peinlich für mich war. Deshalb habe ich es nicht erwähnt. Und ja, Vincent wusste Bescheid. Sie hat es ihm erzählt und mich benutzt, um ihm zu drohen, obwohl ich sie gebeten hatte, es für sich zu behalten. Aber ich habe es verstanden – er hatte ihr Angst gemacht.

Aber was den Rest angeht, da liegen Sie völlig falsch. Ich weiß genauso wenig wie Sie, wo Fiona hin ist, und mit den anderen Opfern hatte ich nie irgendwas zu tun. Ich bin Mary Ellen Lehane nie begegnet und hatte nie von ihr gehört, bis ich damals nach Glendale geschickt wurde. Und ich habe Vincent nicht angerufen, um ihm zu sagen, dass Sie zu ihm unterwegs waren. Ich schwöre es. Sie können gern meine Telefonverbindungen überprüfen.«

Tom verschränkte die Arme und musterte den Sergeant. Wo fing die Wahrheit an, wo hörte sie auf?

»Diese kleine Affäre, die Sie mit Fiona hatten. Die hatte nicht zufällig Folgen? Ihren kleinen Sohn, Cían?«

Healy wurde kreidebleich.

»Wie alt ist sie jetzt, Ray, neunzehn?« Tom wandte sich an seinen Deputy. »Das heißt, bei der Geburt ihres Sohnes war sie achtzehn, und als er gezeugt wurde, war sie entweder gerade achtzehn geworden oder noch siebzehn, oder?«

Ray nickte.

»Das ist richtig, Boss.«

Beide sahen Healy an, der in seinem Stuhl zusammengesunken war.

Jetzt steckte er wirklich bis zum Hals in der Scheiße.

26

»Das darf doch wohl nicht wahr sein.« Joe Kennedys Stimme klang gedämpft, denn er hatte den Kopf in den Händen vergraben. Die Brille hatte er abgenommen, sie lag auf seinem Schreibtisch.

Tom hatte Ray mit ins Büro des Chiefs genommen. Er wollte sehen, wie Kennedy sich in Gegenwart Dritter verhielt. Würde er auch vor einem Zeugen ihm gegenüber subtile Drohungen äußern, weil Tom den Ruf von Garda-Kollegen untergrub?

Kennedy griff nach einem Stressball und presste ihn zusammen; seine Knöchel wurden weiß vor Anspannung.

Ray warf Tom einen Blick zu, der besagte: Gleich explodiert er.

Aber als Kennedy den Ball losließ, seufzte er nur. Er griff nach seiner Brille und kaute an einem der Bügel.

»Sie haben im Grunde nichts, was ihn belastet. Er hat nicht zugegeben, dass er der Vater von Fionas Kind ist, und selbst wenn – das wäre lediglich peinlich, mehr nicht. Der Rest ist pure Spekulation.«

»Das ist richtig. Bislang liegen keine konkreten Verdachtsgründe gegen ihn vor.«

»Wer weiß sonst noch, dass Sie ihn zur Vernehmung herbestellt haben?«

»Nur mein Team, nicht der Rest der Soko. Es gab keine Lagebesprechung im Konferenzraum. Es ist bekannt, dass Healy sich im Präsidium befindet, aber alle nehmen an, dass er hier ist, um uns bei der Vernehmung von Vincent Carney zu unterstützen.«

»Und wo ist Carney?«

»Er war in der Arrestzelle, aber momentan wird er vorm Bezirksgericht wegen unerlaubten Waffenbesitzes und versuchter Körperverletzung angeklagt«, antwortete Ray.

»Gut. Dann können wir Healy noch ein wenig länger hierbehalten, ohne dass jemand Verdacht schöpft. Sie haben eine sehr begrenzte Zeitspanne, um irgendwelche konkreten Beweise gegen ihn zu finden, Inspector, ansonsten werden Sie sich bei Healy entschuldigen, ist das klar?«

»Selbstredend«, sagte Tom. »Das war sowieso meine Absicht.«

»Da bin ich mir sicher. Noch eins – wenn Sie das nächste Mal planen, ein Mitglied der Polizei herzubestellen und zu verhören, informieren Sie mich bitte vorab. Sie haben mich in eine unmögliche Lage gebracht. Stellen Sie sich vor, die Presse hätte Wind davon bekommen, und ich hätte nichts davon gewusst. Wollen Sie wirklich, dass der Leiter des NBCI in der Öffentlichkeit derartig dumm dasteht? Mal ganz ehrlich, Inspector: Hätten Sie Sean McGuinness je in eine solche Lage gebracht?«

Der Inspector biss die Zähne zusammen. Er hätte nicht einmal im Traum daran gedacht, Healy ins Präsidium zu bestellen, ohne sich vorher mit Sean zu beraten, aber schließlich hatte nicht Sean ihm vor Kurzem einen Vortrag darüber gehalten, dass Polizisten grundsätzlich erst mal als unschuldig zu gelten hatten.

»Dafür entschuldige ich mich, Chief«, sagte er. »Um ehrlich zu sein – ich glaube, Seans instinktive Reaktion in dieser Situation wäre gewesen, Bart Healy an den Eiern aufzuhängen. Denn selbst wenn er nichts mit den Glendalough-Opfern zu tun hat, er ist ein erfahrener Polizist, der etwas mit einem jungen Mädchen angefangen hat.«

Kennedy legte den Kopf in den Nacken und sah Tom fest an.

»Das ist mir bewusst, Inspector. Zu gegebener Zeit werden wir uns damit befassen. Aber eine Affäre mit Fiona Holland ist ja wohl etwas weniger schwerwiegend als der Vorwurf, fünf Frauen entführt und ermordet zu haben, also sollte unser Augenmerk vielleicht erst mal darauf liegen, kein Mitglied der An Garda Síochána fälschlich dieser Verbrechen zu bezichtigen.«

»Ich weiß nicht genau, warum, aber es fällt mir irgendwie schwer, unseren neuen Chief zu mögen«, bemerkte Ray, als sie wieder nach unten gingen.

»Es spielt keine Rolle, ob wir ihn mögen oder nicht – er ist der Chef«, entgegnete Tom, auch wenn es ihn schmerzte, das sagen zu müssen. »Du hast ihn gehört. Wir müssen etwas Handfestes gegen Healy finden. Und wenn wir ihn nicht gerade dabei ertappen, wie er sich mit einer Leiche in den Armen über ein flaches Grab beugt, glaube ich kaum, dass man uns erlauben wird, ihn uns ein zweites Mal vorzunehmen.«

»Kriegen wir einen Durchsuchungsbeschluss für sein Haus?«

»Schön wär's. Wir werden Carney in die Mangel nehmen müssen, mal sehen, ob der irgendwas weiß. Wann wird er wieder hier sein?«

»Frühestens in ein paar Stunden. Ich habe mit den Streifenkollegen gesprochen, die ihn zum Gericht gebracht haben, und das ist überlastet.«

»Reden wir mal mit diesem Doyle unten in West Cork«, schlug Tom vor. »Vielleicht erinnert er sich ja an irgendwas, das uns weiterhilft. Die anderen sollen sich Healys Telefonate von gestern ansehen. Und wir gehen noch mal alle Details über Pauline O'Hara durch. In Waterford hat alles angefangen, und Waterford ist Healys Heimatstadt. Vielleicht finden wir da etwas, mit dem wir ihn festnageln können.«

27

Pauline, 2008

Selbst als sie spürte, wie die Hände ihres Entführers sich um ihre Kehle legten, dachte sie nicht, dass sie sterben würde.

Es war schmerzhaft, ja. Quälend.

Aber Gewalt war etwas, an das Pauline gewöhnt war.

Wenn sie Sex hatten, hatte Steve sie manchmal gewürgt. Es macht mich scharf, hatte er gesagt, damals, als er noch das Gefühl hatte, er müsse sich rechtfertigen, und ich dachte, es gefällt dir auch. Beide wollten sie nicht zugeben, was es tatsächlich war: eine Vergewaltigung. Pauline fast zu erdrosseln gehörte für ihn zum Spaß dazu – sie machtlos unter ihm, weinend und nach Luft ringend.

Aber Steve hatte sie nicht umbringen wollen. So weit war er nie gegangen. Was hätte er auch davon gehabt? Schließlich ließ sie sich bereitwillig von ihm schlagen, und das war es, was ihn wirklich antörnte.

Als ihr Entführer sich also auf ihren Bauch setzte, sie aufs Bett drückte und anfing, sie zu würgen, nahm Pauline an, dass er seinen Griff irgendwann wieder lockern würde. Wenn sie ohnmächtig wurde vielleicht oder kurz davor. Der Trick war, sich zu wehren, und um ehrlich zu sein, das fiel ihr leicht. Wenn er wie Steve war, würde es ihm gefallen.

Der plötzliche Angriff war überraschend gekommen, auch wenn sie ihn durch ihr Geschrei und Getobe provoziert hatte. Anfangs, nachdem er sie in dieses Haus gebracht hatte, war er freundlich gewesen. Sie hatte trotzdem Todesängste ausgestanden, doch seine Rücksichtnahme hatte sie zermürbt. Er behauptete, er wolle nur, dass sie eine Weile bei ihm blieb. Redete irgendwelchen Unsinn über ein gemeinsames Leben. Lieber Himmel, sie kannte ihn doch überhaupt nicht!

Die Tür des Schlafzimmers, in das sie gesperrt war, hielt er stets verschlossen, doch es war ein bequemes Zimmer, und er versorgte sie mit Nahrungsmitteln und Getränken und ließ sie zur Toilette gehen. Sie wartete ständig darauf, dass er versuchte, Sex mit ihr zu haben, aber das geschah nicht. Ein paar Mal schlug er sie, nachdem sie versucht hatte zu fliehen. Sobald er sah, dass sie verletzt war, fing er an zu weinen.

Das war ihr nur zu vertraut. Erst wurde auf sie eingeprügelt, dann kamen die Entschuldigungen.

Eine leise innere Stimme sagte ihr, dass es diesmal anders war. Pauline hatte Steve geliebt, und sie hatte ihm helfen wollen. Am Anfang zumindest.

Ihre Schwester Barbara hielt sie für wahnsinnig. Aber Barbara war noch jung. Sie begriff nicht, dass Beziehungen im wahren Leben nie perfekt waren. Pauline arbeitete in einer Arztpraxis. Sie erlebte es häufig, dass Frauen an einem bewölkten Tag mit Sonnenbrille in die Sprechstunde kamen, um ein blaues Auge zu verbergen. Meistens waren sie da, um sich ein Rezept für Valium zu holen und nicht, um ihre Verletzungen behandeln zu lassen. Pauline war also nicht die Einzige. Im wahren Leben verprügelten Männer Frauen nun mal. Pauline war nur sechs Jahre älter als ihre kleine Schwester, doch was die Lebenserfahrung anging, trennten sie Welten. Pauline hatte mitbekommen, wie ihr Vater ihre Mutter schlug. Barbara nicht, oder zumindest erinnerte sie sich nicht mehr daran. Sie hielt Pauline ständig Predigten über Frauenrechte, über »häusliche Gewalt« und darüber, dass es der Vergangenheit angehöre, schweigend zu leiden – als ob jeder Mann außer Steve ein Heiliger wäre.

Und es war leicht für ihre Schwester, Steves nette Seiten zu ignorieren, etwas, was Pauline nicht konnte. Ja, es gab schlechte Zeiten, aber es gab auch Momente reiner Freude, in denen sie glücklich waren, wenn er zärtlich und liebevoll war und sie das Zentrum seines Universums. Manchmal dachte sie, sie könnte die schlimmen Tage hinnehmen, um das zu behalten.

Pauline war keine völlige Idiotin. Irgendwann wurde klar, dass Steve immer gewalttätiger wurde, und wenn er sich irgendwie veränderte, dann zum Schlechteren. Da begriff sie, dass sie ihn verlassen musste. Sie konnte ihm nicht helfen.

Doch dieser Mann, ihr Entführer, war ihr völlig fremd. Sie wusste nicht, wie sie es anstellen sollte, dass er sich besser fühlte. Und sie war auch nicht dafür verantwortlich.

Sie hasste ihn, weil er sie entführt hatte, und das gerade, als sie kurz davorstand, sich von dieser Art Leben zu befreien. Wer brauchte schon Männer? Mittlerweile würde Barbara ihr Baby bekommen haben, und Pauline würde ihr helfen, sich um das Kind zu kümmern. Es spielte keine Rolle, wie schön dieses verdammte Schlafzimmer war oder dass ihr Entführer weniger gewalttätig war als Steve – eine Gefängniszelle blieb es trotzdem, und er war ein Mann, der sie misshandelte.

Ich muss ein Zeichen auf der Stirn tragen, dachte Pauline, als sie sich an einen Ort irgendwo in sich selbst zurückzog, während ihre Lunge um Luft rang und ihr Körper ums Überleben kämpfte. Ich muss das Wort »Opfer« auf die Stirn tätowiert haben. So finden sie mich, diese Ungeheuer. Barbara hatte recht. Ich muss härter werden. Vielleicht sollten Frauen tatsächlich nicht mehr stumm leiden.

Also starrte sie ihrem Angreifer in die Augen, während er sie würgte. Sie wusste, dass sie gleich ohnmächtig werden würde, aber sie sagte sich, wenn sie wieder aufwachte, würde sie stärker sein. Sie würde nicht zulassen, dass ein Mann ihr noch einmal so etwas antat.

Sie würde nie mehr ein Opfer sein.

28

»Schon auf irgendwas gestoßen?«

Michael stellte ein Glas Wasser auf Lauras Schreibtisch und legte eine Tüte Saure Stäbchen dazu. Sie waren dabei, die Mitarbeiterliste der Hollands durchzugehen; jeder hatte sich zwanzig Namen vorgenommen. Die biografischen Basisdaten hatten die Streifenkollegen zusammengestellt, damit Laura und Michael sich auf weitergehende Recherchen konzentrieren konnten, falls sich irgendetwas ergeben sollte.

Laura schüttelte den Kopf, nahm sich einen der Brausewürmer und verzog das Gesicht, als sie an der bittersüßen Zuckerschicht lutschte. Ihre Augen waren müde, weil sie so lange auf den Bildschirm gestarrt hatte. Sie war jeden Namen durchgegangen, und nichts war ihr ins Auge gesprungen.

»Null«, sagte sie. »Diese Woche, die verdammten langen Fahrten, das holt mich langsam ein. Ich kann mich überhaupt nicht mehr konzentrieren.«

Es war später Nachmittag, und am liebsten hätte sie zusammengepackt und wäre nach Hause gegangen. Nein, das stimmte gar nicht. Was sie wollte, war der versprochene Drink mit Ray. Den ganzen Tag hatten sie kaum zwei Worte miteinander gewechselt, und obwohl Laura wusste, dass es an dem Arbeitspensum lag, das sie beide zu erledigen hatten, fragte sie sich allmählich, ob das Gespräch gestern tatsächlich stattgefunden hatte. Es war den Tagträumen, denen sie früher immer nachgehangen hatte, so merkwürdig ähnlich gewesen.

Michael klopfte ihr kameradschaftlich auf die Schulter

und schlenderte davon, als das Telefon auf seinem Schreibtisch klingelte.

Laura sah wieder auf den Bildschirm und überflog erneut die Excel-Tabelle. Neben den Namen waren das Alter, die Adresse zur Zeit der Bewerbung, der gegenwärtige Wohnsitz und die Dauer der Betriebszugehörigkeit aufgeführt, dazu eine Arbeitsplatzbeschreibung sowie alles andere, was irgendwie bemerkenswert war. Sie wäre jede Wette eingegangen, dass den Hollands vieles davon neu sein würde. Ihr Blick fiel auf den Namen einer jungen Frau, deren früherer Arbeitgeber ihr wegen Diebstahls gekündigt hatte. Das würde sie wohl kaum in ihrem Lebenslauf vermerken. Ein Mitarbeiter war der Vergewaltigung einer Minderjährigen beschuldigt worden. Das hatte Laura aufmerken lassen. Doch als sie nachgeforscht hatte, stellte sich heraus, dass er zur Tatzeit siebzehn gewesen war, und die Person, die er vergewaltigt haben sollte, war seine fünfzehnjährige Freundin. Ihre Eltern hatten die Sache vorangetrieben, aber die Anklage war letztendlich fallengelassen worden.

Fergus Holland wurde als Mitarbeiter geführt, und die Arbeitsplatzbeschreibung lautete schlicht: Gartengestaltung und Auslieferung.

Laura wandte den Blick vom Bildschirm ab.

Sie ließ die Augen durch den Raum schweifen. Ihre Kollegen gingen alle eifrig ihren verschiedenen Aufgaben nach. Der Streifenpolizist ihr gegenüber telefonierte erneut mit ihrem Kontaktbeamten bei Scotland Yard. Sie versuchten immer noch, festzustellen, ob in den letzten zehn Jahren irgendwelche bekannten oder mutmaßlichen Mörder aus Großbritannien nach Irland geflohen waren, denen es gelungen war, durch das Kommunikationsnetz der Polizei zu schlüpfen.

Der Kollege am Schreibtisch hinter Laura telefonierte mit Natasha McCarthys Dezernat und versuchte, an eine erweiterte Liste von Sexualstraftätern heranzukommen – alte Fälle, die möglicherweise in den aktuellen Akten nicht auftauchten.

Die Fülle an Informationen, durch die sie sich wühlten, war unglaublich, aber sie waren dadurch noch keinen Schritt weitergekommen.

Laura schloss die Augen, und ein Bild blitzte auf.

Doch, da war etwas auf ihrem Bildschirm gewesen, das herausstach.

Sie schaute auf den Mauspfeil, der immer noch auf Fergus' Namen lag, und versuchte die Information zu finden, die ihr aufgefallen war.

Da war es. Wahrscheinlich ist es nichts, dachte Laura und überflog die Details. Aber schließlich hatten sie ja nicht gerade viele Anhaltspunkte.

Sie blickte auf, um es Michael zu sagen, aber er war nicht mehr da.

»Hat jemand gesehen, wohin DS Geoghegan gegangen ist?«, rief sie.

»Er meinte, er bräuchte frische Luft«, sagte der hinter ihr sitzende Kollege und deckte mit der Hand den Telefonhörer ab.

Laura lief die Treppen hinunter und durch den Empfang. Vor der Tür schaute sie sich nach allen Seiten um, entdeckte Michael aber nicht. Schließlich versuchte sie es auf seinem Handy.

»Wo steckst du?«, fragte sie.

»Mist, ist irgendwas passiert?«

Es klang beunruhigt.

»Nein, ich wollte nur etwas überprüfen.«

»Gott sei Dank. Tut mir leid, hätte ich sagen sollen. Anne musste dringend weg, und die Babysitterin hat abgesagt. Ich bin rasch nach Hause gegangen. Kann es eine halbe Stunde warten, und ich bringe Matthew zu meiner Mutter?«

»Mach das nicht«, sagte Laura. »Alles gut. Es ist wahrscheinlich nichts. Wir reden später.«

Sie legte auf. Michael wohnte ganz in der Nähe, auf der anderen Seite des Parks in Chapelizod. Wahrscheinlich war er davon ausgegangen, dass seine kurze Abwesenheit niemandem auffallen würde, so beschäftigt, wie sie alle waren. Nun, sie würde ihn nicht wegen Drückebergerei anschwärzen. Wenn Ray aufgetaucht wäre und sie zu einem späten Lunch eingeladen hätte, wäre sie sofort zur Tür hinaus gewesen.

Sie würde die Frage allein klären. Ihre anderen Kollegen waren alle in ihre Aufgaben vertieft, und Laura wollte niemanden zu etwas mitschleppen, was sich sehr wahrscheinlich als vergebliche Mühe entpuppen würde. Aber es war ihr ein Bedürfnis, heute zumindest etwas Konkretes erledigt zu bekommen. Sie hatte den größten Teil des Tages damit zugebracht, an Ray zu denken, war völlig abgelenkt gewesen.

Laura hatte schon einen guten Teil der Strecke zurückgelegt, als Ray anrief. Sie drückte die grüne Taste auf der Freisprechanlage.

»Hey, wo steckst du?«, fragte er.

»Ich bin mit dem Auto unterwegs. Brauchst du mich?«

»Nein. Also, doch, ja. Ich habe gerade im Besprechungsraum vorbeigeschaut, aber du warst nicht da. Ich wollte dir nur sagen, dass es heute Abend länger wird, aber ich wollte dir zumindest anbieten, dich nach Hause zu fahren.«

Laura verspürte ein höchst angenehmes Gefühl im Magen.

»Sehr aufmerksam von dir«, sagte sie lächelnd. »Aber ich habe selbst ein Auto.«

»Natürlich.«

Beide schwiegen kurz, plötzlich ganz schüchtern.

»Kann ich …«

»Könnten wir …«

Sie hatten im selben Moment zu sprechen begonnen. Laura lachte.

»Könnte ich dich trotzdem zum Essen einladen?« Ray ergriff die Initiative. »Nur etwas vom Chinesen am Schreibtisch, meine ich. Wir müssen nachher noch mal mit Carney reden, ich komme hier also nicht weg.«

»Sehr gerne«, sagte Laura.

»Wunderbar. Ich meine, danke – wir sehen uns später.«

»Bis später.« Sie beendete den Anruf. Das hätte sie sich nie träumen lassen. Er war interessiert. Obwohl, so, wie es in den letzten Jahren gelaufen war, würde sie das vermutlich erst glauben, wenn sie neben ihm im Bett aufwachte.

Laura sah im Rückspiegel, dass sie rot geworden war.

»Lüsterne Pute«, schalt sie sich, immer noch lächelnd und im siebten Himmel.

Sie fand das Haus ohne Schwierigkeiten. Sie kannte sich in Meath nicht aus, aber das Gartencenter der Hollands war gut ausgeschildert, und Google Maps hatte sie entnommen, dass das Haus nicht weit davon entfernt lag.

Laura fuhr auf die kiesbestreute Auffahrt, die durch einen perfekt gestalteten Garten führte. Es war eine große, teuer aussehende Villa. Und sie war abgelegen. Niemand da, der dich schreien hören würde, dachte sie und schalt sich dann, weil sie sich so albern aufführte.

Sie stieg aus dem Wagen und musterte ihre Umgebung.

Nicht schlecht für jemanden, der im Grunde nichts weiter als ein Gärtner war.

Es rührte sich nichts, als sie an die Haustür klopfte. Sie versuchte es noch einmal und entschied dann, um das Gebäude herumzugehen. Vielleicht waren die Bewohner ja hinten und konnten ihr Klopfen nicht hören.

Wenn Laura ehrlich war, musste sie zugeben, dass sie schon ein klein wenig besorgt war. Denn falls ihre Theorie zutraf – so unwahrscheinlich das auch war –, konnte es sein, dass dieser Mann der Serienmörder war. Doch die Vorstellung, der Fall könnte mit ein bisschen Herumraten und etwas Glück aufgeklärt werden, war absurd, absolut lächerlich. Aber falls sie richtiglag – vielleicht hätte sie doch nicht allein hierher fahren sollen.

Laura schüttelte den Kopf. Das war doch wirklich albern. Es war helllichter Tag. Die Sonne schien, Vögel sangen in den Bäumen. Aller Wahrscheinlichkeit nach gab es hier nichts von Interesse, und nachdem sie die Sache geklärt hatte, konnte sie ins Präsidium zurückfahren, zu ihrem Essen mit Ray. Wenn der Mann an sein verdammtes Telefon gegangen wäre, hätte sie überhaupt nicht nach Meath rausfahren müssen.

Doch die Zweifel wollten sich nicht beschwichtigen lassen. Laura rief sich in Erinnerung, dass sie ihm eine Nachricht auf dem Anrufbeantworter hinterlassen hatte. Er wusste, dass sie bei der Kriminalpolizei war. Der Serienmörder wählte seine Opfer gezielt aus und ging nach einer bestimmten Methode vor. Selbst wenn ihre verrückte Theorie richtig war, würde Laura hier nichts herausfinden. Aber zumindest konnte sie sich sagen, dass sie an diesem Tag etwas Produktives erledigt hatte.

Sie ging um das Haus herum und schaute dabei in die

Fenster. Alles sah normal aus, gemütlich und freundlich. Sie hätte sich vorstellen können, hier zu wohnen. Als sie durch das allerletzte Fenster schaute, glaubte sie, drinnen etwas zu erkennen. Sie legte die Hände auf die Scheibe und spähte hinein. Hoffentlich würde sie nicht zu große Beunruhigung auslösen, wenn jemand sie dabei ertappte, wie sie durchs Fenster sah.

Sie hörte ihn erst kommen, als es zu spät war.

Der Schlag traf sie völlig unerwartet. Ein rasender Schmerz und dann Dunkelheit, und Laura stürzte zu Boden.

Sie hielt immer noch ihr Smartphone umklammert. Als Vorsichtsmaßnahme hatte sie Rays Nummer aufs Display geholt, damit sie ihn im Fall der Fälle schnell anrufen konnte. Sie hatte gewusst, dass er sofort rangehen würde. Sie hatte sich eingeredet, dass schon nichts passieren würde, aber sie hatte Vorkehrungen getroffen, falls doch etwas passieren sollte.

Das Smartphone krachte zu Boden, und das Display zersplitterte.

29

Sie hatten keine Fortschritte mit Carney gemacht. Er wollte nicht einmal bestätigen, dass er von der Beziehung zwischen Bart Healy und Fiona Holland gewusst hatte.

»Vincent«, sagte Tom, fast bittend. »Ich weiß, Bart ist Ihr Freund. Ich weiß, Sie wollen sich ihm gegenüber loyal verhalten. Ich will Bart nicht schaden. Aber ich muss herausfinden, ob er weiß, wo Fiona ist. Ihre Mutter hat Ihnen doch gesagt, dass es falsch ist, Mädchen wehzutun, nicht wahr?«

Carney zupfte am Nagelhäutchen seines Daumens herum.

»Ja. Nicht richtig. Kein Herr würde einer Dame was tun.«

»Es könnte sein, dass jemand Fiona etwas angetan hat, Vincent. Wir befürchten, dass sie irgendwo hingebracht wurde und gegen ihren Willen festgehalten wird. Sie ist ganz allein und verängstigt, und vielleicht hat sie Schmerzen. Sie wird wieder nach Hause wollen. Wussten Sie, dass sie ein kleines Baby hat? Einen Jungen, er heißt Cían. Er braucht seine Mama. Fiona ist eine Dame. Es ist doch falsch, nicht wahr, wenn jemand ihr wehgetan hat?«

Carney schüttelte den Kopf.

»Nee.«

»Was, nee?«

»Fiona ist keine Dame. Sie benutzt schlechte Wörter. Scheiße und Fick dich. Die ganze Zeit. Damen fluchen nicht.«

Tom sog die Wangen ein.

»Was meinen Sie mit ›die ganze Zeit‹? Haben Sie vor Kurzem gehört, dass sie so was gesagt hat?«

»Ich hab Fiona schon länger nicht mehr gesehen. Ich geh nicht in ihre Nähe.«

»Und hat Bart Ihnen je von einer seiner anderen Freundinnen erzählt? Hat er mal Mary Ellen erwähnt? Oder Treasa? Pauline?«

Carney steckte seinen Daumen in den Mund, saugte daran und schüttelte den Kopf.

Der Inspector lehnte sich zurück. Das war die reine Folter.

»Na schön«, sagte er. »Vincent, verstehen Sie, dass ein Antrag auf Kaution für Sie heute abgelehnt wurde? Sie werden bis zum Prozess in Untersuchungshaft bleiben. Wir können versuchen, die Sache zu beschleunigen, wenn Sie uns etwas sagen, irgendetwas, das uns hilft, Fiona zu finden.«

Carney starrte Tom an. Der Inspector konnte sehen, dass er sich in sich selbst zurückzog, wie sein Gesicht leer wurde.

»Vernehmung wurde um 20.00 Uhr beendet.«

Tom und Ray verließen den Raum.

»Und was jetzt?«, fragte Ray.

Tom merkte, dass sein Deputy wie auf heißen Kohlen saß. Offenbar wollte er irgendwohin.

»Ich weiß es nicht«, antwortete er ehrlich. »Wir haben nichts gegen Healy in der Hand. Abgesehen von dieser Verbindung zum Fall Mary Ellen gibt es nichts. Er hat nie in Kerry gearbeitet, und sein Streifenwagen wurde nie außerhalb seines Zuständigkeitsbereichs gesichtet. Sein Ruf ist exzellent. Ultan Doyle kann sich an nichts Außergewöhnliches erinnern, und laut seiner Aussage war Healy vor der Suchaktion nie in Glendale. Und Carney ist ungefähr so nützlich wie eine Teekanne aus Schokolade. Linda hat ihn heute Morgen begutachtet. Sie ist zu dem Schluss gekommen, dass er einen sehr niedrigen IQ hat und nicht in der Lage wäre, die

Verbrechen zu begehen, die der Serienmörder begangen hat. Wir stecken fest, Ray.«

Tom spürte, wie seine Schultern heruntersackten.

»Was ist mit Carneys Krankenakte?«, fragte Ray.

»Die haben wir noch nicht. Linda hat mit einer Psychiaterin gesprochen, die ihn nach dem Tod seiner Eltern betreut hat. Ganz inoffiziell, also darf nichts davon verwendet werden. Laut der Psychiaterin war Carney durch den Tod der Eltern traumatisiert. Sie hatte den Eindruck, dass er sich selbst die Schuld daran gab, weil er ›langsam‹ sei und einige Male in Schwierigkeiten geraten war, obwohl ihm das Problem der Verschuldung und der finanziellen Probleme seiner Eltern ausführlich erklärt wurde. Ein Anwalt hat beim Verkauf des Landes geholfen, und von der Summe, die die Versicherung seiner Eltern gezahlt hat, wurde ein kleiner Treuhandfonds für ihn eingerichtet. Sie haben ihn also nicht mittellos zurückgelassen.«

»Hmm, interessant«, bemerkte Ray.

»Warum ›interessant‹? Konntest du dir übrigens die Akten über das Verfahren wegen versuchter Vergewaltigung besorgen?«

»Ja. Und das hat mich neugierig gemacht. Ich hatte gehofft, Linda wäre zu dem Schluss gekommen, dass er alles nur vortäuscht.«

»Warum das?«

»So wie er diese versuchte Vergewaltigung gestern geschildert hat, klang alles relativ harmlos. Aber die Details sind ziemlich finster. Carney ist dem Mädchen ins Haus gefolgt, hat die Hosen runtergelassen und sie gepackt. Er hat sie zu Boden geworfen und versucht, ihre Jeans runterzuziehen, und dabei hat er sie gewürgt. Sie hatte einen Selbstverteidigungskurs gemacht, und es gelang ihr, ihm einen

Tritt in die Eier zu versetzen. Da hat er einen Rückzieher gemacht.«

»Nicht schön, aber wie kommst du auf ›finster‹?«

»Nachdem sie ihn abschütteln konnte, ist er nicht etwa gegangen. Er blieb, versperrte die Haustür und sagte, sie würde hier bei ihm bleiben, bis sie einverstanden wäre, Sex mit ihm zu haben. Er ist erst abgehauen, als ihre Mitbewohnerin mit ihrem Freund zurückkam. Das Mädchen hatte panische Angst. Er hatte sie zwei Stunden lang eingesperrt.«

»Das ist interessant«, sagte Tom nachdenklich. »Also hat er schon mal eine Frau gefangen gehalten. Aber das hört sich doch alles ziemlich improvisiert an, Ray. Unsere Opfer wurden verschleppt und am Leben gelassen, möglicherweise monatelang, nicht für ein paar Stunden in ihrem eigenen Haus eingesperrt. Und laut Moya sieht es nicht so aus, als wären die Frauen vergewaltigt worden. Und man kann nur vermuten, dass das Carneys Motiv dafür wäre, eine Frau in seine Gewalt zu bringen.«

Ray zuckte die Achseln. War es möglich, dass Carney alle hinters Licht führte?

»Es sei denn, er hat die Glendalough-Opfer betäubt und sie dann vergewaltigt«, sagte er. »Ich weiß es nicht. Ich bin so müde, ich kann nicht mehr denken.«

»Na los, geh nach Hause«, sagte Tom. »Ich werde noch ein paar offene Fragen klären und unser Vorgehen für morgen planen.«

»Sicher?«

»Absolut. Ich mache auch bald Feierabend.«

Ray hüpfte praktisch davon. Tom sah ihm nach. Zumindest einer, der froh und übermütig war. Er selbst fühlte sich, als würde er das Gewicht der ganzen Welt auf den Schultern tragen – nicht zuletzt deshalb, weil Joe Kennedy hellauf begeistert darüber sein würde, dass der Verdacht gegen Healy sich nicht erhärtet hatte.

Es war widerwärtig. Dass ein Serienmörder noch auf freiem Fuß war, war für den Chief zweitrangig. Hauptsache, er war nicht gezwungen, einen Polizisten zu verdächtigen.

*

Ray öffnete die Tür zum Besprechungsraum und steckte den Kopf hinein. Keine Spur von Laura. Er ging zu ihrem Schreibtisch hinüber und stellte fest, dass nichts herumlag; es sah nicht so aus, als wäre sie nur kurz zur Toilette gegangen und würde bald zurückkommen. Ihr Computer war im Ruhemodus, ihre Handtasche und ihre Strickjacke waren weg.

»He«, rief er zu Brian Cullinane hinüber. »Hast du Laura gesehen?«

Brian schüttelte den Kopf.

»Nicht seit heute Morgen.«

»Oh. Na, macht nichts. Ich ruf sie an.«

Ray wählte ihre Nummer. Er hoffte, dass sie ebenfalls schon Feierabend gemacht hatte und bereit sein würde, richtig mit ihm essen zu gehen, anstatt sich etwas beim Schnellimbiss zu holen.

Seltsam. Ihr Handy war ausgeschaltet. Er versuchte es noch ein paar Mal, dann rief er Michael an.

»Ray, was ist los?«

»Du hast doch heute mit Laura zusammengearbeitet, oder?«, fragte Ray.

»Ja, vorhin.«

»Weißt du, wann sie nach Hause gegangen ist?«

»Nein. Ich war eine Weile unterwegs, und als ich zurückkam, war sie weg.«

»Verstehe.

»Ist alles in Ordnung?«

»Ja. Wir wollten nur … Spielt keine Rolle. Sie muss es sich anders überlegt haben.«

Ray beendete den Anruf, legte die Hand auf die Rücklehne von Lauras Schreibtischstuhl und entfernte ein langes, lockiges Haar vom Bezugsstoff.

Es hatte sich so angehört, als würde sie sich auf das Essen mit ihm freuen, aber vielleicht hatte sie keine Lust mehr gehabt, auf ihn zu warten. Unangekündigt vor ihrer Wohnungstür auftauchen wollte er nicht. Sie wohnte mit Bridget Duffy zusammen, und vielleicht würde sie es nicht gut finden, wenn ein anderes Mitglied des Teams von der Sache erfuhr.

Er würde später noch einmal versuchen, sie anzurufen.

Ray verließ den Besprechungsraum, und mit jedem Schritt verwandelte sich seine freudige Erwartung mehr in Niedergeschlagenheit.

30

Laura

Ihr war kalt, und sie war ganz steif. Und hatte Schmerzen. Ihr tat alles weh. Was hatte sie gestern Abend nur angestellt?

Sie blieb liegen und versuchte, sich zu erinnern, aber der Schmerz in ihrem Kopf war zu heftig. Was hatte sie getrunken? Bridget musste Schnaps bestellt haben.

Hatte sie überhaupt Alkohol getrunken?

Laura öffnete die Augen, aber es blieb stockfinster. Es musste mitten in der Nacht sein. Oder sie träumte.

Aber wäre der Schmerz so heftig, wenn sie noch schlief?

Sie versuchte, sich aufzusetzen, und da fiel es ihr ein.

Er hatte sie vollständig überrumpelt. In allerletzter Sekunde hatte sie sein Spiegelbild in der Fensterscheibe gesehen, mit erhobenem Arm, die Hände um irgendeinen langen Gegenstand gelegt. Bevor sie reagieren konnte, hatte er sie schon niedergeschlagen.

Ein Schrei entfuhr ihr, und sie legte die Hand auf den Mund, um ihn zu ersticken, aber das löste ein weiteres Stöhnen aus. Selbst die kleinste Bewegung tat weh.

Sie blieb sitzen und wartete, dass ihre Augen sich an die Dunkelheit anpassten. Wo zum Teufel war sie? Sie konnte nichts erkennen, nirgendwo fiel Licht herein. Zögernd tastete sie ihren Hinterkopf ab und fühlte nasses, wirres Haar. Die Wunde war hochgradig schmerzempfindlich. Das musste ärztlich versorgt werden.

Tränen traten ihr in die Augen, und ihr Atem kam in schnellen, panischen Stößen. Sie legte sich eine Hand auf den Brustkorb. Sie musste sich beruhigen, sich zusammenreißen. Ihr Smartphone. Wo war ihr Smartphone? Im Auto hatte sie es bei sich gehabt – hatte sie es mitgenommen, als sie ausgestiegen war? Ja, es war in ihrer Hand gewesen. Sie erinnerte sich an das warme, vertraute Gefühl. Aber wo war das Telefon jetzt? Sie tastete auf dem Boden herum, hoffte, es zu finden, und wusste doch, dass es nicht hier war.

Laura kniete sich hin, obwohl all ihre Gliedmaßen sie anflehten, ruhig sitzen zu bleiben. Sie begann umherzukriechen und versuchte, sich zu orientieren. Es war ein großer Raum, in dem Kartons und Dosen herumstanden. Dann ertastete sie eine Treppenstufe und noch eine. Ihre Angst wuchs, und Tränen liefen ihr über die Wangen.

Sie war in einem Keller. Seinem Keller.

Panik stieg in ihr auf. Sie hatte das Gefühl, keine Luft mehr zu bekommen, als wäre sie gar nicht in ihrem eigenen Körper.

Und was war das?

Atmete da noch jemand, oder war es nur ihr eigenes Keuchen?

Laura spürte, wie ihr das Blut in den Adern gefror. Dann machte sie den Mund auf, und ein winziges Stimmchen kam heraus. Sie hatte gar nicht gewusst, dass sie in der Lage war, einen so kläglichen Laut von sich zu geben.

»Ist da jemand? Fiona – bist du das?«

31

Die Stimmung im Besprechungsraum am nächsten Morgen war lethargisch.

Gestern war die Müdigkeit der vielen Überstunden vorübergehend vergessen gewesen. Nach der Festnahme von Carney hatten sich alle Hoffnungen gemacht. Das Ende war in Sicht.

Jetzt, da Carney nichts preisgab und es immer weniger danach aussah, als wäre er der Täter, waren die Köpfe gesenkt. Dabei wussten die meisten im Raum noch nicht einmal von der Sache mit Bart Healy, die sich urplötzlich ergeben hatte und genauso schnell wieder verpufft war.

Der Inspector gab dem Team einen raschen Überblick über die neuesten Entwicklungen in den verschiedenen Ermittlungssträngen, dann ging er in den Bereich des Raumes hinüber, in dem seine Detectives sich niedergelassen hatten.

»Wo steckt Laura?«, fragte er Michael. »Alles, was noch fehlt, ist ihr Bericht über die restlichen Holland-Angestellten. Sag bitte, dass sie irgendwas entdeckt hat und der Sache nachgeht. Ich könnte eine gute Nachricht vertragen.«

Michael zuckte die Achseln. »Sie ist noch nicht da.«

Tom runzelte die Stirn. Das war eigenartig. Laura war das gewissenhafteste Mitglied seines Teams. Normalerweise kam sie als Erste und ging als Letzte.

»Überprüft sie irgendwas?«, fragte er. »Hat sie sich bei jemandem gemeldet?«

Alle schüttelten den Kopf. Ray und Bridget machten einen beunruhigten Eindruck.

»Ich habe vorhin versucht, sie anzurufen«, sagte Brian. »Ihr Handy war aus.«

»Eigentlich wollten wir gestern Abend einen Happen zusammen essen«, sagte Ray errötend. »Aber sie war schon nach Hause gegangen, als ich kam, um sie abzuholen.«

»Moment mal«, unterbrach Bridget ihn. »Sie hat mir gestern erzählt, dass sie länger bleiben und mit dir hier im Präsidium etwas essen würde. Sie war … sie hat sich darauf gefreut. Sie ist nicht nach Hause gekommen. Ich dachte, entweder sie verbringt die Nacht im Büro oder ihr zwei wärt …« Sie erstarrte und warf ihrem Chef einen raschen Blick zu, während Ray rot anlief.

»Wann ist sie gestern weg, Michael?«, fragte Tom und ignorierte diese kleine Episode am Rande.

Michael, der ganz blass geworden war und besorgt wirkte, nagte an seiner Unterlippe.

»Ich weiß es nicht. Ich bin früh gegangen, um eine persönliche Sache zu erledigen, und als ich zurückkam, war sie schon nicht mehr da. Ich hatte mit ihr telefoniert, und sie meinte, sie wolle irgendwas überprüfen. Als sie nicht wiedergekommen ist, habe ich gedacht, sie sei nach Hause gegangen.«

»Sie saß am Steuer und war irgendwohin unterwegs, als ich mit ihr telefoniert habe«, sagte Ray.

Sie standen da und sahen einander an, und allen kam derselbe Gedanke.

»Also, wir wollen jetzt nicht überreagieren«, sagte Tom und versuchte, die Panik zu unterdrücken, die er in sich aufsteigen fühlte. Es sah Laura so gar nicht ähnlich, einfach unentschuldigt zu fehlen. Zwar hätte er das nie laut ausgesprochen, doch bei jedem anderen Teammitglied hätte er vermutet, dass er oder sie verschlafen hatte oder sich in Kürze krankmelden würde. »Versuchen Sie noch mal, sie anzurufen.«

Bridget tat es.

»Ihr Handy ist immer noch ausgeschaltet. Ich kann nicht mal eine Nachricht hinterlassen. Es ist nur der Netzbetreiber mit der Meldung: ›Der Teilnehmer ist vorübergehend nicht erreichbar‹.«

Der Inspector spürte, wie seine Unruhe wuchs.

»Ray, ruf ihre Familie an und frag, ob sie was von ihr gehört haben. Bridget, Sie versuchen es bei Freunden und Bekannten, und sehen Sie noch mal in der Wohnung nach. Bestimmt ist es nichts, aber es ist nicht Lauras Art, eine Lagebesprechung zu verpassen, ohne sich telefonisch abzumelden. Es ist besser, wir gehen der Sache auf den Grund, anstatt uns den ganzen Tag Sorgen zu machen. Hat sie gegenüber irgendjemandem erwähnt, wohin sie gestern fahren wollte oder welche Frage sie klären wollte?«

Michael und Ray schüttelten den Kopf.

»Und sie hat nur die Holland-Mitarbeiter überprüft, ist das richtig? Oder hat sie auch versucht festzustellen, wohin Cormac Ryan gezogen ist, als er West-Cork verlassen hat?«

»Dazu ist sie noch nicht gekommen«, antwortete Michael. »Wir haben uns den ganzen Tag mit den Holland-Mitarbeitern beschäftigt. Sie hat mit niemandem über den Taxifahrer gesprochen.«

»Gut. Na los. Erst die Anrufe. Ich werde die Polizeidienststellen durchtelefonieren und feststellen, ob sie sich irgendwo gemeldet hat.«

Der Inspector lief in sein Büro hinauf, immer zwei Stufen auf einmal, und das Herz schlug ihm bis zum Hals. Wahrscheinlich würde sich herausstellen, dass gar nichts los war. Laura konnte jeden Moment hereinspaziert kommen, mit einer völlig rationalen Erklärung dafür, wo sie die ganze Nacht gewesen war. Vielleicht war jemand aus ihrer Familie erkrankt oder hatte einen Unfall gehabt. Oder sie selbst hatte einen Unfall gehabt. Nicht, dass er ihr das wünschte, aber er musste wissen, ob es irgendeinen plausiblen Grund für ihr Fehlen gab.

Die Fantasie ging mit ihm durch. War es möglich, dass Laura bei ihren Recherchen über irgendetwas gestolpert und dadurch in Gefahr geraten war?

Tom verwarf den Gedanken sofort. Sie hätte sich nie in Gefahr begeben. Laura war eine erfahrene Polizistin.

Und doch … sie war Anfang dreißig, alleinstehend und hübsch – beunruhigend dicht am Typ des Serienmörders.

Ein kaltes Gefühl im Magen sagte ihm, dass etwas nicht stimmte. Laura würde noch eine SMS schicken, wenn sie zwei gebrochene Beine hatte, nur damit sich niemand besorgt fragen musste, wo sie steckte. Und wenn sie einen Unfall gehabt hätte und nicht dazu in der Lage wäre, hätte man doch sicher mittlerweile ihre Familie benachrichtigt. Und die hätte sich dann mit dem Präsidium in Verbindung gesetzt.

Tom telefonierte die Polizeidienststellen durch, von seinem Festnetzanschluss aus, falls jemand aus seinem Team versuchen sollte, ihn auf dem Handy anzurufen oder ihm eine Textnachricht zu schicken.

Eine halbe Stunde später kamen Ray und Michael in sein Büro.

»Keiner hat etwas von ihr gehört.« Ray gelang es nicht, die Sorge aus seiner Stimme zu verbannen. »Weder ihre Familie noch ihre Freunde. Niemand. Bridget ist in der Wohnung der beiden. Sie sagt, Laura sei nicht dort gewesen. Ihr

Handy ist immer noch ausgeschaltet. Brian telefoniert die Krankenhäuser durch. Tom …«

Rays Stimme brach, und Tom spürte, wie sein Herz sich zusammenkrampfte. Er holte tief Luft.

»Okay. Lasst mich nachdenken.«

»Ihr ist etwas zugestoßen«, stöhnte Ray. »Ich weiß es. Sie hat sich so auf unser geplantes Essen gestern gefreut. Sie wäre nicht einfach abgehauen, ohne irgendwas zu sagen. Wir reden hier von Laura. Ihr wisst doch, wie sie ist.«

»Es ist alles meine Schuld«, flüsterte Michael. »Wenn ich nicht weggegangen wäre …«

Der Inspector schüttelte den Kopf. »Michael, hören Sie auf. Stellen wir fest, wo sie ist, bevor wir in Panik geraten. Vergessen Sie nicht, Laura ist eine erwachsene Frau und eine hervorragende Ermittlerin. Sie ist nicht gerade dafür bekannt, unbedacht zu handeln.«

Er bekam keine Antwort. Michael schwieg, weil er von Schuldgefühlen übermannt wurde, und Ray, weil er dachte, dass Laura gestern vielleicht nicht ganz sie selbst gewesen war. Vielleicht war sie abgelenkt gewesen, genau wie er, und hatte nur ihr Date im Kopf gehabt. Konnte es nicht sein, dass sie in diesem Zustand eine überstürzte Entscheidung getroffen hatte, eine, die sie in Gefahr gebracht hatte?

»Also gut.« Tom hatte einen Entschluss gefasst. »Wir werden mit den Informationen arbeiten, die wir haben. Wir gehen von der Annahme aus, dass Laura irgendwas entdeckt hat, das mit dem Fall zu tun hat, und losgefahren ist, um der Sache nachzugehen. Stellen wir zunächst fest, womit sie sich gestern zuletzt beschäftigt hat. Michael, Sie übernehmen das, Ray ebenfalls. Ich gehe rauf und rede mit dem Chief.«

*

Tom blieb auf dem schmalen Treppenabsatz stehen.

Er zückte sein Smartphone und wählte Seans Nummer. Er hatte kein gutes Gefühl dabei, schließlich stand Sean privat stark unter Druck. Aber er wusste auch, sein früherer Chef würde wissen wollen, was los war. Er mochte Laura und hielt viel von ihr.

Und Tom konnte ein wenig moralische Unterstützung gut gebrauchen.

Er ließ es unzählige Male klingeln, aber es ging keiner ran.

»Komm schon«, drängte er, aber es klingelte weiter.

»Verdammt.« Er steckte das Smartphone wieder in die Hosentasche und schlug frustriert mit der Faust gegen die Wand. Er würde es später noch einmal probieren.

Kennedy winkte Tom in sein Büro und bedeutete ihm mit einer Handbewegung, sich zu setzen, während er sein Telefonat beendete.

»Ja, ich werde persönlich dafür sorgen. Natürlich, Bronwyn. Danke.«

Der Chief stellte das Telefon auf die Basisstation zurück.

»Bronwyn Maher«, informierte er Tom. Die stellvertretende Polizeipräsidentin. »Sie möchte, dass ich Sie daran erinnere, Inspector, dass es Vorschriften gibt, die bei der Vernehmung eines Polizisten eingehalten werden müssen, und dass zwingend ein Vertreter der Polizeigewerkschaft dabei anwesend sein muss.«

»Bei einer formellen Vernehmung«, erwiderte Tom. »Wir haben Bart Healy nicht offiziell vernommen. Es war alles ganz zwanglos, damit nichts aktenkundig gemacht werden musste. Ich war davon ausgegangen, dass das vorzuziehen wäre.«

Er konnte sehen, dass seine Erklärung Kennedy verblüffte. Und wie hatte Maher überhaupt davon erfahren, dass sie Healy zur Vernehmung ins Präsidium zitiert hatten?

Der Chief musste sie angerufen und es ihr mitgeteilt haben – zweifellos, um Tom reinzureiten.

»Tja, wie sich herausgestellt hat, war das Ganze ja reine Zeitverschwendung.« Kennedy rückte seine Brille zurecht, die Oberlippe vor Missfallen gekräuselt.

»Chief, wäre es nicht schlimmer gewesen, wenn ich Healy nicht zur Sache vernommen hätte, obwohl mir Zweifel gekommen waren?«

»Ich denke, wir sollten die ganze Sache mit Healy jetzt ad acta legen, Inspector. Sie haben sich schon genug blamiert.«

Tom biss sich auf die Zunge. Es war nicht der richtige Zeitpunkt für eine Auseinandersetzung mit seinem Vorgesetzten, aber es braute sich zweifellos etwas zusammen. Ein Zusammenstoß war unvermeidlich, und zwar noch vor Abschluss der Ermittlungen.

»Es gibt da ein Problem, von dem Sie wissen sollten«, sagte er. »Ein Mitglied meines Teams wird vermisst. Laura Brennan.«

Kennedy schaltete in Geschäftsmodus.

»Vermisst? Seit wann?«

»Wir glauben, dass sie irgendwann gestern losgefahren ist, um in Zusammenhang mit dem Fall etwas zu überprüfen. Allein. Sie ist gestern Abend nicht nach Hause gekommen und ist heute nicht zum Dienst erschienen. Ihr Handy ist ausgeschaltet, und niemand hat sie gesehen, weder ihre Familie noch ihre Freunde.«

Kennedy runzelte die Stirn.

»Also ist sie seit nicht mal vierundzwanzig Stunden abgängig? Tom, ich sehe Ihnen an, dass Sie besorgt sind, aber ich begreife nicht, wieso. Vielleicht ist sie mit ihrem Freund losgezogen? Und woher wollen Sie wissen, dass sie nicht zu Hause ist? Vielleicht schläft sie nur ihren Rausch aus.«

Der Inspector biss die Zähne zusammen.

»Sie wohnt mit einer Kollegin zusammen«, sagte er. »Und sie hat keinen Freund.«

»Soweit Sie wissen.« Kennedy lächelte und versuchte, väterlich zu wirken. »Lassen Sie sich nicht von irgendeinem albernen Mädchen von den Ermittlungen ablenken. DS Brennan wird schon wieder auftauchen, und wenn sie das tut, geben Sie ihr einen kleinen Klaps aufs Handgelenk, weil sie Ihnen Sorgen bereitet hat. Sie sollten sich jetzt ganz darauf konzentrieren, Fiona Holland zu finden, anstatt sich über eine abgängige Ermittlerin Gedanken zu machen.«

Der Inspector starrte seinen Vorgesetzten ungläubig an. Er hätte darauf hinweisen können, dass Laura nicht zur »albernen« Sorte gehörte. Er hätte sagen können, dass sie niemals ihren Kollegen unnötig Sorgen bereiten würde. Er hätte sich sogar erkundigen können, warum Kennedy einen solchen Aufstand gemacht hatte, als sie Bart Healy zur Befragung einbestellten, während das spurlose Verschwinden einer jungen Kollegin ihn völlig kalt zu lassen schien. Und das, obwohl sie einen Serienmörder jagten, der junge Frauen ins Visier nahm. Aber er sagte nichts von alledem, weil ihm klar war, dass es auf taube Ohren stoßen würde.

Kennedy war nicht auf seiner Seite. Er war ständig und auf hintergründige Weise dabei, die Position des Inspectors zu untergraben. Er kannte Toms Ruf und wusste, dass er nie zu seinem Vorgesetzten gekommen wäre, außer, die Lage war ernst. Aber Kennedy hatte die Sache nicht ernst genommen, sondern ihn abgewimmelt.

Der Inspector spürte, wie Wut in ihm hochkochte, aber er zügelte sie. Er hatte Wichtigeres zu tun.

»Na schön«, sagte er nur und verließ das Büro des Chiefs.

Tom lief die Treppen zum Besprechungsraum hinunter, riss die Tür auf und marschierte zur Stirnseite des Raumes.

»Alle mal herhören!«, rief er über die übliche Geräuschkulisse hinweg. »Leute, was immer ihr gerade macht, es kann einen Moment warten. Es ist wichtig.« Die Mitglieder der Sonderkommission beendeten eilig ihre Telefonate und hoben den Blick von ihren Laptops. Seine eigenen Leute standen nervös und aufmerksam neben ihren Schreibtischen.

Tom wartete, bis absolute Ruhe eingekehrt war.

»Wie es aussieht, wird eine von uns vermisst: DS Laura Brennan.« Er hielt kurz inne, um seine Worte wirken zu lassen. »Also. Es könnte durchaus sein, dass alles ganz harmlos ist, aber wir alle kennen Laura, und wir wissen, wie ernst sie ihren Job nimmt. Also mache ich die Suche nach ihr zur obersten Priorität. Wir glauben, dass sie auf eine wesentliche Information gestoßen und der Sache nachgegangen ist – es ist also gut möglich, dass ihr Verschwinden etwas mit dem Serienmörder zu tun hat. Ich muss Ihnen wohl nicht erst erklären, was das bedeutet. DS Michael Geoghegan wird unsere Anstrengungen koordinieren. DS Lennon und ich werden versuchen herauszufinden, über was genau Laura gestolpert ist.«

Alle im Raum nickten. Laura war eine beliebte und gut angesehene Arbeitskollegin. Sie würden nicht rasten und nicht ruhen, bis sie gefunden war. Die Soko brauchte nicht groß überzeugt zu werden.

Der Inspector gesellte sich zu Ray, der bereits die letzte Datei, mit der Laura gearbeitet hatte, die Liste der Holland-Mitarbeiter, aufgerufen hatte.

»Also, ist ihr irgendwas an dieser Liste aufgefallen, oder hat jemand nebenbei etwas erwähnt, das sie auf eine Idee gebracht hat?«, sagte Tom und starrte auf die Namen.

Ray zuckte mit den Achseln. »Ich habe in der Zentrale

nachgefragt. Gestern wurden keine Gespräche zu ihr durchgestellt. Natürlich ist denkbar, dass sie durch einen Anruf auf dem Handy irgendwas Wichtiges erfahren hat. Keiner hier im Raum hat mit ihr über irgendein anderes Thema als diese Liste gesprochen, und dabei ging es nur um die biografischen Basisdaten. Dieselben Informationen, die wir hier auf dem Bildschirm haben.«

Tom zog sich einen zweiten Stuhl heran und begann, die Namen zu studieren.

Kurz hielten sie sich bei einem Mitarbeiter auf, der der Vergewaltigung beschuldigt worden war. Laura hatte den Namen fett hervorgehoben. Sie brauchten eine halbe Stunde, um zu dem Ergebnis zu kommen, dass es sich um Geschlechtsverkehr mit einem Mädchen handelte, das noch nicht im einwilligungsfähigen Alter war, und die Anklage fallengelassen worden war. Laura war nicht dazu gekommen, sich ihre Erkenntnisse zu notieren. Tom und Ray diskutierten ein paar Minuten darüber, ob sie vielleicht trotzdem losgefahren war, um mit dem Mann zu sprechen.

»Aber selbst wenn – dieser Mann dürfte kaum eine Gefahr darstellen«, meinte Tom. »Wir schicken trotzdem einen Streifenwagen hin – aber nein. Ich glaube, es war etwas anderes.«

Er rieb sich die Augen und lehnte sich zurück.

»Ich versuche noch mal, Sean anzurufen«, sagte er. »Er wird darüber informiert werden wollen.«

Wieder ließ er es etliche Male klingeln. Wo steckte der Mann bloß? Er versuchte es bei Louise.

»Hallo, Schatz«, meldete sie sich.

»Louise, Laura wird vermisst.«

»Laura? Deine Laura? Was meinst du damit?«

Tom erzählte ihr das Wichtigste.

»Ich habe versucht, Sean zu erreichen«, erklärte er. »Ich brauche seine Hilfe, und er wird wissen wollen, dass Laura vermisst wird. Er geht nicht ans Telefon, also vermute ich mal, dass er zu beschäftigt mit der Pflege von June ist. Könntest du mir einen Riesengefallen tun?«

»Ich fahre sofort rüber und schick ihn zu dir. Halt mich auf dem Laufenden, Tom.«

»Das werde ich. Danke, mein Engel.«

Er legte auf und starrte wieder auf die Namen.

»Das hier ist interessant«, sagte Ray, dem etwas aufgefallen war. »Hol mir mal Willie ans Telefon, ja?«

Tom wählte und stellte das Gespräch auf Lautsprecher, als Willie sich meldete.

»Willie, Laura wird vermisst. Ray ist bei mir, er will etwas von dir wissen.«

»Du meine Güte. Klar. Schieß los.«

»Willie, ich weiß, das Haus der Hollands hat irgendeinen ausgefallenen Namen und liegt außerhalb des Dorfs Luttrell, aber wie lautet die Postanschrift? Row irgendwas, war das nicht so?«

»Trilby Row. Der Name des Hauses ist Riverdale.«

»Das war's. Danke.«

»Ich bin gleich oben«, kündigte Willie an. »Ich parke gerade den Wagen.«

»Sieh dir das mal an«, sagte Ray. »Fergus Holland wird hier als Auslieferer geführt, und als Adresse wird ein Haus in Luttrell angegeben. Er wohnt nicht bei seinen Eltern.«

Tom starrte auf den Bildschirm. Auch ihm war etwas aufgefallen.

»Er hätte also ein Versteck, in das er die Frauen bringen kann«, sagte Ray mit weit aufgerissenen Augen. »Vielleicht war es das, was Laura entdeckt hat.«

»Fahr hin und überprüf es«, entgegnete der Inspector. »Ich warte auf Willie.«

»Warum – was hast du vor?«

»Ich will nur noch ein paar Anrufe erledigen, dann komme ich nach. Nimm Bridget mit.«

Ray hielt sich nicht damit auf, weitere Fragen zu stellen, sondern sprintete los.

Tom griff nach dem Telefon und wählte eine Nummer, ohne den Blick vom Bildschirm zu wenden.

»Sergeant Doyle«, meldete der Mann sich schroff.

»Sergeant, hier ist Detective Inspector Tom Reynolds aus Dublin. Es wäre nett, wenn Sie mir noch bei einer weiteren Sache helfen könnten.«

»Inspector, schön, von Ihnen zu hören. Ich hoffe, meine Informationen über Sergeant Healy waren von Nutzen. Was kann ich heute für Sie tun?«

»Hat einer meiner Detectives Sie gestern angerufen? Sie sind ihr ja bereits begegnet – Laura Brennan?«

»Nicht, dass ich wüsste. Ich habe keine verpassten Anrufe. Es sei denn, sie hat in der Dienststelle angerufen, ohne eine Nachricht zu hinterlassen.«

»Verstehe. Ich hatte sie gebeten, nachzufragen, wie die Suche nach Cormac Ryan vorangeht. Konnten Sie ihn bereits aufspüren?«

»Nein, das konnten wir nicht. Weder vorwärts noch rückwärts.«

»Ich kann Ihnen nicht folgen«, sagte Tom verwirrt.

»Wir konnten nicht feststellen, wohin er gegangen ist, nachdem er von hier weggezogen ist, Inspector, aber nicht nur das: Wir können auch nichts darüber finden, wo er vorher gewohnt hat. Ich habe in den letzten Tagen viel Mühe darauf verwendet. Es lastet auf meinem Gewissen, der Gedanke, dass er vielleicht Mary Ellen in seiner Gewalt hatte und sie in seinem Haus war, während ich es durchsucht habe. Wir waren nicht immer einer Meinung, aber ich wollte nie, dass ihr jemand etwas antut. Das hat niemand verdient.«

»Nein«, sagte Tom und wünschte, der Mann würde zum Punkt kommen.

»Jedenfalls, Cormac Ryan sagte, er wäre hier in die Gegend gezogen, weil er genug von seinem stressigen Job hatte. Er hat den Leuten hier erzählt, er habe für die Bank of Ireland gearbeitet. Das war 2008, mitten in der Finanzkrise. Es war eine glaubhafte Geschichte. Aber die Bank hat keine Unterlagen über einen Cormac Ryan, der zu der Zeit für sie gearbeitet hätte. Sie haben jetzt einen Mitarbeiter, der so heißt, aber das ist jemand anders, ein Mann Anfang zwanzig. Also bin ich der Taxi-Spur nachgegangen und konnte ihn tatsächlich aufspüren, ein paar Jahre vor 2008. Also, zumindest von dem Punkt an, an dem er seine Taxikonzession bekommen hat.«

»Und wann war das?«, fragte Tom. Er hatte sein Team angewiesen, die Taxilizenznummer von Cormac Ryan zu ermitteln, aber wegen des ganzen Wirbels mit Carney und Healy waren sie noch nicht dazu gekommen.

»Im Jahr 2005. Ausgestellt in Waterford. Also war er in Wahrheit schon Taxifahrer, bevor er herkam. Und dann wird es schwierig. Vor 2005 kann ich nichts über ihn finden. Es ist, als hätte Cormac Ryan gar nicht existiert. Und nach seinem Weggang hier verschwindet er von der Landkarte. 2008, das ist zu lange her, um noch die Passagierlisten von Fähren oder Flugzeugen zu überprüfen, aber vielleicht ist er ja tatsächlich nach Großbritannien gegangen.«

Tom dankte Doyle und stellte das Telefon hin. Auf dem Blatt vor sich hatte er notiert: 2005, Waterford.

Willie Callaghan war eingetroffen. Er war in der Tür stehen geblieben und hielt Ausschau nach Tom.

»Willie!«, rief er, und sein Fahrer kam zu ihm und setzte sich auf den Stuhl, den Ray vor Kurzem freigemacht hatte.

»Was braucht man, um Taxifahrer zu werden?«, fragte Tom.

Willie strich sich über seinen Schnurrbart.

»Wenn man sich zur Zulassung für die Taxischein-Prüfung bewirbt – das ist die Voraussetzung dafür, dass man eine Taxikonzession bekommt –, muss man die aktuelle Anschrift, eine Kreditkarte, die Identifikationsnummer und den Führerschein vorlegen.«

»Haben Sie irgendwelche Kontakte im zuständigen Amt?«

Willie hatte überall Kumpels. Er zückte sein Handy.

»Nach wem suchen wir?«

»Cormac Ryan. Hat seine Taxikonzession seit 2005.«

Willie wählte, und Tom lauschte dem Vorgeplänkel.

»Hallo, Richie, weißt du noch, die fünfzig Kröten, die du mir schuldest? Ach komm, klar erinnerst du dich – ich sagte, dein Favorit geht in der fünften Runde zu Boden, und du hast gesagt, er gewinnt nach Punkten. Genau, du dreister Schlawiner. Na, ich wär bereit, es auf sich beruhen zu lassen, aber du musst etwas für mich nachsehen. Es ist dringend. Ja. Cormac Ryan. 2005. Klasse. Du erreichst mich unter dieser Nummer.«

Willie legte das Handy hin, und das gezwungene Lächeln erstarb auf seinen Lippen.

»Es dauert ein paar Minuten.«

Der Inspector wartete ungeduldig und ließ derweil seine Blicke schweifen. Die Kollegen hatten mit besorgten Mienen die Köpfe über ihre Schreibtische gebeugt, Finger klackerten auf Tastaturen, und die Telefone liefen heiß.

Wieder ging die Tür auf, und Linda McCarn kam hereingeeilt, warf einen Blick in die Runde und hielt direkt auf Tom zu.

»Ich bin gekommen, um zu helfen.«

Tom geriet kurz in Panik. Wenn sich bereits herumgesprochen hatte, dass er die Soko angewiesen hatte, nach Laura zu suchen, würde es bald Kennedy zu Ohren kommen, und der Chief würde heruntergestampft kommen, um die Prioritäten des Inspectors zurechtzurücken. Tom war bereit, sich der Konfrontation zu stellen, aber im Augenblick hätte er es vorgezogen, sich nicht damit befassen zu müssen.

»Ich habe eben Ihren Deputy getroffen«, erklärte Linda.

»Ah.« Tom atmete erleichtert auf.

»Sie machen sich Sorgen, dass er sie in seiner Gewalt haben könnte, nicht? Ray sieht aus, als würde er innerlich sterben.«

Tom nickte.

»Es wäre eine Abweichung von seiner Routine«, versuchte Linda ihn zu beruhigen.

»Das wäre die Entführung von Fiona Holland auch«, erwiderte er. »Sie sagten selbst, der Umstand, dass er im Juli zugeschlagen hat, könnte bedeuten, dass die Sache eskaliert.«

Die Psychologin, die sehr gut wusste, was sie gesagt hatte, legte Tom die Hand auf die Schulter. Sie wünschte und betete, dass sie sich in dem Punkt geirrt hatte.

»Langsam frage ich mich«, sagte er, »ob Fiona Holland überhaupt von diesem Täter entführt wurde. Vielleicht wartet er einfach ab, bis wieder Frühjahr ist, oder aber er hat bereits eine Frau in seiner Gewalt, von der wir nichts wissen.«

Willies Handy, das er auf den Schreibtisch gelegt hatte, erwachte zum Leben, und alle drei fuhren zusammen. Sein Klingelton war das leicht manische Gekicher seiner Enkel, das er aufgenommen hatte, während er sie kitzelte.

»'tschuldigung«, murmelte er und nahm das Gespräch rasch an.

»Richie. Was? Ja, das ist großartig. Okay ... verstehe. Interessant. Schick es mir per Mail, ja? Klasse. Nein, keine Sorge, es ist für Inspector Tom Reynolds, Leiter der Mordkommission. Du kriegst bestimmt keine Probleme, und wenn nötig, kümmern wir uns um einen Gerichtsbeschluss. Ja, vielleicht komm ich auf dein Angebot zurück. Ich wäre nicht der erste Polizist, der sich mit ein bisschen Taxifahren was dazuverdient.«

Willie legte auf und setzte sich an den Computer.

»Wie geht man mit dem Ding um?«, fragte er, da er mit dem Mac nicht vertraut war.

Tom rief Safari für ihn auf und zeigte ihm, wo er seine E-Mail-Adresse eingeben konnte. Willie gab sein Yahoo-Passwort ein. Erneut mussten sie sich in Geduld üben, bis plötzlich eine neue Mail mit Anhang im Posteingang erschien.

»Richie ist eine Besonderheit aufgefallen«, erklärte Willie, während das Dokument heruntergeladen wurde. »Die Bewerbung war für eine Teilzeit-Konzession. Dieser Cormac Ryan hatte noch einen anderen Job. Aber das ist noch nicht alles. Wie sich herausstellte, hatte er außerdem noch einen anderen Namen. Seine Identifikationsnummer war auf einen der Namen ausgestellt, sein Ausweis auf den anderen.«

»Wie um alles in der Welt ist er dann an die Taxikonzession gekommen?«, fragte Tom.

»Es war alles ganz legal. Er hatte einen Doppelnamen und zwei Vornamen. Der Einfachheit halber muss er angefangen haben, nur den ersten und den letzten Namen zu benutzen, und so steht es in seinem Ausweis. Vermutlich stammt er aus irgendeiner vornehmen Familie, bei den vielen Namen.«

Willie fand das Dokument im Ordner »Downloads« und öffnete es.

Tom ließ den Blick über die Einzelheiten gleiten und blieb beim wichtigsten Teil hängen.

Cormac Ryans vollem Namen.

Alles Blut wich aus seinem Gesicht.

»Alles in Ordnung?«, fragte Linda bestürzt.

Tom schüttelte den Kopf.

Er hatte sich noch nie weniger in Ordnung gefühlt.

Es war alles nur gespielt gewesen, und sie waren darauf hereingefallen.

Sie hatten ihn einfach gehen lassen, zurück zu Fiona.

Und jetzt hatte er vermutlich auch Laura in seiner Gewalt.

32

Zum zweiten Mal erwachte Laura in dem Keller. Diesmal fiel ihr schneller wieder ein, wo sie war und warum sie hier war. Sie blieb ein paar Sekunden still liegen und hielt sich selbst einen strengen Vortrag. Sie hatte sich in einen solchen Zustand hineingesteigert, dass sie ohnmächtig geworden war. Das durfte ihr nicht wieder passieren. Sie musste einen klaren Kopf behalten.

Sie setzte sich auf. Wenn tatsächlich noch jemand im Keller war, verhielt diese Person sich sehr ruhig. Laura war sicher, dass sie jemanden atmen gehört hatte, aber sie war derart verängstigt, dass sie es sich ebenso gut eingebildet haben konnte.

Für alle Fälle tastete sie herum, bis sie wieder auf die Stufen stieß. Sie kroch die Treppe hinauf. Falls die Person unfreundliche Absichten hegte und sie angriff, würde sie zumindest den Vorteil eines erhöhten Standpunkts haben.

Als sie sich auf eine der Stufen setzte, merkte sie, dass irgendwas in ihrer Hosentasche war. Es war die Tüte mit sauren Stäbchen, die Michael ihr auf den Schreibtisch gelegt hatte. Sie musste sie eingesteckt haben, als sie das Büro verließ. Laura schob sich eines in den Mund und hätte fast geweint, als sie den vertrauten bittersüßen Geschmack auf der Zunge spürte. Sie würde nicht verhungern. Erst mal nicht jedenfalls.

Sie würden nach ihr suchen. Sie wusste nicht, wie lange sie schon hier war, aber sie wusste, ihr Fehlen würde bei allen die

Alarmglocken schrillen lassen. In ihrer gesamten Laufbahn hatte Laura sich nur zweimal krankgemeldet, und beide Male hatte sie angerufen, um sich zu entschuldigen. Sie wusste nicht genau, wie lange sie bewusstlos gewesen war, aber wenn eine ganze Nacht vergangen war, würde Bridget merken, dass sie nicht nach Hause gekommen war. Und Ray hatte damit gerechnet, sich mit ihr zum Abendessen zu treffen.

Laura zog ihre dünne Sommer-Strickjacke enger um sich. Sie fror jämmerlich. Der Schock und die Kopfwunde ließen ihre Körpertemperatur weiter sinken, obwohl der Zucker zumindest ein bisschen gegen den Schock helfen würde.

Sie finden dich, beruhigte sie sich.

Doch ihre inneren Ängste wollten nicht weichen.

Wie sollen sie dich finden, wenn sie überhaupt nicht wissen, wo sie suchen sollen? Wer würde den gedanklichen Sprung machen, den sie vollführt hatte? Sie hatte es ja selbst nicht richtig ernst genommen – deshalb war sie einfach so zu seinem Haus gefahren, allein, ohne große Bedenken. Selbst als sich ein leiser Zweifel gemeldet hatte, ob sie vielleicht doch übereilt handelte, hatte sie dem Gedanken nicht so viel Raum gegeben, wie sie es hätte tun sollen. Sie hatte nicht einmal ihre Dienstwaffe entsichert. Lauras Hand wanderte zu ihrer Hüfte, so wie vorhin, als sie zum ersten Mal aufgewacht war. Natürlich war die Waffe nicht mehr da. Er war ja nicht blöd.

Ihre Verzweiflung wuchs. Laura zog die Knie an und schaukelte vor und zurück, ebenso zum Aufwärmen wie zum Trost.

Sie hörte ein Geräusch. Rasche Schritte über ihr. Sie hatte sich vorsichtshalber auf die Treppe gesetzt, falls noch jemand im Keller war, und dabei nicht bedacht, dass die wahre Gefahr oben lauerte.

Die Falltür wurde aufgerissen, und blendendes Licht traf ihre Augen. Ihr blieb kaum Zeit, zu reagieren und mehr als zwei Stufen wieder hinunterzusteigen, als er sie schon unter den Armen gepackt hatte und nach oben zerrte.

»Du kommst mit mir«, knurrte er, während Laura um sich trat und schrie.

Er war viel zu stark für sie. Selbst während sie um ihr Leben kämpfte, schoss ihr der Gedanke durch den Kopf, dass es ihm wohl kaum Probleme bereitet hatte, seine Opfer durch Glendalough und zu seiner Grabstelle zu tragen.

»Bitte«, rief sie, mit dem Bild der fünf Gräber vor Augen. Sie wollte nicht sterben. »Bitte nicht!«

Der Mann hinter ihr hielt ihr den Mund zu und brachte seine Lippen dicht an ihr Ohr. Sie konnte etwas Salziges in seinem Atem riechen und den moschusartigen Geruch seines Körpers – er kam von draußen.

»Ich will das nicht tun«, flüsterte er, sanft wie ein Liebhaber. »Ich habe versucht aufzuhören. Ihr solltet mich aufhalten. Ich habe die Letzte ausgegraben, damit ihr sie findet. Meine schlafenden Prinzessinnen.«

Er küsste Laura auf den Nacken. Sie zuckte zurück, und ihr drehte sich der Magen um.

»Dein Haar«, sagte er und sog den Duft ihres Nackens ein, während sie darum kämpfte, sich zu befreien. »So weich. Genau wie ihres.«

Er nahm die Hand von Lauras Mund, wickelte eine Locke ihres Haars darum und streichelte ihren Nacken. Sie erstarrte, und jeder Teil ihres Körpers war wie gelähmt vor Angst. Würde er sie jetzt vergewaltigen?

Und dann zerrte er so gewaltsam an der Haarsträhne, dass Laura spürte, wie Haare mit den Wurzeln ausgerissen wurden.

»Verdammte Hure!«, brüllte er, fasste sie um die Taille, hob sie hoch und schleppte sie aus dem Haus.

Sie fing erst wieder an, sich zu wehren, als er den Kofferraum seines Wagens öffnete und sie hineinwarf. Da schlug sie zu und versuchte, die Arme und ein Bein auszustrecken, damit er den Kofferraum nicht schließen konnte. Er beugte sich vor und legte die Hände um ihren Hals.

»Hör auf rumzuzappeln, Schlampe, sonst erwürge ich dich gleich hier.«

In panischer Angst ließ Laura Arme und Beine sinken. Es war eine Situation, in der sie nicht gewinnen konnte. Wenn sie versuchte, hier im Kofferraum gegen ihn zu kämpfen, würde sie nicht überleben. Sie musste tun, was er sagte.

Er knallte die Tür des Kofferraums zu, und sie war wieder im Dunkeln.

33

Willie fuhr, während Tom mit einer Sozialarbeiterin telefonierte. Sie hatte sich sehr bemüht, die Akte für ihn zu beschaffen. Vor Kurzem hatte er ihr bei einem Fall geholfen; es ging um einen Scheißkerl von Vater, der vor dreizehn Jahren zu einer Gefängnisstrafe verurteilt worden war, weil er seine Frau zu Tode geprügelt hatte, während ihr gemeinsamer Sohn, damals ein Jahr alt, zusah. Nachdem er wegen »guter Führung« entlassen worden war, hatte er angefangen, die Pflegeeltern des mittlerweile Vierzehnjährigen zu belästigen, und verlangte das Recht, seinen Sohn zu sehen. Der Sozialarbeiterin war bekannt, dass er harte Drogen nahm. Tom, der damals die Ermittlungen in der Mordsache geleitet hatte, hatte mit einem energischen Bericht an den Bewährungshelfer des Mannes interveniert, und die vorzeitige Entlassung aus dem Gefängnis war rückgängig gemacht worden.

Die Sozialarbeiterin fand, dass sie Tom etwas schuldete.

»Es ist ein tragischer Fall, ich kann verstehen, dass Ihr Tatverdächtiger seinen Namen geändert hat«, sagte sie. »Die Familie war irgendwann sehr wohlhabend, ist dann aber verarmt. Ein großes Haus und ein bisschen Land besaßen sie aber immer noch. Seine Mutter lebte bei ihrem Vater, dem Großvater des Jungen, aber sie hatte Probleme. Alkoholikerin. Sie hatte eine Vorstrafe wegen Prostitution, zusätzlich wegen einer Reihe von Bagatelldelikten. Doch als sie schwanger wurde, hat sie offenbar versucht, ihr Leben zu ändern. Es ist kein Vater auf der Geburtsurkunde vermerkt. Und er war nicht ihr einziges Kind – sie bekam noch einen Sohn, ein paar Jahre später. Er hatte irgendeine Art von Geburtsfehler und starb, als er noch klein war. Das muss sie aus der Bahn geworfen haben. Besonders, weil angenommen wurde, dass ihr Verhalten während der Schwangerschaft die Behinderung verursacht hatte – Alkohol oder Drogen, vermute ich mal. Als der ältere Junge zehn war, ist sie abgehauen. Und hat ihn bei seinem Großvater zurückgelassen.

Der war offenbar gewalttätig, auch wenn er aus einer feinen Familie stammte und ein schönes Haus hatte. Und als seine Tochter wegging, drehte er komplett durch. Er wurde paranoid. Er dachte, die Leute würden über ihn reden, und gab dem Jungen die Schuld daran, dass der Ruf der Familie ruiniert war – jedenfalls das, was davon übrig geblieben war. Er hat seinen Enkel nicht mehr zur Schule geschickt, und irgendwann stand das Jugendamt vor der Tür. Der Großvater schlug zwei der Mitarbeiter bewusstlos und wurde festgenommen. Eine Sozialarbeiterin entdeckte dann den Enkel, fast zu Tode geprügelt und halb verhungert. Zu dem Zeitpunkt war er schon mehrere Wochen im Keller eingesperrt gewesen. Grauenhaft.«

Tom dankte ihr und beendete den Anruf. Ein Eil-Durchsuchungsbeschluss war beantragt, aber der Inspector hatte nicht die Absicht, darauf zu warten. Falls er sich irrte – und er wusste, er irrte sich nicht –, würde er sich später den Konsequenzen stellen. Er schaute auf sein Smartphone. Immer noch nichts von Sean McGuinness.

Er drehte sich zu Linda um, die hinten im Wagen saß. Sie hatte darauf bestanden mitzukommen.

»Er ist es, oder?«, fragte sie.

»Sieht so aus.«

»Wie ist Laura darauf gekommen?«

Tom zuckte die Achseln.

»Es muss ihr aufgefallen sein, wie mir auch. Er ist Gärtner, also kennt er sich mit Pflanzen aus, was wir ja von Anfang an vermutet hatten. Er wird als Landschaftsgärtner und Auslieferer geführt und war sicher oft unterwegs. Wahrscheinlich hat sich niemand gewundert, wenn er mal eine Weile weg war, und das hat er ausgenutzt. Nachdem er Meath verlassen hatte, muss er seinen Taxischein gemacht haben. Deshalb sind seine Opfer so bereitwillig zu ihm ins Auto gestiegen. Für kurze Zeit hat er in Cork gelebt, aber vermutlich hat er es mit der Angst bekommen, als er nach der Entführung von Mary Ellen unter Verdacht geriet. Den Leuten in Cork hat er erzählt, er würde nach England gehen. Das war nicht ganz und gar gelogen. Er war tatsächlich eine Weile dort, bevor er wieder nach Hause kam. Und das ist Laura aufgefallen. Bei seiner Bewerbung für den Job bei den Hollands hat er eine britische Adresse angegeben. Und …«

»Was?«, fragte Willie.

»Mir ist gerade noch etwas anderes klar geworden. Ich muss es mal eben abchecken.«

Tom rief in dem Untersuchungsgefängnis an, wo Vincent Carney festgehalten wurde. Er sagte dem zuständigen Vollzugsbeamten, was er wollte, und Minuten später hatte er Carney am Telefon.

»Vincent, ich muss Sie etwas sehr Wichtiges fragen. Wenn Sie mir helfen, werde ich dafür sorgen, dass meine Kollegen Sie gut behandeln. Verstehen Sie?«

Carney murmelte etwas Zustimmendes.

»Als Sie an jenem Tag auf uns geschossen haben, wussten Sie, dass wir kommen würden«, sagte Tom. »Jemand hat Ihnen erzählt, dass wir Sie verdächtigen würden, die Mädchen ermordet zu haben, die in Glendalough gefunden wurden.

Das ist ein schlechter Mensch, Vincent. Er hätte das nicht zu Ihnen sagen dürfen. Deshalb sind Sie ausgerastet. Wer hat Ihnen verraten, dass wir zu Ihnen unterwegs waren?«

Eine Weile herrschte Stille. Dann sprach Vincent.

»Cormac hat vom Gartencenter der Hollands angerufen. Er hat gesagt, Sie hätten Fergus erzählt, dass Sie zu mir wollten, und Sie wüssten, dass ich Fiona umgebracht hätte. Aber ich hab sie nicht umgebracht. Glauben Sie mir jetzt?«

»Ich glaube Ihnen«, erwiderte Tom mit grimmiger Miene. »Kennen Sie Cormac schon lange, Vincent?«

»Irgendwie schon. Er war eine Zeit lang weg. Früher war er Cormac, aber als er zurückkam, wollte er, dass wir ihn mit seinem anderen Namen anreden – seine Mutter hat ihn immer so genannt, damals. Er war nicht glücklich, als er klein war. Aber jetzt ist er glücklich. So ein großes, schönes Haus hat er. Mit sieben Schlafzimmern!«

»Vielen Dank, Vincent«, sagte Tom und legte auf. Er blickte auf den Namen auf dem Ausdruck, den er vorhin im Büro gemacht hatte.

Cormac Charles Lane-Ryan.

34

Charlie, 1984

Es war so dunkel. Stockfinster. Und es war keine Dunkelheit, an die die Augen sich gewöhnen konnten. Charlie musste sich an den Wänden entlangtasten. Er hatte sich Form und Größe des Kellers vertraut gemacht und mit dem ganzen Kram, der überall rumstand. Den Farbdosen, auf denen er saß, das Stück Rohr, an dem er sich festhielt, wenn er sich erleichterte.

Die Schmerzen nach der letzten Tracht Prügel hatten nachgelassen, aber der Junge wusste, dass das nicht von Dauer sein würde. Beim letzten Mal hatte er versucht, seinen Großvater zurückzuschlagen, aber der hatte kaum was davon gemerkt. Es war wie das Flattern kleiner Flügel gegen ein großes Raubtier gewesen.

Als die Tage vergingen, fragte Charlie sich, ob jemand kommen würde, um ihn hier rauszuholen. Wusste überhaupt jemand, dass er hier war?

Kälte und Hunger waren Verzweiflung und einem Gefühl tiefer Verlassenheit gewichen.

Mehr als alles andere wollte er zu seiner Mutter.

An einem Abend, Charlie wusste nicht, an welchem oder wie lange es her war, hatte der Großvater die Kellertür geöffnet und die Reste vom Mittagessen hinuntergeworfen.

Der Junge hatte einen Wasserhahn in einer Ecke des Kellers entdeckt, also brauchte er keinen Durst zu leiden, aber das reichte nicht aus, um den Hunger zu stillen, der in seinem geschwollenen Bauch nagte.

Er war so dankbar, dass er etwas zu essen bekam, dass er sich auf die Reste stürzte und sich die matschigen Kartoffeln in den Mund stopfte. Er schlang alles so schnell hinunter, dass er sich fast übergeben hätte; sein Magen krampfte sich zusammen und versuchte, die mittlerweile ungewohnte Nahrung wieder loszuwerden.

Es dauerte ein paar Minuten, bis Charlie auffiel, dass sein Großvater noch an der offenen Kellertür stand und zu ihm hinunterblickte.

»Du Tier!«, zischte er, als der Junge aufsah. Der Großvater ließ die Hose hinunter und urinierte in den Keller. Der scharfe, penetrante Gestank erfüllte den kleinen Raum, es roch noch schlimmer als Charlies Ausscheidungen in der Ecke. Urintropfen spritzten auf Charlie und das Essen, bevor er zurückspringen konnte. Er fing den befriedigten Blick seines Großvaters auf, bevor die Falltür mit einem Knall wieder zufiel.

Tränen traten in die Augen des Jungen. Er hatte es für ein Zeichen von Freundlichkeit gehalten, dass der Großvater ihm die Essensreste zukommen ließ – ein Zeichen, dass er nicht vergessen war.

Er aß die mit Pisse bespritzten Kartoffeln und wusste, dass er sogar Prügel dieser Folter vorgezogen hätte, der er ausgesetzt war. Schläge ins Gesicht wären ihm lieber gewesen, weil das real war und etwas, das er verstehen konnte. Aber diese Behandlung, die Gefangenschaft und … dieser Hass – sein junger Verstand konnte es nicht begreifen.

Es ließ ihn wahnsinnig werden.

Charlie war in dem stockfinsteren Keller eingesperrt und überlebte dank der Essensreste, die ihm gelegentlich zugeworfen wurden, und dem Wasser aus dem Hahn. Er wusste nicht, wie lange er schon dort war. Tage wurden zu Nächten, Nächte wurden zu Wochen. Er wusste nur, dass man ihn hatte verschwinden lassen. Den kleinen Jungen, der eigentlich gar nicht hätte geboren werden sollen.

Er war allein. Selbst sein kleiner Bruder war nicht mehr da – und auch das war ihre Schuld gewesen. Sie hatte Drogen genommen, als das Baby in ihrem Bauch war, und sein Bruder war bei der Geburt zu klein gewesen. Irgendwas stimmte nicht mit ihm. Trotzdem hatte Charlie ihn geliebt.

Seine Mutter war eine Schlampe. Der Großvater schrie ständig, dass sie eine Schlampe wäre, und die Worte schnitten in Charlies Haut, ätzten sich in seine Gedanken. Ihr Verhalten war seine Schande, die er, ihr Sohn, tragen musste. Als die Zeit verging und er im Keller saß, fing er an, es zu glauben. Sie hatte ihn im Frühjahr verlassen, kurz vor Ostern, als seine einzige Sorge der Frage hätte gelten sollen, wie viele Ostereier er bekommen würde. Er war doch erst zehn Jahre alt. Sie hatte ihn der Gnade oder Ungnade des bösen Mannes oben ausgeliefert. Also wie kam es, dass er sich trotzdem nach ihr sehnte? Nach ihrer Sanftheit und ihrer Wärme. Sie konnte albern werden, besonders, wenn sie getrunken hatte, aber sie hatte ihn nie geschlagen. Sie hatte ihn gehätschelt und ihn ihren kleinen Prinzen genannt. Ihren Charlie.

Eines Tages, als er schon lange Zeit im Keller war, hörte er Geschrei. Nicht die Stimme seines Großvaters. Es hörte sich an wie ein Fremder.

Charlie stieg die Kellerstufen zur Falltür hoch. Der Wille zu überleben – der Junge hatte noch nicht mal gewusst, dass er noch so etwas besaß – meldete sich. Oben angelangt, schrie er aus Leibeskräften, so laut er konnte, und hämmerte mit seinen kleinen Fäusten gegen die Tür.

Als ihm klar wurde, dass er nicht genug Lärm machte, kletterte er die Stufen wieder hinunter und holte eine der leeren Farbdosen. Trotz seiner Schwäche, obwohl ihm alles wehtat und er fast verhungert war, hob er die Farbdose über den Kopf und fing an, damit gegen die Falltür zu schlagen. Bums, bums, bums. Er ruhte seine Arme kurz aus und lauschte. Oben war nichts mehr zu hören.

Charlie geriet in Panik, hämmerte wieder drauflos und schrie aus Leibeskräften. Er war so konzentriert auf sein Tun, dass er erst gar nicht merkte, dass die Falltür aufging. Helles Licht blendete ihn. Er ließ die Farbdose fallen und blickte hoch, schirmte seine Augen vor dem stechenden Licht ab.

Eine Frau stand dort oben und starrte auf ihn herunter – einen mageren kleinen Jungen, bedeckt mit seinem eigenen Dreck, die Augen weit aufgerissen vor Angst. Sie trug ein schlichtes graues Kostüm, die Kleidung einer berufstätigen Frau. Entsetzen stand ihr in den Augen, und sie rümpfte die Nase über den Gestank, der aus dem Keller drang.

In Charlies Augen war sie schön. Die hübscheste Prinzessin, die er je gesehen hatte. Wie die Prinzessin aus dem Märchen, das seine Mutter ihm immer vorgelesen hatte.

Vielleicht war sie gar nicht wirklich da. Vielleicht lebte er nicht mehr und war im Himmel, und sie war ein Engel.

»Charlie?«, fragte sie, die Stimme voller Entsetzen. »Bist du Charlie?«

Er nickte stumm. Seine Augen waren trocken, aber innerlich weinte er.

»O mein Gott«, sagte sie. »Oh, du armer kleiner Junge. Es wird alles gut. Du bist in Sicherheit. Er ist weg. Dein Großvater ist fort.«

35

»Aufmachen!«, brüllte Ray und hämmerte erneut gegen Fergus Hollands Tür. Das Gebäude stand an der Hauptstraße des Dorfes, direkt am Bürgersteig. Kein Vorgarten, keine Abgeschiedenheit. Die Nachbarn kamen aus ihren Häusern, um nachzusehen, was los war. Sie würden großes Kino erleben. Ray hatte vor, die Tür mit den Fäusten einzuschlagen, wenn Fergus nicht bald öffnete.

»Da kommt der Boss«, sagte Bridget und deutete auf ein Auto, das neben ihnen hielt.

Der Inspector beugte sich über Willie hinweg und rief: »Folgt uns. Fergus ist es nicht. Es ist Charlie Lane.«

»Wer?« Ray war zu wütend, um klar denken zu können. »Wer zum Teufel ist Charlie … Moment, ist das nicht der, der uns zu Carney gefahren hat?«

»Ja!«

Rays Kinnlade klappte herunter. Bridget und er liefen zu ihrem Wagen und sprangen hinein.

»Weißt du, wo er wohnt?«, fragte Bridget.

»Ich habe nicht die leiseste Ahnung. Ich kann mich kaum erinnern, wie der Mann aussah.«

»Tja, dann fahr besser rasch hinterher. Sie sind schon fast aus dem Dorf raus.«

Aber Willie hatte das Tempo verlangsamt, und Ray konnte aufholen.

Sie fuhren mit Höchstgeschwindigkeit. Willie bog von der Hauptstraße ab, und ein paar Minuten später waren sie auf einer schmaleren Straße, die Ray erkannte: Hier waren sie auf dem Weg zu Carney entlanggekommen.

»Er hat gesagt, er wohnt in der Nähe.« Er erinnerte sich, dass der Mann so etwas geäußert hatte, bevor sie ihn wegschickten.

Nach etwa einer halben Meile fuhren sie durch ein offenstehendes Tor in die Auffahrt eines großen, weißen Hauses. Die Gartenanlagen waren makellos gepflegt.

Ray versuchte immer noch, zu begreifen, wieso Charlie Lane der Täter sein sollte und wie Laura, die dem Mann nie begegnet war, darauf gekommen sein sollte, als Bridget so heftig bremste, dass der Kies aufspritzte.

Ray sprang aus dem Wagen. Gleichzeitig stiegen Willie, Tom und Linda McCarn aus dem Fahrzeug vor ihnen.

»Nein, Sie nicht«, sagte der Inspector zu Linda. »Sie gehen und schließen das Tor, und dann setzen Sie sich in den Wagen. Auf den Fahrersitz. Wenn er aus dem Haus gerannt kommt, können Sie ihm gerne einen kleinen Stups mit der Motorhaube verpassen. Ray und Bridget, ihr nehmt die Hintertür, wir gehen vorne rein.«

Als die beiden Detectives um das Haus herumliefen, hörten sie, wie das Holz der Vordertür zersplitterte. Ray hoffte nur, dass Tom sich nicht irrte, sonst würde es Probleme wegen dieses unorthodoxen Zutritts geben. Gerade als ihm dieser Gedanke durch den Kopf ging, sah er zerbrochenes Glas in der Spätnachmittagssonne glitzern, eine Unordnung, die auf dem ansonsten makellosen Natursteinweg völlig aus dem Rahmen fiel.

»Ray!« Bridget packte ihn am Arm, und beide erstarrten. Vorsichtig näherten sie sich den Trümmern. Ray zog einen Latexhandschuh aus der Tasche, bückte sich und hob das zerschmetterte Smartphone auf. Er sah die weiße

Tipp-Ex-Linie auf der Rückseite und spürte, wie seine Knie nachgaben.

»Das ist ihrs«, sagte Bridget mit schwacher Stimme. »Sie hat es mit diesem Tipp-Ex-Streifen markiert, weil ich dasselbe Modell habe und wir zu Hause sonst ständig unsere Handys verwechseln.«

Ray spürte, wie Übelkeit in ihm aufstieg. Das konnte einfach nicht wahr sein. Er umklammerte den Fenstersims und richtete sich auf.

»O mein Gott.« Bridget presste die Hand vor den Mund. Ray folgte ihrem Blick. Fensterbank und die weiße Wand waren mit Blut bespritzt. Wegen des grellen Sonnenlichts hatten sie es nicht sofort bemerkt.

Rays Herz hämmerte so stark, als wollte es ihm aus der Brust springen. Er rannte los und ums Haus herum, entdeckte den Hintereingang und wollte sich gerade dagegenwerfen, als die Tür aufging.

Willie stand vor ihm, das Gesicht weiß wie ein Laken.

»Was ist los?«, rief Ray heiser. Er drängte sich an Willie vorbei. Sie standen in einem Wohnzimmer mit blankem Parkettboden, einem großen Kamin, einer dreiteiligen Ledergarnitur und einem Couchtisch. Mitten im Raum war ein Teppich zur Seite geschleudert worden, und die Falltür darunter klaffte offen.

Toms Kopf erschien.

»Da unten ist sie nicht«, sagte er. »Das Zimmer sah schon so aus, als wir reingekommen sind.«

Ray lief hin, und der Inspector stieg die Treppe wieder hinunter, um seinem Deputy Platz zu machen. Sie benutzten die Taschenlampenfunktion ihrer Handys, um den Raum auszuleuchten, so wie Ray und Laura es in West Cork getan hatten.

Dieser Keller war allerdings nicht leer. Er war vollgestopft mit allem möglichen Krempel, Dingen, die man in einem derartigen Abstellraum erwarten würde. Farbdosen. Kartons mit altem Geschirr. Kleine Töpfe für Setzlinge.

Und in der Ecke stand ein Bett.

»Da ist Blut«, sagte Tom und deutete auf einen eingetrockneten Blutfleck auf dem Boden. Es war eine freie Stelle, die nicht mit Dingen zugemüllt war, die Charlie Lane aussortiert hatte. Ray lehnte sich gegen die Treppe, übermannt von seinen Gefühlen. Er legte eine Hand auf das Holz und spürte einen kleinen, runden Gegenstand. Er hob ihn auf und leuchtete ihn mit dem Handylichtstrahl an. Es war ein Knopf, wie man ihn an Strickjacken findet.

»Sie war hier«, sagte er und umklammerte den kleinen Knopf. »Draußen haben wir ihr Handy gefunden.«

»Aber wo zum Teufel ist sie jetzt?«, fragte Tom. »Wir müssen das Haus durchsuchen und feststellen, ob es noch weitere Verstecke gibt. Fiona Holland könnte ebenfalls hier sein.«

36

»Die Grabstelle in Glendalough ist abgesperrt«, sagte Tom zu Ray und Linda. »Er wäre verrückt, wenn er versuchen würde, sie dorthin zu bringen.«

Der Inspector hatte gerade ein Telefonat mit Joe Kennedy beendet, bei dem er sehr kurz angebunden gewesen war. Der gesamte Polizeiapparat war in Alarmbereitschaft versetzt worden, aber Tom hatte Kennedy noch nicht verziehen, dass er Lauras Verschwinden zunächst nicht ernst genommen hatte.

»Wir finden sie«, hatte Kennedy ihm versichert, und trotz seiner Abneigung gegen den Mann hatte Tom diese Worte als tröstlich empfunden. Und zumindest hatte der Chief Superintendent sich bemüht. Von Sean hingegen hatte Tom noch nichts gehört, übrigens auch nicht von Louise. Irgendwann hatte er per SMS nachgefragt, was los sei, und sie hatte kurz zurückgeschrieben, Sean könne es nicht schaffen, sie würde sich melden. Ob sie Laura schon gefunden hätten. »Nein«, hatte er getippt. Tom war nicht so verärgert, wie diese einsilbige Antwort vermuten ließ. Er wusste, wie schwer Sean es im Moment hatte. Aber es wurmte ihn, dass sein früherer Chef nicht mal zum Telefon greifen konnte, um ihm ein paar tröstliche Ratschläge zu geben.

Sie hatten Charlie Lanes Haus auseinandergenommen und nach Hinweisen darauf gesucht, wohin er Laura gebracht haben könnte. Sie hatten nichts gefunden und zudem sehr wenig, was Aufschlüsse über die Persönlichkeit des Mannes hätte geben können. Es gab kaum Familienfotos; sie hatten lediglich ein kleines Fotoalbum in einem Bücherregal im oberen Stock entdeckt. Selbst daraus waren die meisten Bilder entfernt worden. Die übrig gebliebenen Fotos zeigten eine junge Frau und zwei kleine Jungen – Charlie, seinen jüngeren Bruder und seine Mutter, wie der Inspector vermutete. Bei näherer Betrachtung erkannte er, dass die Frau auf dem Foto Ähnlichkeit mit Pauline O'Hara hatte, besonders um die Augen und die Mundpartie herum. War das der Auslöser für Lane gewesen? Der Anblick einer Frau, die aussah wie die Mutter, von der er im Stich gelassen worden war? War es so simpel gewesen?

Jede Spur seines Großvaters hatte Lane ausgelöscht. Erstaunlich, dass er überhaupt in dieses Haus zurückgekehrt war. Sonst hatten sie nur noch eine Sache von Interesse gefunden, ein altes Märchen: »Dornröschen«. Als Tom die Titelseite aufschlug, entdeckte er eine Widmung:

Für Charlie, meinen kleinen Prinzen, von seiner Mama.

»Er muss irgendwo noch ein anderes Haus haben«, sagte Ray und stampfte in der Küche herum, wo sie ihre Basis eingerichtet hatten. »Wo ist Fiona Holland? Es gibt keinen Hinweis darauf, dass sie je hier war.«

Vielleicht ist sie schon tot, dachte Tom, aber er sprach es nicht aus. Das war auch nicht nötig, Ray hatte die Möglichkeit längst in Betracht gezogen. Er konnte es nur nicht aussprechen, weil er fürchtete, was das für Laura bedeuten könnte. Wenn Lane noch ein zweites Haus besaß, dann war sie jetzt vielleicht dort.

Die Spurensicherung war im Keller bei der Arbeit. Laut Emmet hatten sie dort alte Blutspuren und DNA entdeckt, zusätzlich zu den frischen Blutspuren auf dem Kellerboden und draußen am Haus. Sie würden die ganze Nacht Spuren sammeln.

Linda McCarn saß am Küchentisch, den Kopf in die Hände gestützt.

»Also wurden alle Zufahrtswege nach Glendalough gesperrt«, sagte sie.

Tom nickte.

»Von der Hauptstraße ins Tal, ja. Aber Glendalough ist Teil des Nationalparks Wicklow Mountains, und der umfasst rund 20.000 Hektar. Der Hauptwanderweg, der Wald zwischen den Seen und die beiden Parkplätze werden bewacht, und Streifenwagen patrouillieren auf allen Straßen am anderen Ende von Glendalough, den Straßen, auf denen man zu dem schwierigeren Terrain am Ende des Tals gelangt. Auch ein Hubschrauber ist im Einsatz.«

Linda rieb sich die Schläfen und schürzte die Lippen.

»Sie bedeutet ihm etwas – diese Gegend. Und es ist Teil seines Rituals.«

Sie warf einen Blick auf das Märchenbuch, das Tom von oben mit heruntergebracht hatte.

»Irgendwann hat er angefangen, seine Mutter zu hassen, weil sie ihn verlassen hatte. Deshalb hat er die Frauen verschleppt, aber nicht sofort umgebracht. Er hält sie gefangen, damit er nicht länger allein ist, aber auch, damit sie am eigenen Leibe erleben, was er durchmachen musste. Im Grunde weiß er, dass sie nicht seine Mutter sind, und sobald er sich das eingesteht, lässt er zu, dass die Wut die Oberhand gewinnt, und er ermordet sie. Er hat dieses Märchenbuch und Fotos von seiner Mutter aufbewahrt, aber nichts von seinem Großvater. Seine Gefühle für sie sind weit komplexer als seine Gefühle für den alten Mann. Sie hat er geliebt und beschimpft. Bevor sie wegging, hat sie ihn bemuttert und ihn vor seinem Großvater beschützt; sie muss lieb mit ihm umgegangen sein. Dieses Buch – sie ist die Märchenprinzessin, und er ist der Prinz.

Ich glaube, deshalb gibt er seinen Opfern diese Armbänder. Aus Liebe. Sie sind alle seine Prinzessinnen.«

»Wenn es ihm um seine Mutter geht, gibt es dann sexuelle Übergriffe auf die Opfer oder nicht?«, fragte Ray.

Linda runzelte die Stirn.

»Nein, vermute ich mal. Es geht ihm nicht um Sex, sondern darum, die Frauen zu besitzen. Aber mit Sicherheit sagen kann ich das nicht. Schließlich geht es bei Vergewaltigung nicht um sexuelle Befriedigung. Es geht um Macht. Er könnte dieses Mittel einsetzen, um die totale Kontrolle über sie auszuüben. Oh, Schätzchen, ich bin sicher, das trifft nicht auf …«

Ray war bleich geworden.

»Linda, warum bedeutet Glendalough ihm so viel?«, fragte Tom, bemüht, das Gespräch auf ein anderes Thema zu lenken. »Könnte seine Mutter mit ihm dorthin gefahren sein?«

Linda sah Ray an, für einen Moment aus der Fassung gebracht. Sie holte tief Luft und sammelte sich.

»Vermutlich. Ja, das könnte sein. Es könnte ein besonderer Ort für die beiden gewesen sein, mit dem sie glückliche Erinnerungen verbanden. Wie bei so vielen irischen Kindern. In den Achtzigerjahren, als er klein war, hatte die katholische Kirche noch sehr viel Macht. Vielleicht hat die Kombination aus den Ausflügen mit seiner Mutter und dem religiösen Aspekt – Sie hatten ja schon darüber spekuliert – zu dieser besonderen Affinität zu Glendalough geführt. Nachdem er sein erstes Opfer dort begraben hatte, waren die nachfolgenden Bestattungen eine natürliche Weiterentwicklung. Er hat sich darauf fixiert, alle Opfer am gleichen Ort zu begraben.«

»Hatten Sie nicht auch irgendwas über den Rundturm in der Klostersiedlung gesagt?«, fragte Tom, kniff die Augen zusammen und versuchte sich zu erinnern. »Dass er aussieht wie im Märchen?«

»Ja …« Linda ahnte, worauf er hinauswollte. »Aber wenn Glendalough abgeriegelt ist, ist das doch jetzt bestimmt egal?«

»Die Einsatzkräfte sind erst seit ein paar Stunden dort.«

»Er könnte also vor der Absperrung dorthin gelangt sein? Der Rundturm ist nur über eine Leiter zugänglich, Tom. Der Eingang liegt drei Meter über dem Boden.«

»Ich weiß. Aber die Einsatzkräfte vor Ort sollen das trotzdem mal überprüfen.«

Der Inspector rief in der Einsatzzentrale an, gab seine Befehle durch, erklärte, warum es notwendig sei, und fügte hinzu, das Team würde eine Leiter brauchen. Er setzte sich an den Küchentisch und griff nach einem der aufgeklappten Laptops. Er erwachte bei der leisesten Berührung zum Leben, und Tom gab »Glendalough« bei Google Maps ein und rief das Satellitenbild auf.

Er starrte auf die topografische Beschaffenheit der Landschaft auf dem Bildschirm, dann winkte er Willie heran, der vor der Küchentür stand und eine Zigarette rauchte.

»Wo soll's hingehen?«, fragte sein Fahrer.

»Linda, er denkt nicht länger rational, oder? Man entführt keine Kriminalpolizistin. Und er muss wissen, wer sie ist. Nachdem er sie niedergeschlagen hat, wird er ihren Ausweis gecheckt haben.«

»Ich würde sagen, dass er schon länger nicht mehr rational denkt, aber ja, es eskaliert. Er verliert die Kontrolle.«

»Wie ich's mir gedacht habe. Wir gehen davon aus, dass er nichts tun wird, bei dem das Risiko besteht, dass wir ihn fassen. Aber wenn er dabei ist durchzudrehen, konzentriert er sich nicht mehr vorrangig darauf, sich selbst zu schützen.

Er muss so vorgehen wie sonst auch, an seiner gewohnten Methode des Tötens und Begrabens festhalten. Wie Sie gesagt haben – er ist auf die Gegend um Glendalough fixiert. Wir können kein weiteres Haus finden, das Lane gehört. Die letzten Opfer hat er hier festgehalten. Laura ist nicht mehr da, was bedeutet, dass er bereits beschlossen hat, sie umzubringen. Wenn er nicht zu seinem üblichen Begräbnisplatz gelangen kann, wird er versuchen, so dicht wie möglich an die Stelle heranzukommen, trotz der Gefahr.«

»Ist Laura schon tot?«, stieß Ray mit erstickter Stimme hervor.

»Ich weiß es nicht«, sagte Tom mit einem Kopfschütteln, und ein Schauer lief ihm über den Rücken. »Aber wenn nicht, wird sie es bald sein. Wir müssen sie finden, und zwar schnell.«

»Aber wo fangen wir an?«

Der Inspector legte die Hände auf den Tisch und schloss die Augen. Er war dabei, eine Entscheidung zu fällen, die sich entweder auszahlen oder in einer totalen Katastrophe enden würde. Aber er hatte keine Wahl. Irgendwo mussten sie ja suchen.

»Es gibt mehrere Seen im Nationalpark«, sagte er. »Willie, ich brauche Ihr Fachwissen. Sagen Sie mir, was ich hier sehe.«

Willie blickte über Toms Schulter und deutete auf verschiedene Abschnitte des Bildschirms.

»Das da hinten ist das Tal von Glendalough«, erklärte er. »Aber wenn man von Dublin kommt, stößt man zuerst auf diesen kleinen See bei Tinnehinch und dann auf den Lough Dan bei Crone.«

»Lough Dan ist der größte der Seen und am dichtesten an Glendalough dran«, stellte Tom fest.

»Richtig.«

»Dann fahren wir dorthin. Laura hat selbst mal gesagt, wie friedlich es am See ist. Er hätte sich irgendeinen anderen Platz in Glendalough aussuchen können, aber er hat eine Stelle dicht am Wasser gewählt. Er wird bis zum Einbruch der Dunkelheit gewartet haben, und jetzt ist es stockdunkel. Wir müssen uns beeilen.«

37

Die Fahrt vom Dorf Luttrell nach Crone in Wicklow dauerte normalerweise anderthalb Stunden. Sie schafften es in einer Stunde und zehn Minuten, und doch kam es ihnen allen vor wie die längsten siebzig Minuten ihres Lebens.

»Warum glaubst du, dass er auf den Einbruch der Dunkelheit gewartet hat?«, fragte Ray und wünschte, das Auto möge schneller fahren. »Es ist eine so abgelegene Stelle – könnte es nicht sein, dass er direkt hingefahren ist? Und was soll er die ganze Zeit gemacht haben?«

»Er ist einfach rumgefahren, vermute ich«, sagte Tom. »Oder vielleicht hat er irgendwo auf einem Parkplatz gewartet. Der Ort mag abgelegen sein, Ray, aber es sind Sommerferien, und die ganze Gegend ist ein Besuchermagnet für Touristen und Einheimische, auch die weniger bekannten Seen. Er wird den richtigen Augenblick abgewartet haben.«

Der Inspector betete, dass er richtiglag. Wenn Lane tatsächlich vorhatte, Laura am See umzubringen, und gewartet hatte, bis es dunkel wurde, bestand eine geringe Chance, dass sie noch am Leben war.

Der Polizeifunk knisterte, als sie die M50 verließen und auf die N11 fuhren: »Achtung. Hier Einheit elf mit einer Durchsage. Haben gerade ein Fahrzeug gesehen, das auf der Zufahrtsstraße zum Wicklow Way auf die Wälder um den Lough Dan zufährt. Es kommt aus Richtung Oldbridge. Es ist ein dunkler Mittelklassewagen, der der Beschreibung entspricht.«

Tom griff nach dem Funkgerät. »Einheit elf, behalten Sie Sichtkontakt. Wenn das Fahrzeug anhält, warten Sie in der Nähe. Geben Sie uns ein Signal, wenn wir eintreffen.«

»Wie weit noch?«, fragte er Willie.

Sein Fahrer schnitt eine Grimasse. »Eine Viertelstunde.«

Sie rasten die N11 hinunter und nahmen beim Dorf Roundwood die Abzweigung.

Es war eine klare Nacht, und ein voller Mond erhellte den Himmel. Die Dichte der Häuser nahm ab, als sie tiefer ins Land hineinfuhren. Sie waren am Fuß der Wicklow Mountains und merkten, dass die Straße allmählich anstieg. Die Minuten vergingen, und bald sahen sie den Wald in der Ferne, ein Dickicht von Bäumen zwischen den weiten Ackerflächen, die sie umgaben.

»Wir sind fast da«, sagte Tom zu Ray.

Der nickte nur; er traute seiner Stimme nicht.

Als sie näher kamen, blinkte ein Streifenwagen, der in einer Nebenstraße abgestellt war, kurz auf.

Willie bremste ab, und Tom ließ das Fenster hinunter, als einer der Insassen heraussprang und auf sie zukam.

»Ist das Auto hier langgekommen?«

»Ja. Wir glauben, es ist sein Fahrzeug. Er hat es ein Stück weiter oben abgestellt. Wir haben nachgesehen, es ist leer.«

»Gut. Kennen Sie sich hier in der Gegend aus?«

»Ja. Der Startpunkt des Wanderwegs ist am Parkplatz. Es geht ein Stück bergauf durch den Wald, nicht allzu anstrengend, dann biegt der Weg ab und führt zum See hinunter. Das Waldgebiet wird immer schmaler und läuft am Seeufer zusammen.«

»Stehen die Bäume dicht? Gibt es irgendwo Lichtungen?«

»Der Wald ist nicht allzu dicht. Es gibt viele Lichtungen, und am Seeufer ist das Gelände ziemlich offen.«

»Gut, danke. Folgen Sie uns.«

Tom bedeutete Willie, zum Parkplatz weiterzufahren.

Sie hielten neben dem einsamen Fahrzeug, das dort abgestellt war, einem Toyota Avensis. Lanes Taxikonzession war auf diesen Wagentyp und dieses Modell ausgestellt.

»Das Kennzeichen stimmt«, sagte Willie.

Tom und Ray richteten ihre Taschenlampen und Dienstwaffen auf das Fahrzeug und näherten sich vorsichtig.

Der Wagen war leer.

Motorengeräusch erregte ihre Aufmerksamkeit. Michael und Bridget waren gekommen. Brian war als Leiter des Teams bei Lanes Haus zurückgeblieben, eine Vorsichtsmaßnahme.

Michael sprang aus dem Auto. »Was ist der Plan?«, fragte er.

»Wir müssen davon ausgehen, dass er sich irgendwo in diesem Wald aufhält«, sagte Tom. »Es sei denn, er spielt Spielchen mit uns. Verstärkung ist unterwegs, aber wir müssen sofort rein und mit der Suche beginnen. Wir wissen nicht, ob er bewaffnet ist und womit, aber halten wir besser unsere Waffen entsichert. Wir teilen uns auf, um die Dinge zu beschleunigen. Abgesehen von Ihnen beiden.« Er nickte den beiden Schutzpolizisten zu. »Sie sind nicht bewaffnet, also bleiben Sie zusammen und melden sich per Funk, wenn Sie irgendwas entdecken. Nähern Sie sich ihm nicht.«

Die beiden Officer nickten.

»Ich komme mit«, erklärte Willie.

»Dann gehen Sie mit den Streifenkollegen«, seufzte Tom. Es hätte wenig Sinn gehabt, seinem Fahrer zu sagen, er solle im Auto bleiben. Willie war ausgebildeter Polizist. Er würde nicht im Auto sitzen bleiben.

»Alles in Ordnung?«, fragte der Inspector Ray, als sie ihre schusssicheren Westen überzogen.

Ray nickte. »Ich hab sie endlich gefragt, ob wir mal was zusammen unternehmen wollen«, sagte er mit grimmigem Gesicht. »Sie hat ja gesagt, Tom. Zehn Monate habe ich dazu gebraucht, nachdem ich es beim ersten Mal vermasselt hatte. Dabei habe ich jeden Tag und jede Nacht an sie gedacht. Ich habe sie bei der Arbeit beobachtet, und mir ist so viel aufgefallen, das ich vorher nie bemerkt hatte. Zum Beispiel, wie verdammt schön sie ist.« Ray fuhr sich grob über die Augen. »Tut mir leid, du willst dir diesen Mist nicht anhören. Ich klinge wie der letzte Idiot. Wie ein verdammter Stalker.«

Tom befestigte die Klettverschlüsse seiner Weste. »Wir finden sie, Ray.«

Sein Deputy nickte, unfähig, ihm in die Augen zu sehen.

Sie schwärmten in fünf Richtungen aus. Ihre Funkgeräte waren leise gestellt, sodass sie sich verständigen konnten, ohne den Tatverdächtigen auf sich aufmerksam zu machen.

Tom hörte sein Herz in der Brust hämmern, als er über den mit Farnen bewachsenen Waldboden lief. Der Kollege von der örtlichen Polizei hatte recht gehabt – der Wald war besucherfreundlich. Es gab zahlreiche Wildpfade zwischen den Bäumen, was auch bedeutete, dass das Mondlicht durch die Baumkronen brach und das Gehen einfacher machte.

Er legte ein rasches Tempo vor und schaute dabei ständig nach rechts und links. Es lagen anderthalb Meilen Wald zwischen ihm und dem See, aber Lane konnte überall sein. Der Inspector rief sich das Bild des Mannes vor Augen. Durchschnittlich groß. Körperlich fit – das war ihnen aufgefallen, als er an jenem Tag aus dem Jeep gesprungen war und davonsprintete. Als sie ihn zuerst zu Gesicht bekommen hatten, hatte er zusammen mit Fergus schwere Töpfe durch das Gartencenter geschleppt, und später hatte er die Säcke mit Dünger vom Laster abgeladen. Er hatte dunkles Haar und trug Koteletten. Das war so ziemlich alles, was Tom im Gedächtnis geblieben war – und das war ziemlich beängstigend.

Der Mann hatte fünf, wahrscheinlich sechs, möglicherweise sieben Frauen entführt und ermordet, und doch hatte er überhaupt nichts Bemerkenswertes an sich.

Mittlerweile hatte Tom mindestens eine Dreiviertelmeile zurückgelegt. Das Rauschen seines Funkgeräts verriet ihm, dass auch sonst niemand etwas entdeckt hatte.

Bitte, Gott, lass uns am richtigen Ort sein, betete er. Wenn der Täter Laura trug oder hinter sich her zerrte, konnte er eigentlich unmöglich schneller als die Detectives vorangekommen sein. Aber er hatte zwanzig Minuten Vorsprung. Von dem Polizisten hier aus der Gegend wussten sie, dass das Waldgebiet sich kurz vor dem See verengte, also rechnete Tom damit, bald rechts und links seine Leute zwischen den Bäumen zu entdecken.

Wo steckte Lane?

Wenn sie sich geirrt hatten – wenn er, Tom, sich geirrt hatte –, würden sie noch mal ganz von vorn anfangen müssen. Und für Laura wurde die Zeit knapp.

Tom begann zu rennen, und seine Lunge brannte von der mittlerweile ungewohnten Anstrengung. Er joggte schon lange nicht mehr regelmäßig, und seine Beinmuskeln waren schlaff geworden. Seine Frau hatte recht. Er war nicht mehr in Form.

Bitte macht, dass wir sie finden, flehte er die Götter an. Wenn wir Laura rechtzeitig finden, werde ich in Zukunft jeden verdammten Morgen laufen gehen.

Zweige knackten unter seinen Füßen, Laub raschelte. Er

machte schon ein wenig Lärm, aber nicht so viel, dass Grund zur Beunruhigung bestanden hätte. Sein keuchender Atem war lauter als alles andere.

Das Funkgerät erwachte zum Leben, und Tom erstarrte, dann hob er es ans Ohr.

»Er ist hier. Ein Stück vor mir kann ich ein Licht sehen.«

Das war Michael.

»Wo bist du?«, hörte der Inspector Ray zischen.

Er blieb stehen und drehte sich im Kreis. Sie waren noch eine halbe Meile vom See entfernt. Welche Richtung hatte Michael genommen? Tom war am Startpunkt des Wanderwegs nach links in den Wald gegangen. Er schloss die Augen und überlegte. Richtig. Michael war nach rechts gegangen.

Tom machte auf dem Absatz kehrt und lief in die Richtung los, schräg nach vorn, da er davon ausging, dass Michael sich vor ihm befinden würde. Der Jüngere war körperlich fitter und war sicher schneller vorangekommen.

»Die Bäume lichten sich«, flüsterte Michael ins Funkgerät. »Ich bin fast am See angelangt. Sein Licht flackert nicht mehr. Ich muss Funkstille einhalten – ich bin fast in Hörweite.«

Tom beschleunigte sein Tempo. Ray war vorhin am Waldrand ebenfalls nach rechts gegangen, also musste er sich ganz in Michaels Nähe befinden. Wenn sie Lane in die Zange nehmen konnten, hatten sie ihn.

Ein einzelner Schuss fiel. Tom blieb abrupt stehen. Als der Knall verhallt war, lag der Wald totenstill da.

»Wer hat geschossen?«, flüsterte er hektisch ins Funkgerät.

»Bei mir ist alles gut«, zischte Bridget zurück.

»Wir sind alle okay«, meldete sich Willie.

Michael hatte sein Funkgerät ausgeschaltet. Tom wartete darauf, etwas von Ray zu hören, aber es kam nichts.

Mit hämmerndem Herzen rannte er los, ohne auf den Schmerz in den Knien und das Brennen in seiner Brust zu achten. Er überquerte den Wanderweg und lief auf der anderen Seite in den Wald hinein.

Zwischen den Bäumen vor ihm war etwas zu hören. Tom verlangsamte das Tempo und konzentrierte sich darauf, seine Atmung zu kontrollieren. Er achtete darauf, möglichst kein Geräusch zu machen, als er sich der Stelle näherte, an der seiner Meinung nach der Schuss gefallen war.

Als er hinter einer großen Kiefer hervortrat, sah er eine Gestalt sich über jemanden beugen, der am Boden lag.

Er konnte eine Männerstimme hören. Ray. Tom ließ die erhobene Waffe sinken und lief hin.

Michael war zu Boden gegangen und hielt seinen Arm umklammert.

»Ich glaube nicht, dass er mich gesehen hat«, sagte er mit schmerzverzerrtem Gesicht, als Tom sich neben ihn hinkniete. »Ich glaube, er hat etwas gehört, sich erschreckt und blindlings in den Wald gefeuert. Ich hab versucht, keinen Laut von mir zu geben, als mich die Kugel traf. Geht nur, ich bin okay. Es ist nur mein Arm – wahrscheinlich bloß eine Fleischwunde.«

Ray brannte darauf, weiterzugehen, zögerte aber, seinen Kollegen im Stich zu lassen. Michaels Gesicht war weiß vor Schmerz, und er atmete flach und unregelmäßig.

»Wir müssen die Wunde verbinden«, sagte Tom. »Ray, gib mir deinen Pullover.«

Ray legte die schusssichere Weste ab und zog sein Oberteil aus.

»Geh schon mal weiter«, sagte der Inspector und nahm

den Pullover. »Ich komme gleich nach. Ray, tu nichts Unüberlegtes. Er ist nervös und ganz offensichtlich schießwütig. Bleib in der Deckung der Bäume, bis du freies Schussfeld hast oder ich dich eingeholt habe.«

Der Inspector wollte unbedingt Laura finden, aber Michael war ebenfalls ein Mitglied seines Teams, und er war verwundet. Es war Toms Pflicht, dafür zu sorgen, dass sein Detective nicht allein im Wald verblutete.

Ray nickte abwesend, stand auf und wollte los.

»Ray.« Tom packte ihn am Arm. »Es ist mein Ernst. Wenn wir Laura finden und du bei der Rettungsaktion erschossen wirst, bringt sie mich um.«

»Ich werde nichts Dummes tun«, versprach Ray und lief los.

Tom band den dünnen Pullover um Michaels Arm.

»Bei dieser Ermittlung müssen Sie wirklich viel durchmachen«, sagte er und zog den Druckverband enger. »Erst schlägt Fiona Hollands Typ Sie nieder und jetzt das.«

»Ich will eine Tapferkeitsmedaille.«

Kurz darauf war Bridget da.

»Bleiben Sie bei ihm«, wies Tom sie an. »Halten Sie ihn warm. Ich habe per Funk einen Rettungswagen angefordert.«

Bridget nickte mit bleichem Gesicht. Sie liebte Laura wie eine Schwester und hatte Michael sehr gern. Es war alles zu viel. Sie setzte sich hin und bettete Michaels Kopf in ihren Schoß.

»Oh-Oh«, keuchte Michael mit schwacher Stimme. »Erzähl das bloß nicht meiner Frau.«

»Halt die Klappe, du Idiot, sonst bohre ich mit dem Finger in der Schusswunde herum.«

Tom ließ sie allein und eilte hinter Ray her.

Nach ein paar hundert Metern verlangsamte er das

Tempo. Das Gelände war mittlerweile eben, und ab hier ging es abwärts. Vorn zwischen den Bäumen konnte er ein Licht erkennen. Ein Stück dahinter glitzerte die stille Wasserfläche des Sees im Mondlicht.

Ein leiser Pfiff rechts von ihm machte ihn auf Ray aufmerksam.

»Er ist da unten«, flüsterte sein Deputy.

Gemeinsam pirschten sie auf leisen Sohlen zwischen den Bäumen hindurch, um Lane nicht zu warnen.

Der Mann, den sie gejagt hatten, war aus dem Wald getreten und ging Richtung Seeufer. Er trug Jeans und einen schwarzen Pullover, sein Haar war ordentlich geschnitten; ein völlig normal aussehender Typ.

Er hielt ruhig auf das Wasser zu und zerrte eine reglose Gestalt mit sich.

Laura trug immer noch die halblange Hose, das weiße Shirt und die Strickjacke, die sie gestern bei der Arbeit angehabt hatte.

Tom spürte, wie seine Brust sich zusammenzog, als er ihre schlaffe Gestalt entdeckte.

Sie waren zu spät gekommen.

Ray neben ihm stieß einen erstickten Laut aus, der wie ein Schluchzen klang.

Tom wollte gerade etwas sagen, als er aus dem Augenwinkel eine Bewegung wahrnahm.

Es war Laura. Sie hatte mit einem Bein zugetreten.

Sie war am Leben und versuchte immer noch, sich gegen den Mann zu wehren, der sie mit sich schleppte.

Lane hatte einen Arm um Lauras Hals geschlungen, in der Hand hielt er eine Fackel. In der freien Hand hielt er eine Pistole. Er hatte nichts dabei, mit dem er ein Loch graben konnte, wurde Tom klar. Keine Schaufel. Er hatte nicht die

Absicht, Laura zu erwürgen und zu begraben wie seine übrigen Opfer.

»Mist«, zischte er Ray zu. Laura sackte wieder in sich zusammen und versuchte dann, Lanes Griff um ihren Hals zu lockern und ein Bein am Boden zu verankern, ein vergeblicher Versuch, den gnadenlosen Vormarsch zum Wasser zu verlangsamen. »Er will sie ertränken!«

Sie rannten die letzten hundert Meter, bis sie endlich am Waldrand angelangt waren und offenes Gelände vor ihnen lag.

»Ich habe kein freies Schussfeld«, flüsterte Ray eindringlich, in einem Tonfall, der nur eine Oktave von reiner Hysterie entfernt war.

»Er hat irgendwas fallen lassen«, sagte Tom und versuchte verzweifelt, etwas zu erkennen. »Die Fackel, oder? Ich kann kein Licht mehr sehen.« Er wies auf eine Stelle vor ihnen, wo die jetzt überflüssige Fackel auf dem Boden lag. Lane hatte ihnen den Rücken zugekehrt und setzte seinen Weg zum Wasser fort. Laura zerrte er hinter sich her. »Hat er seine Waffe noch? Können wir einen Schuss riskieren, solange er in Bewegung ist? Ray! Ray!«

Ray hatte die Deckung der Bäume verlassen und rannte in Richtung See.

Der Inspector lief fluchend hinterher.

»Lass sie los!«, brüllte Ray, und Lane blieb unvermittelt stehen. Er drehte sich um, als der Detective angelaufen kam, hob langsam die Waffe in seiner linken Hand und hielt sie Laura an den Kopf.

Ray erstarrte. Tom war inzwischen bei ihm angelangt. Beide Detectives hielten ihre Waffen auf Lane gerichtet.

Ein klares Patt.

»Sie haben mich gefunden«, sagte Lane. Es hörte sich fast

erleichtert an. Seine Stimme klang sanft, nicht bedrohlich. »Ich hab schon gedacht, Sie finden mich nie.«

»Doch, das haben wir«, sagte der Inspector.

Laura, die geknebelt war, hatte die Augen vor Qual und Entsetzen weit aufgerissen. Tom konnte keine offensichtlichen Verletzungen entdecken, aber sie wussten, dass Lane sie niedergeschlagen hatte, vermutlich am Hinterkopf. Sie sackte in sich zusammen, erschöpft von ihrer Gegenwehr. Der Inspector spürte die Wut, die von Ray ausstrahlte, und hoffte, er würde nicht die Beherrschung verlieren.

»Das kann unmöglich für uns alle gut ausgehen, wenn wir weiter mit unseren Waffen herumfuchteln«, sagte Tom. »Es ist vorbei, Charlie. Es ist Zeit, sie gehen zu lassen.«

»Ich will gar nicht, dass es gut für mich ausgeht«, fuhr Lane ihn mit plötzlicher Wut an. »Haben Sie das noch nicht begriffen? Ich bin krank. Ich will, dass alles vorbei ist.«

»Dann lassen Sie sie gehen«, sagte Tom. »Wir können es beenden.«

»Nein. Wenn ich sie loslasse, nehmen Sie mich einfach fest. Und ich werde den Rest meines Lebens mit dem leben müssen, was ich getan habe. Ich will nicht dieses Ungeheuer sein. Ich wollte nie so werden. Ich will, dass Sie mich erschießen.«

»Das kann ich nicht, solange Sie meine Ermittlerin festhalten.« Tom schrie es fast.

»Dann erschieße ich sie.« Er entsicherte seine Waffe.

»Nein!« Der Schrei kam von Tom und von Ray. Lauras Augen waren voller Schrecken.

»Wenn Sie ihr etwas antun, bringe ich Sie nicht um«, knurrte Tom. »Ich werde Sie mit einem Schuss außer Gefecht setzen, und dann nehme ich Sie fest. Wenn Sie diesem Mädchen noch ein einziges Haar krümmen, werde ich persönlich dafür sorgen, dass Ihr Leben die Hölle ist, das schwöre ich!«

»Ich bin schon in der Hölle!«, brüllte Lane.

Der Inspector warf Ray einen Seitenblick zu. Er schien mit Laura stumme Zwiesprache zu halten. Wenn sie sie dazu bringen konnten, sich zu ducken oder irgendwie auszuweichen, konnte der Detective vielleicht einen Schuss abgeben. Tom musste dafür sorgen, dass Lane weiterredete, er musste ihn ablenken.

Seine Gedanken rasten. »Wollen Sie gar nicht wissen, wie wir herausgefunden haben, dass Sie der Täter sind?«, fragte er. »Sie haben Carney an jenem Tag angerufen, nicht wahr, als wir mit Fergus in sein Büro gegangen sind? Sie wollten uns glauben machen, dass Carney der Täter ist, und Sie wussten, dass er gewalttätig reagieren würde. Wenn Sie unbedingt sterben wollen, warum haben Sie uns dann da rausgeholt, als er angefangen hat, auf uns zu schießen?«

»Ich weiß es nicht! Ich wusste ja nicht, dass Fergus mich auffordern würde, Sie hinzufahren. Ich hab Panik bekommen. Ich bin … ich bin ein Feigling. Ich habe versucht, mir das Leben zu nehmen, aber ich schaffe es nicht. Sie müssen … Sie … Erschießen Sie mich endlich, verdammt!«

Ray starrte Laura an. Er konnte nicht atmen, konnte nicht denken, solange er mit ansehen musste, welch entsetzliche Angst sie litt. Ein Gefühl von Hilflosigkeit überkam ihn.

Er schüttelte den Kopf. Er durfte sich nicht der Verzweiflung ergeben.

Er beruhigte seine Nerven und festigte seine Entschlusskraft.

Ray blinzelte, und als ihre Blicke sich wieder trafen, nickte er langsam mit dem Kopf.

Er sah Tom an, der sein Bestes tat, Lane abzulenken.

Laura beobachtete ihre beiden Kollegen. Ihr war klar, was von ihr erwartet wurde, aber sie war so müde, und Lane war so furchtbar stark. Sie hatten keine Ahnung, wie stark er war. Sie schloss die Augen und versuchte, sich zu beruhigen.

Keine Panik, sagte sie zu sich selbst. Ich war nicht auf der Hut, er hat mich niedergeschlagen, und seitdem kann ich nicht mehr klar denken.

Es gibt immer einen Ausweg.

Was habe ich im Laufe der Jahre gelernt, das mir jetzt von Nutzen sein könnte?

Sie versuchte, sich an jede Selbstverteidigungsstunde zu erinnern, die sie je gehabt hatte.

Langsam, ganz allmählich, kam ihr eine Idee.

Sie musste aufhören, gegen Lane anzukämpfen, und ihn kurz außer Gefecht setzen. Sie hatte noch immer ihre Schuhe an, die mit den kleinen Blockabsätzen. Lane trug Turnschuhe, keine Stiefel. Das war ihr aufgefallen, als er sie zum Kofferraum seines Autos getragen hatte.

Jetzt – während seine Aufmerksamkeit auf Tom gerichtet war – war die beste Gelegenheit dazu. Das war ihre Chance.

Laura öffnete die Augen und sah Ray direkt an.

Dann erwiderte sie sein Nicken mit einer fast unmerklichen Kopfbewegung.

Eins. Zwei. Drei, zählte er lautlos.

Sie sammelte jedes Quäntchen Energie, das ihr geblieben war, trat hart auf Lanes Fuß, rammte ihm den spitzen Ellbogen in die Rippen und bog die Finger der Hand zurück, die ihre Schulter umklammert hielten, alles gleichzeitig. Drei kleine, aber schmerzhafte Manöver, geeignet, einen Angreifer dazu zu bringen, sein Opfer loszulassen.

Lane schrie erschrocken auf und lockerte seinen Griff nach diesem dreifachen Angriff gerade genug, dass Laura an seinem Körper zu Boden gleiten und sich zur Seite beugen konnte.

Der Knall eines Schusses hallte durch die Luft, als Ray rasch zielte und feuerte.

Die Kugel traf ihr Ziel. Lane, am Oberkörper getroffen, torkelte rückwärts. Die Waffe flog ihm aus den ausgerenkten Fingern.

Laura richtete sich auf und rannte zu der Pistole. Sie warf sich zu Boden und griff danach, dann richtete sie die Waffe auf ihren Angreifer.

Es war nicht mehr nötig. Lane war am Boden.

Tom lief zu ihm, während mehrere Polizisten aus dem Wald hervorbrachen.

Laura ließ sich in eine sitzende Position fallen, und da war auch schon Ray bei ihr und sank vor ihr auf die Knie. Er zog ihr den Knebel aus dem Mund, und sie schluchzte und schnappte keuchend nach Luft.

»Wird auch langsam Zeit, dass ihr mal auftaucht«, schluchzte sie, und Tränen liefen ihr über die Wangen.

Ray umfasste ihr Gesicht, die Hände auf den Locken, die ihr an den Wangen klebten. Er legte seine Stirn gegen ihre.

»Ich wollte dir schon längst etwas sagen, und ich glaube, es kann nicht länger warten. Ich glaube, ich habe mich in dich verliebt.«

Sie weinte wieder, ob aus Erleichterung oder vor Freude, wusste sie nicht, und er zog sie an sich und dankte Gott mit jeder Faser seines Körpers dafür, dass sie in Sicherheit war.

Hinter ihnen beugte der Inspector sich über Charlie Lane. Der Serienmörder blickte zu ihm auf, mit einem Ausdruck im Gesicht, der an einen verlorenen kleinen Jungen erinnerte.

Er war kein unansehnlicher Mann. Man hätte ihn sogar als durchaus attraktiv bezeichnen können.

Aber wie er selbst gesagt hatte – er war ein Ungeheuer.

»Wo ist Fiona Holland?«, fragte Tom mit leiser, gefährlicher Stimme.

Ein verwirrter Ausdruck huschte über Lanes Gesicht, gefolgt von einer wissenden Miene.

Dann wurde er ohnmächtig.

38

In Toms Haus brannte noch Licht, als Willie ihn in den frühen Morgenstunden dort absetzte. Er hatte die ganze Nacht keinen Kontakt zu Louise gehabt, ging aber davon aus, dass jemand aus dem Präsidium sie über das, was geschehen war, informiert hatte. Vermutlich war sie krank vor Sorge.

Charlie Lane war unter Bewachung ins Krankenhaus gebracht worden. Falls die Ärzte ihn für vernehmungsfähig erklärten, würden sie ihn gleich morgen früh in die Mangel nehmen und versuchen herauszubekommen, wo Fiona Holland war. Sie waren immer noch dabei, Lanes Bankunterlagen und die Einträge im Grundbuchamt durchzugehen, um festzustellen, ob er noch ein zweites Haus besaß oder irgendwo etwas angemietet hatte.

Ein Team war dazu abgestellt worden, die Wälder am Lough Dan zu durchkämmen, für den Fall, dass er Fiona bereits ermordet und begraben hatte.

Aber das war wie die Suche nach einer Nadel im Heuhaufen. Sie mussten ihn zum Reden bringen, wenn sie das Mädchen finden wollten.

Tom zog die Haustür hinter sich zu, schleuderte seine Schuhe von sich und warf sein Jackett über das Treppengeländer. Er war so müde, dass er kurz vorm Zusammenklappen war.

Er ging zuerst in die Küche, wo Louise sonst auf ihn wartete, wenn er so spät kam.

Dort war sie nicht. Er schenkte sich ein Glas Wasser ein, blieb an der Spüle stehen und trank es aus.

Ein paar Sekunden später hörte er Louise seinen Namen rufen.

Er stellte das Glas hin und ging in den Flur. Seine Frau stand in der Wohnzimmertür. Ihre Augen waren gerötet, ihre Wangen verschwollen. Sie hatte geweint.

»O mein Gott, Louise, es tut mir so leid. Ich hätte dich anrufen sollen, um dir zu sagen, dass es uns allen gut geht. Aber es war einfach verrückt. Hast du dir Sorgen gemacht?«

Sie nickte. »Kommst du mal kurz her?«, sagte sie heiser.

Tom runzelte die Stirn. Irgendetwas stimmte nicht.

Er folgte seiner Frau ins Wohnzimmer.

Sean McGuinness saß auf der Sofakante, die Pranken um einen Becher Kaffee geschlungen.

»Sean!«, rief Tom aus. »Ich hab den ganzen Tag versucht, dich zu erreichen. Hast du schon gehört, was …«

Er verstummte. Der Mann vor ihm sah aus wie Sean, aber Tom hatte noch nie erlebt, dass jemand sich in ein paar Tagen dermaßen verändert hatte.

Sein alter Freund wirkte … elend. Es gab kein anderes Wort dafür.

Tom ließ sich neben ihm auf einen Stuhl sinken. Er bezweifelte, dass seine Beine ihn tragen würden, wenn er erfuhr, was passiert war.

»Was ist los?«, fragte er mit hörbarem Zittern in der Stimme.

Sean stellte seinen Kaffeebecher ab.

»Ich konnte dich nicht anrufen«, sagte er heiser. Es klang, als käme seine Stimme von unter Wasser. »Nicht, dass ich nicht gewollt hätte. Ich konnte nicht. Nicht bei diesem Fall, mit dem du es zu tun hast. Und ich konnte nicht zurückrufen, denn wenn ich es dir erzählt hätte, hättest du alles stehen und liegen lassen. Dann kam Louise vorbei und sagte mir, was mit Laura passiert war. Ich bin so froh, dass sie in Sicherheit ist. Es tut mir leid, dass ich dir keine Hilfe sein konnte.«

Tom schüttelte den Kopf.

Er ahnte, dass seine Welt nicht mehr dieselbe sein würde, wenn es erst einmal ausgesprochen war.

»June ist gestern Nacht verschwunden«, fuhr Sean fort. »Ich bin aufgewacht, und sie lag nicht neben mir im Bett. Ich bin nach unten gegangen, die Haustür stand offen, und das Auto war weg. Sie hatte eine Nachricht hinterlassen. Auf dem Zettel stand, sie würde einkaufen gehen. Sie ist nicht zurückgekommen.«

»Herr im Himmel«, sagte Tom und presste die Hand auf den Mund. Was immer er erwartet hatte, das jedenfalls nicht. Den ganzen Tag über hatten sie nach Laura gesucht und währenddessen … Armer Sean.

»June wird vermisst? Mein Gott. Ich spritz mir nur kurz Wasser ins Gesicht, dann komme ich mit. Wer sucht nach ihr? Eure Kinder … aber du hast doch sicher auch die Kollegen eingeschaltet?«

Sean schüttelte den Kopf.

»Dann komm, wir klären das. Wir finden sie, Sean.« Tom stand auf. Der erneute Adrenalinstoß hatte seine Müdigkeit vertrieben.

»Tom«, sagte Louise und nahm seine Hand. Ihre Stimme zitterte. »Man hat sie gefunden.«

Der Inspector starrte seine Frau an und blickte dann wieder auf Sean.

»Ich verstehe nicht.«

»Sie glauben, dass sie ein Aneurysma hatte.« Die Worte klangen, als kämen sie von woandersher, nicht aus Seans

Mund. »Sie war auf dem Weg zum Supermarkt. Es war eine Resterinnerung. Dieselbe Erinnerung, die es ihr ermöglicht hat, Auto zu fahren. Sie ist gegen einen Baum gefahren. Sie war sofort tot.« Seine Stimme brach.

Tom sank auf den Stuhl zurück, und ein Schmerzball drohte, in seiner Brust zu explodieren. Er vergrub das Gesicht in den Händen.

June. Die wunderbare June. Seit Jahrzehnten eine geliebte Freundin. Die Frau, die bis zu ihrer Pensionierung die kleinsten Kinder unterrichtet hatte und die von all ihren Schülern geliebt worden war. Die Frau, die nie einen Geburtstag oder ein Jubiläum vergaß, die stets ein freundliches Wort für jeden hatte. Ihre sachliche, nüchterne Lebenseinstellung. Eine Frau, die sich sogar nach dieser furchtbaren Diagnose ihren Witz und ihren Humor bewahrt hatte.

Tom dachte daran zurück, wie sie ausgesehen hatte, als sie zum letzten Mal alle zusammen gewesen waren, mit dem ordentlichen Pagenschnitt, den sie immer trug, die Haare nach innen geföhnt, einer modischen Seidenbluse und der schlichten, aber eleganten Perlenkette.

Und was hatte er neulich zu ihr gesagt, bei seinem Besuch bei Sean?

Wir sehen uns bald. Du fehlst uns.

Tom hob den Kopf, die Hände nass vor Tränen.

»Sean, es tut mir so leid«, versuchte er zu sagen, aber seine Stimme gehorchte ihm nicht.

Stattdessen legte er den Arm um seinen alten Freund, wie vom Blitz getroffen und unfähig, Worte des Trostes zu finden.

Louise stand mitten im Raum, die Hände an die Brust gepresst. Sie sah die beiden an, zwei der stärksten Männer, die sie je gekannt hatte, von Trauer überwältigt.

Sie hatte das Gefühl, ihr Herz würde brechen.

39

Die Ärzte versuchten nur, ihre Arbeit zu tun.

Charlie Lane hatte einen erheblichen Blutverlust erlitten und war gerade aus der Intensivstation entlassen worden. Er durfte keinesfalls der Belastung ausgesetzt werden, die eine Vernehmung durch die Polizei mit sich bringen würde. Was dem Inspector nun wirklich scheißegal war.

Er wollte überhaupt nicht hier sein. Aber welche Wahl hatte er denn schon? Sie hatten keine Ahnung, wo Fiona Holland sich befand. Wenn Lane sie nicht schon umgebracht hatte, war sie irgendwo eingesperrt, und jetzt war es ein Wettlauf mit der Zeit, wenn sie verhindern wollten, dass sie verhungerte.

»Also, es ist so«, erklärte er schroff und legte beide Hände auf den Schreibtisch des Verwaltungschefs der Klinik. »Entweder wir vernehmen Charlie Lane noch heute, oder ich lasse Sie wegen Beihilfe anklagen.«

»Wovon reden Sie überhaupt?«

Der Mann, der hinter seinem Schreibtisch saß, lachte nervös. Er war den Umgang mit Angehörigen der Rettungskräfte gewöhnt, auch den mit der Polizei, und wusste, dass sie gelegentlich zur Hysterie neigten. Alles war immer von höchster Wichtigkeit und Dringlichkeit, egal, wie krank ein Patient war. Und normalerweise konnte er, der zuständig für solche Anfragen war, mit diesen hyperaktiven Leuten umgehen. Doch der Mann, der vor ihm stand, machte einen fast psychotischen Eindruck. Er hatte dunkle Ringe unter den Augen, die Wangen unter dem grau gesprenkelten Bart waren gerötet, und an seiner Schläfe pochte eine Ader. Der Verwaltungschef hatte schon von Tom Reynolds gehört, und normalerweise wurde mit höchstem Respekt von ihm gesprochen. Wenn die Leute nur wüssten!

»Der Mann, der oben in einem Ihrer Krankenhausbetten liegt, hat fünf Frauen entführt und ermordet. Er hat versucht, eine meiner Ermittlerinnen umzubringen. Und irgendwo da draußen wartet ein neunzehnjähriges Mädchen darauf, dass wir sie finden. Soweit wir wissen, könnte sie in einem dreckigen Kellerloch liegen, halb tot vor Kälte und Hunger. Charlie Lane ist der einzige Mensch auf diesem Planeten, der weiß, wo sie ist. Also ja, wenn Sie mir nicht erlauben, ihn zu vernehmen und wir das Mädchen nicht finden, oder wir sie zu spät finden, dann werde ich Sie anklagen lassen.«

Der Mann hinter dem Schreibtisch begann einzusehen, dass es Kämpfe gab, die es nicht wert waren, gewonnen zu werden. Er gestand seine Niederlage ein.

»Ich spreche mit den Ärzten, mal sehen, ob wir es dem Patienten so bequem machen können, dass er vernommen werden kann. Aber nur kurz. Daran kann ich absolut nichts ändern, und wenn Sie mich deswegen festnehmen wollen, tun Sie es meinetwegen.«

»Gut.« Toms Stimme wurde ein wenig freundlicher. »Ich gehe rauf zu der Ermittlerin, die gestern eingeliefert wurde. Dort finden Sie mich. Machen Sie schnell, bitte.«

Der Mann nickte und griff nach seinem Telefon, um dem Inspector zu zeigen, dass er sich sofort darum kümmerte.

*

»Seit wann wusstest du es?«, fragte sie.

»Das mit Lane?«

Eine leichte Röte überzog Lauras blasse Haut. Sie saß mit baumelnden Beinen auf der Bettkante, noch im Krankenhausnachthemd. Ihr Hinterkopf war bandagiert. Sie wollte raus aus der Klinik, aber Ray versuchte, sie davon abzubringen. Und wenn er schon nicht zulassen wollte, dass sie sich selbst entließ, dann konnten sie zumindest endlich das längst überfällige Gespräch miteinander führen. Laura war noch leicht benommen von den Medikamenten, die sie bekommen hatte, und fühlte sich ein wenig mutiger als sonst.

»Ich meine nicht Lane. Sondern das, was du gestern zu mir gesagt hast. Seit wann …?«

Jetzt war Ray an der Reihe, rot anzulaufen.

Er lächelte schüchtern. »Seit letztem Herbst etwa. Im letzten Sommer, als ich deiner Mutter geholfen habe, das Grab ihrer Schwester zu finden, haben wir viel voneinander gesehen, weißt du noch? Und dann bist du plötzlich irgendwie verschwunden, weil du mit Eoin Coyle zusammen warst. Als ich dich in dieses japanische Restaurant eingeladen habe, wollte ich es dir eigentlich sagen, aber du bist früher gegangen.«

»Ich erinnere mich. Du hast angefangen, über deine Gefühle für eine andere Frau zu reden!«

»Ich weiß.« Ray schüttelte den Kopf. »Ich war ein Idiot. Aber ich habe versucht, dir das zu sagen, später. Dann hast du Eoin verlassen, und ich dachte, jetzt hätte ich eine Chance. Aber du schienst nicht mehr interessiert zu sein.«

Laura versuchte, die richtigen Worte zu finden. Sie wollte ihm erklären, dass sie keine Ahnung gehabt hatte. Jetzt wollte sie am liebsten alles erfahren, um die verlorene Zeit wettzumachen – was sie getan hatte, als sie ihm endlich aufgefallen war, was sie angehabt und was sie gesagt hatte. In ihrem Magen flatterten Schmetterlinge vor Entzücken bei dem bloßen Gedanken. Sie war seit Jahren in ihn verliebt, und seit ein paar Monaten war er tatsächlich auch in sie verliebt. All diese Missverständnisse erschienen jetzt so albern und kindisch.

»Ich war interessiert«, sagte sie. »Aber ich dachte, du wärst es nicht, und ich wollte keine dämliche Kuh sein, die dir hinterherschmachtet. Ich dachte wirklich, du hättest keine Ahnung, was ich für dich empfinde.«

»Hatte ich auch sehr lange nicht. Erst an dem Abend im Restaurant ist es mir klar geworden. Als du so sauer auf mich geworden bist, weil ich über Ellie geredet habe, da wusste ich es.«

Sie lächelte. Zu einem richtigen Lachen konnte sie sich noch nicht durchringen, dafür war die Erfahrung mit Lane noch zu frisch.

Ray nahm zärtlich ihre Hand und streichelte sie. Ihm war klar, dass es eine Weile dauern würde, bis Laura wieder richtig auf die Beine kam.

Es klopfte an der Tür, und Tom steckte den Kopf durch die Tür.

»Bereit für Besucher?«, fragte er.

»Tom, rede mit ihr, ja? Sie will unbedingt nach Hause.«

Der Inspector kam herein und musterte Laura. In ihre Wangen war ein Hauch Farbe zurückgekehrt, aber verglichen mit sonst war sie immer noch totenbleich. Und das war nicht der einzige merkliche Unterschied. Tom konnte einen Schatten in Lauras Ausdruck erkennen, der vorher nicht dort gewesen war, Zweifel in den Augen, die sonst so offen und freundlich alle betrachtet hatten, die sie kannte und liebte.

»Sie haben meine Kopfwunde versorgt, Boss. Wir haben noch Arbeit vor uns.«

»Sie nicht.« Tom zog sich einen Stuhl heran. »Beine zurück ins Bett, Detective.«

Laura knabberte an ihrer Unterlippe, aber dann legte sie sich wieder hin und ließ zu, dass Ray ihre Beine zudeckte.

»Was für schöne Blumen«, sagte der Inspector, als er den großen Strauß Flieder in der Vase auf dem Nachttisch bemerkte. »Wohl Besuch von einem Verehrer bekommen? Dieser Typ vielleicht, mit dem Sie letztes Jahr zusammen waren?« Er lächelte, als Ray und Laura blutrot anliefen.

»Ich scherze nur«, sagte Tom, der nicht grausam genug war, die beiden noch länger in Verlegenheit zu bringen. »Laura, Sie haben einen Schlag auf den Kopf bekommen. Sie müssen für sechsunddreißig Stunden unter Beobachtung im Krankenhaus bleiben. Ich hatte gerade ein nettes kleines Gespräch mit dem Verwaltungschef der Klinik. Sehr hilfsbereiter Mensch. Und selbst wenn Sie sich selbst entlassen würden, dürften Sie nicht arbeiten.«

Laura seufzte. Dann fiel es ihr ein.

»Es tut mir so leid wegen June. Ray hat es mir erzählt. Ich kann es gar nicht fassen. Wie geht es Sean?«

Tom schluckte.

Wie ging es Sean? Wie konnte es jemandem gehen, der gerade seine Seelenpartnerin, die Liebe seines Lebens, unter so furchtbaren Umständen verloren hatte?

Auf Toms Bitten hin war Willie gestern Nacht wieder zurückgekommen, um ihren früheren Chef nach Hause zu bringen. Der Fahrer, sonst so stoisch, klug und vernünftig, hatte geweint wie ein Baby, als er vor der Tür der Reynolds stand, und sich erst zusammengerissen, als es aussah, als müsste Sean sich selbst ans Steuer setzen.

»Was kann ich tun?«, hatte Tom seinen Freund gefragt, bevor er ging. »Was kann ich tun, um dir die Last etwas zu erleichtern?«

Sean hatte nur die Achseln gezuckt. »Nichts«, hatte er erwidert. »Nichts, das du nicht sowieso tun würdest. Aber ich musste es dir einfach persönlich sagen. Ich musste – ich musste unbedingt raus aus unserem Haus. Du willst wissen, was du tun kannst? Geh morgen zum Dienst und bring diesen Scheißkerl zum Reden. Finde das vermisste Mädchen. Dann werden wir June begraben, und die Welt wird sich weiterdrehen.«

Louise hatte ihren Mann überredet, sich ein paar Stunden hinzulegen, aber Schlaf schien ein Ding der Unmöglichkeit zu sein, und er wütete gegen die Grausamkeit der Welt. Irgendwann musste er doch eingedöst sein. Er erinnerte sich bruchstückhaft an lebhafte Träume – June, die seinen Arm umklammerte, während sie zusammen auf dem Sofa saßen, um sich dann irgendwie in Laura zu verwandeln, die geknebelt war und verzweifelt unverständliches Zeug brabbelte.

»Er kommt zurecht«, antwortete er auf Lauras Frage.

»Wann ist die Beerdigung?«, fragte Ray.

»Noch nicht gleich. Erst muss eine Obduktion durchgeführt werden, damit wir mit Sicherheit wissen, was passiert ist.« Der Inspector schluckte. »Aber damit werden wir uns später beschäftigen. Laura, wie geht es Ihnen?«

Er sah, wie sie sich bei dieser Frage versteifte. Abwehrend schlang sie die Arme um sich selbst.

»Mir geht's gut. Wie oft muss ich das noch sagen?«

»Ich meine nicht die Kopfverletzung. Nach allem, was passiert ist – wie fühlen Sie sich?«

Sie zuckte die Achseln. »Wie der letzte Idiot. Was habe

ich mir nur dabei gedacht, ganz allein zu ihm rauszufahren? Ich habe versucht, ihn anzurufen, aber er ging nicht ran. Ich habe ihm eine Nachricht hinterlassen und ihm gesagt, ich wolle nur kurz mit ihm über seine Zeit in Großbritannien reden. Es schien so weit hergeholt, aber wir hatten ja sonst nichts, keinerlei Anhaltspunkte. Aber ernsthaft im Verdacht hatte ich ihn wohl nicht, sonst hätte ich ihn nicht aufgesucht, und ganz bestimmt nicht allein.«

»Natürlich nicht«, sagte Ray. »Du hast dich an einen Strohhalm geklammert, wie wir alle.«

Laura blickte auf und sah Tom in die Augen. Sie wusste, was gleich kommen würde.

»Er hat mir nichts getan«, sagte sie. »Nicht auf diese Weise. Ich glaube nicht, dass er irgendeine der Frauen vergewaltigt hat.«

»Hat er mit Ihnen gesprochen? Hat er irgendwas gesagt, das uns weiterhelfen könnte?«

»Die meiste Zeit war ich allein unten in dem Keller. Es war stockfinster, und ich konnte nicht die Hand vor Augen sehen. Später hat er gesagt, er wolle, dass jemand ihn aufhält. Aber dann hat er mich in den Kofferraum seines Wagens gesperrt. Er ist stundenlang rumgefahren, bis wir in diesem Wald ankamen. Fiona Holland hat er kein einziges Mal erwähnt, solange ich bei ihm war.«

Laura entspannte sich, als das heraus war, und Ray drückte ihre Hand.

»Hat die KTU im Keller irgendwas gefunden?«, fragte er den Inspektor.

»Sie konnten eine Menge Spuren sichern«, erwiderte Tom. »Emmet wertet sie gerade aus. Er glaubt, dass er Genmaterial, Blut und Haare, von Una Dolan isolieren konnte. Es sind jede Menge Spuren, also werden die Techniker noch eine Weile zu tun haben. Natürlich müssen Lauras, unsere und Lanes DNA erst ausgeschlossen werden.«

Laura schauderte. Das Entsetzen darüber, dass sie in diesem Keller gewesen war, wo andere junge Frauen, die nicht so viel Glück gehabt hatten wie sie, festgehalten worden waren, würde sie wohl niemals verlassen. Es würde sie für den Rest ihres Lebens in ihren Albträumen verfolgen.

»Es wird seine Zeit dauern«, sagte der Inspector, der ihr Gesicht gesehen und ihre Gedanken erraten hatte. »Aber Sie werden drüber wegkommen. Nur versuchen Sie nicht, es in sich zu verschließen, Laura. Bewältigen Sie die Erfahrung, indem Sie mit dem Garda-Therapeuten reden.«

»Im Moment ist mir nur wichtig, dass wir Fiona finden«, erwiderte sie. »Ich kann den Gedanken nicht ertragen, dass sie irgendwo an einem ähnlichen Ort festgehalten wird. Ich war so … verzweifelt. Und ich war nur einen Tag lang eingesperrt. Sie ist seit Wochen verschwunden.«

»Ich weiß«, sagte Tom. Im tiefsten Inneren glaubte er nicht, dass Fiona noch am Leben war, sosehr er es sich auch wünschen mochte.

Wie aufs Stichwort stand der Verwaltungschef der Klinik in der Tür. »Inspector Reynolds, er wäre jetzt so weit.«

Ray erhob sich ebenfalls.

»Nein, besser nicht«, sagte Tom.

»Wovon redest du?«

»Du hast ihn angeschossen, Ray. Es kommt überhaupt nicht in Frage, dass du diese Vernehmung mit mir durchführst. Michael wartet unten. Er ist genauso scharf darauf wie du, diesen Scheißkerl hinter Gitter zu bringen.«

»Michael? Was zum Teufel …? Er ist verletzt, und trotzdem nimmst du ihn mit und nicht mich?«

»Es ist nur eine Fleischwunde. Sein Arm ist in einer

Schlinge, und aus medizinischer Sicht spricht nichts dagegen, dass er wieder arbeitet, was für Laura nicht gilt. Bleib du also bitte hier.«

Mit finsterer Miene ließ Ray sich auf seinen Stuhl zurücksinken.

»Ist meine Gesellschaft dir so unangenehm?«, witzelte Laura in dem Versuch, ihn zu trösten.

Die Spannung wich aus Rays Schultern, und er lächelte. »Tja, wenn mein Vorgesetzter mir befiehlt, bei dir zu bleiben, dann muss ich das wohl tun.«

Der Inspector ließ die Turteltauben allein. Als er das Krankenzimmer verlassen hatte, verhärteten seine Züge sich wieder. Er schickte Michael eine SMS, und nur Minuten später war der Detective an seiner Seite.

»Sind Sie sicher, dass Sie der Sache gewachsen sind?«, fragte Tom mit einem Blick auf Michaels verletzten Arm.

Michael hob die Augenbrauen und machte eine wegwerfende Handbewegung. »Ich will ja nicht meine Chancen auf eine Tapferkeitsmedaille gefährden, aber sie geben mir nicht mal ein ordentliches Schmerzmittel, so geringfügig ist die Verletzung. Zwei schäbige Solpadein, mehr wird mir nicht erlaubt. Nein, mir geht's gut. Nehmen wir uns diesen Schweinehund vor.«

Tom klopfte ihm auf die gesunde Schulter. »Dann kommen Sie.«

Sie begrüßten die beiden Polizisten, die vor Lanes Krankenzimmer Wache standen, und betraten den Raum.

Das medizinische Personal hatte ihn hochgelagert, damit er es so bequem wie möglich hatte. Ein Verband bedeckte einen Großteil seiner linken Körperhälfte, und er war an verschiedene Schläuche angeschlossen. Die Hände waren mit Handschellen am Bettgitter befestigt. Der Blutverlust war erheblich gewesen, aber Ray hatte gut gezielt, wenn man die Umstände bedachte. Der Kopf war unversehrt, und es waren keine lebenswichtigen Organe verletzt worden; Charlie Lane würde es überleben. Der einzige bleibende Schaden war eine Nervenschädigung am Arm.

Tom würde mit Ray zum Schießstand im Keller gehen müssen, um festzustellen, ob er wirklich so gut war, wie jetzt alle behaupteten, oder ob der Mann im Bett einfach unglaubliches Glück gehabt hatte.

Lane hatte das Angebot abgelehnt, einen Anwalt hinzuzuziehen, also waren sie miteinander allein.

»Inspector«, krächzte er, als die beiden Detectives auf Stühlen Platz nahmen, die neben dem Bett aufgestellt worden waren. »Wie es scheint, wurde Ihr Wunsch erfüllt. Hier bin ich, noch am Leben. Und ich vermute, Sie werden Ihr Versprechen halten und dafür sorgen, dass mein Leben die Hölle sein wird.«

»Seien wir doch mal ehrlich. Tot oder lebendig, die Hölle wäre es in jedem Fall geworden.« Tom sprach mit gleichmütiger Stimme. »Wo ist Fiona?«

»Ich erinnere mich, dass Sie mich das schon gestern Abend gefragt haben. Damit hätte ich wohl rechnen müssen. Werden Sie mir glauben, wenn ich Ihnen sage, dass ich es nicht weiß?«

Der Inspector ballte die Fäuste und lockerte sie wieder. Es war eine Beruhigungstechnik, die normalerweise gut funktionierte, aber heute schien es nicht viel zu bringen.

»Ich habe keine Zeit für Spielchen, Charlie. Oder soll ich Sie Cormac nennen? Was ziehen Sie vor? Wie hat Ihr Großvater Sie genannt?«

Lane knirschte mit den Zähnen. »Du Tier. So hat er mich genannt.«

Er schloss die Augen, Schmerz im Gesicht.

Fast empfand Tom Mitgefühl für diesen Mann, der einmal dieser kleine Junge gewesen war. Er hatte früher Gewalt und Misshandlungen erdulden müssen, wie so viele Straftäter, mit denen es die Polizei zu tun bekam. Aber Tom konnte nichts für das Kind tun, das unter den Händen seines Großvaters Furchtbares erlitten hatte. Und er war auch voller Zorn, denn wenn jemand wusste, wie es war, eingesperrt zu sein und Angst zu haben, dann Charlie Lane. Und doch hatte er das unzählige Male unschuldigen Frauen angetan, das und Schlimmeres. Er hatte überlebt. Seine Opfer hatten dieses Glück nicht gehabt.

Seine Neugier gewann die Oberhand, und er fragte: »Warum haben Sie das getan? Wollten Sie Ihre Mutter bestrafen, weil sie Sie im Stich gelassen hat? Warum haben Sie nicht nach Ihrer Mutter gesucht und sie das durchleiden lassen, was Sie durchmachen mussten? Die Frauen, die Sie verschleppt haben, haben nichts Böses getan.«

»Ich habe nach ihr gesucht. Sie war tot. Ich wollte sie nicht bestrafen. Ich wollte ihr vergeben. Aber selbst das hat sie mir verweigert. Sie haben meine Mutter aufgespürt – das Jugendamt –, kurz nachdem sie mich in dem Keller gefunden hatten. Man hat ihr gesagt, was ihr Vater mir angetan hatte. Aber es war ihr egal. Sie war inzwischen so süchtig, dass ich sie nicht mehr interessierte. Er hat mich jeden Tag geschlagen und mich wochenlang im Keller eingesperrt, und ihr war es egal. Aber Sie irren sich, Inspector.«

»Worin irre ich mich?«

»Diese Frauen, die ich entführt habe. Die waren nicht unschuldig. Sie waren alle genau wie sie. Schlampen. Huren. Frauen, die sich nur für sich selbst interessierten, denen alle anderen egal waren. Ich habe sie sorgfältig ausgesucht. Ihre eigenen Nachbarn haben mir erzählt, was das für welche sind. Manchmal sogar ihre eigene Familie.«

»Nein.« Tom schüttelte den Kopf. »Nein, das stimmt nicht. Es waren einfach junge Frauen, die ihr Leben gelebt haben. Kann sein, dass sie Fehler gemacht haben, aber wer weiß, wie ihre Zukunft ausgesehen hätte? Sie hatten kein Recht, ihnen ihre Zukunft zu nehmen. Mein Detective – Sie wissen gar nichts über ihr Leben. Und was ist mit Pauline O'Hara? Sie war ein Opfer häuslicher Gewalt. Sie war kein Feierbiest, sie schlief nicht herum, sie hat kein Kind im Stich gelassen. Was hat Pauline O'Hara falsch gemacht?«

Lane lief rot an.

»Pauline. Sie … das war ein Missgeschick, sie sollte nicht sterben. Ich bin einfach rumgefahren und hab nach Fahrgästen Ausschau gehalten, und da sah ich sie stehen, an der Bushaltestelle. Es goss in Strömen, und sie war allein. Ich habe angehalten, um ihr eine billige Taxifahrt anzubieten, mehr nicht. Sie hatte jede Menge Einkaufstüten dabei. Sie war meiner Mutter so ähnlich. Sie hatte dieselben Augen, dasselbe Lächeln. In meinem Kopf ist irgendwas eingerastet. Es war die Zeit im Jahr, in der meine Mutter weggegangen war, und es war, als hätte Gott sie mir zurückgegeben.

Sie war ganz entspannt in meiner Gesellschaft. Gesprächig. Sie hat mir erzählt, sie wäre in einer furchtbaren Lebenssituation, sei aber dabei, sich daraus zu befreien. Ich habe gewendet und fuhr zu dem Haus, in dem ich damals wohnte. Sie lachte und meinte, sofort weggehen könne sie aber nicht. Doch dann wurde sie böse, und ich habe ihr die Hand auf den Mund gedrückt. Sie hatte solche Angst, dass sie den Rest der Fahrt nur schweigend dasaß.«

»Wo haben Sie damals gewohnt?«

»Gleich außerhalb von Waterford. Ich habe sie eine Weile

bei mir behalten. Ich wollte ihr nicht wehtun. Ich wollte sie beschützen. Ich wollte, dass sie blieb. Aber manchmal konnte ich in ihr nur meine Mutter sehen, und ich wollte, dass sie begriff, welche Schmerzen ich erlitten hatte. Wie verängstigt ich gewesen war. Sie verstand es nicht. Eines Tages hat sie geschrien und getobt, und da habe ich einfach die Hände um ihre Kehle gelegt und zugedrückt, bis sie still war.«

Lanes Augen wurden glasig, als er sich an den Mord an seinem ersten Opfer erinnerte. Tom wollte den Blick abwenden, aber er war wie erstarrt.

»Wie lange haben Sie Pauline bei sich behalten?«, fragte er, als er seine Stimme wiedergefunden hatte.

»Ich … erinnere mich nicht.«

Das war eine Lüge. Tom wartete.

»Ich weiß es nicht. Sechs Monate vielleicht?«

»Herr im Himmel«, stieß Michael hervor.

»Ich wollte sie nicht umbringen«, protestierte Lane, als würde das irgendwie entschuldigen, dass er sie so lange gefangen gehalten hatte. »Wirklich nicht. Ich musste mich übergeben, danach, als mir klar wurde, was ich getan hatte. Ich dachte, sie wacht wieder auf. Ich habe ihr ein Geschenk gekauft – ein kleines Armband –, und ich habe zu ihr gesagt, wenn du wieder aufwachst, lass ich dich gehen. Ich würde sie retten, so wie ich gerettet worden war.«

»Aber sie ist nicht wieder aufgewacht«, sagte Tom. »Die Sache ist die, ich kann glauben, was Sie sagen, Charlie. Und wenn Pauline Ihr einziges Opfer gewesen wäre, würden wir jetzt ein ganz anderes Gespräch führen. Aber Sie haben es wieder getan, nicht wahr?«

Lane blinzelte und nickte langsam.

»Aber erst viel später«, sagte er leise. »Ich wollte es nicht wieder tun. Ich bin aus Waterford weggezogen, runter nach

West Cork. Alles war – normal. Aber ich konnte nicht aufhören, an Pauline zu denken. Es war grauenhaft, als sie starb. Aber nachdem ich akzeptiert hatte, dass sie tot war – was ich getan hatte –, kam etwas in mir zur Ruhe. Es war, als wäre mit ihrem Tod etwas beendet worden. Zum ersten Mal in meinem Leben empfand ich inneren Frieden. Aber als die Zeit verging, ließ das nach.«

»Sie konnten also nur Frieden finden, indem Sie Frauen verschleppten und ermordeten? Pauline, Mary Ellen, Treasa, Eimear, Una und jetzt Fiona Holland. Sie haben sie alle für eine Weile gefangen gehalten, Charlie. Also wo ist Fiona? Haben Sie sie bereits umgebracht?«

Lane schüttelte den Kopf.

»Ich habe Fiona nicht. Ich verstehe, warum Sie das glauben – im April war ich hinter einem Mädchen her. Ich hatte sie schon eine ganze Weile beobachtet. Aber ich habe einen Fehler gemacht. Ich habe vergessen, das Taxizeichen auf dem Autodach anzubringen, und als ich neben ihr hielt und sie fragte, ob sie einsteigen wolle, fing sie an zu schreien. Dann hielt ein anderes Auto hinter mir, also bin ich weggefahren. Es war ein Zeichen. Ein Zeichen dafür, dass ich aufhören sollte.«

Tom schüttelte ungläubig den Kopf.

»Erstaunlich«, sagte er. »Im April wurde Ihnen ein Strich durch die Rechnung gemacht, und urplötzlich haben Sie Ihren Drang vollständig unter Kontrolle? Sie haben Una ausgegraben, damit wir ihre Leiche finden und Sie aufhalten? Erwarten Sie wirklich, dass wir Ihnen das abkaufen? Im Keller Ihres Hauses in West Cork haben Sie sämtliche Spuren beseitigt. Warum haben Sie das getan, wenn Sie doch wollten, dass jemand Sie aufhielt? Und jetzt behaupten Sie, es sei reiner Zufall, dass Fiona Holland, die nur ein paar Meilen von Ihnen entfernt wohnt, wenige Monate später verschwunden ist, unter ähnlichen Umständen wie Ihre früheren Opfer? Ein Mädchen, das genau Ihrem Opferprofil entspricht – jung, ein bisschen leichtsinnig, lässt ihr Kind zu Hause bei den Großeltern – kurz, alles, was Sie so erzürnt. Das soll nur ein seltsamer Zufall sein? Absolut erstaunlich.«

Lane verlor die Fassung und begann so heftig zu zittern, dass die Handschellen gegen die Geländer seines Betts klirrten.

»Ich sage die Wahrheit«, versicherte er mit bebender Stimme. »Als die Polizei in das Haus kam, das ich in Cork gemietet hatte, hat mir das eine Heidenangst eingejagt. Ich wollte weitermachen, damals. Ich musste Mary Ellen umbringen, nur wenige Tage, nachdem ich sie entführt hatte, und es hat mir nicht dieselbe Befriedigung verschafft. Mir war klar, ich durfte nie wieder riskieren, eine Frau in der Nähe meines Wohnorts zu entführen.«

»Das ist doch Blödsinn«, fuhr Michael ihn an. »Ich glaube Ihnen kein Wort.«

»Ich sage die Wahrheit. Mit Fionas Verschwinden habe ich nichts zu tun. Einen so dämlichen Fehler hätte ich nie begangen«, schrie Lane und hob den Kopf vom Kissen.

»So was Dummes würden Sie nie tun?«, knurrte Michael. »Ich bitte Sie. Sie haben eine Garda-Kriminalbeamtin angegriffen und versucht, sie umzubringen. Sie haben mich angeschossen!«

Die Tür des Krankenzimmers flog auf, und ein Arzt kam hereingestürmt, gefolgt von zwei Krankenschwestern.

»Okay. Das reicht, Detectives. Der Blutdruck meines Patienten steigt gefährlich. Sie müssen gehen.«

»Sein Blutdruck steigt?«, konterte Tom. »Was ist mit meinem? Ich gehe gleich an die Decke. Wo ist sie, Charlie? Wo ist Fiona?«

»Inspector, wenn Sie nicht sofort gehen, rufe ich den Sicherheitsdienst und lasse Sie entfernen!«

Tom stand auf und schob seinen Stuhl heftig zurück. »Wir gehen«, blaffte er. »Ich frage Sie noch einmal, Charlie. Was haben Sie mit diesem Mädchen gemacht?«

»Inspector!«

»Ich hab sie nicht ...« Lane keuchte, er rang nach Luft, und das Blut schoss ihm ins Gesicht. »Ich habe Fiona nicht entführt. Ich schwöre es.«

»Sie haben uns einen Brief geschickt. Darin stand, Sie hätten sie!«

»Was? Das war ich nicht. Ich habe Ihnen nie irgendeinen Brief geschrieben.«

40

»Verdammt, verdammt, verdammt!« Tom schlug mit der Hand gegen die Wand des Krankenhausflurs. »Wir haben nichts. Und heute werden sie uns garantiert nicht noch mal in seine Nähe lassen.«

Michael schüttelte den Kopf.

»Richard Holland ruft ständig im Präsidium an.« Seine Stimme klang brüchig. »Er denkt, dass wir seine Tochter in ein paar Stunden finden. Er glaubt, der Albtraum für seine Familie wäre fast vorbei.«

Tom schloss die Augen und massierte seine Schläfen, um den Stresskopfschmerz zu lindern.

»Also gut. Wir fahren zurück ins Präsidium und rufen alle zusammen. Irgendwas haben wir übersehen. Es muss noch ein zweites Haus geben, eine zweite Grabstelle, irgendwas. Unser Serienmörder versucht, uns einzureden, dass er plötzlich ein Gewissen hat. Gestern, als er Laura umbringen wollte, hat er noch nichts davon erkennen lassen.«

»Wäre es denkbar?«, fragte Michael. »Könnte es sein, dass es ein Zufall ist? Ich glaube nicht, dass er aufgehört hätte, egal, was er sich selbst einredet –, aber sagt er die Wahrheit, was Fiona angeht?«

Tom zuckte die Achseln.

»Es sind schon seltsamere Dinge passiert. Aber wir haben es mit einem pathologischen Lügner zu tun. Vergessen Sie das nie.«

Im Präsidium wurden sie von Joe Kennedy erwartet.

»Tom – hätten Sie kurz Zeit?«

Der Inspector sah ungeduldig auf seine Uhr.

»Ich stehe unter Zeitdruck.«

»Bitte.«

Tom zögerte, dann bedeutete er Michael mit einem Nicken, sich um alles Notwendige zu kümmern.

»Ich wollte nur mal nachfragen, wie es Ihnen geht«, sagte Kennedy und schloss die Tür seines Büros. »Sie haben in den letzten vierundzwanzig Stunden viel durchgemacht. Kann ich Ihnen irgendetwas anbieten? Tee oder Kaffee?«

Tom schüttelte den Kopf und nahm aufrecht auf dem Stuhl Platz. Mittlerweile war er mit der Methode seines neuen Chefs vertraut – erst Einlullen mit Besorgnis und billigen Phrasen, dann Manipulationsversuche. Diesmal würde Tom wachsam bleiben und auf alles eingestellt sein.

»Mir geht's gut«, erwiderte er. »Ich brenne darauf, die Ermittlungen abzuschließen.«

»Sind Sie sicher, dass Sie in der Lage sind weiterzumachen?«

»Stellen Sie meine Fähigkeiten infrage?« Es klang sehr viel entspannter, als er sich fühlte.

»Nun, betrachten wir es doch mal so. Es war eine überragende Leistung von Ihnen, Lane aufzuspüren und festzunehmen. Und zudem konnten Sie noch Ihren Detective retten – hervorragende Ermittlungsarbeit, unbestreitbar. Obwohl die Leute sich vermutlich fragen werden, wieso es der Kollegin überhaupt gestattet wurde, ganz allein zu diesem Haus zu fahren.«

Kennedy hielt kurz inne.

»Möglich, dass man sich das fragen wird«, warf Tom ein. »Zum Glück für Laura haben wir sofort erkannt, dass etwas nicht stimmt, und eine groß angelegte Suchaktion eingeleitet. Ich mag mir gar nicht ausmalen, was sonst hätte passieren können. Wenn wir beispielsweise angenommen hätten, dass sie nur keine Lust hatte, zum Dienst zu kommen …«

Kennedy presste die Lippen aufeinander und rückte seine Brille zurecht.

»Wie gesagt. Sehr gute Polizeiarbeit. Und ich werde dafür sorgen, dass Sie eine Belobigung erhalten. Aber ich bin besorgt. Die Hollands versuchen verzweifelt, ihre Tochter zu finden, und in dieser Phase der Ermittlungen wäre es vielleicht ganz gut, wenn jemand Neues übernimmt. Sie sehen aus, als hätten Sie überhaupt nicht geschlafen, und ich weiß, dass Sie zudem einen Verlust zu verkraften haben. Sie waren eng mit Seans Frau befreundet, nicht wahr?«

Tom nickte unwillig. Er hatte nicht vor, diesem Mann auch nur die kleinste Kleinigkeit aus seinem Privatleben zu enthüllen.

»Eine ganze Menge, mit dem Sie da fertigwerden müssen. Und dann wäre da noch Ihr Verhalten im Krankenhaus vorhin. Der Verwaltungschef der Klinik hat sich bei mir beschwert. Offenbar haben Sie ihm angedroht, ihn festzunehmen, und dann musste man Sie praktisch gewaltsam aus Lanes Krankenzimmer entfernen. Trifft das zu?«

»Diese Leute haben versucht, mich daran zu hindern, den einzigen Mann zu befragen, der möglicherweise weiß, wo Fiona Holland ist. Ich besitze keine Kristallkugel. Wenn das Mädchen in Gefahr ist, können wir sie nur finden, wenn er gesteht.«

»Und hat er Ihnen gesagt, wo sie ist?«

Tom starrte auf die Tischplatte. »Nein.«

Kennedy seufzte.

»Wir führen dieses Gespräch lediglich, weil mir Ihr Wohlergehen am Herzen liegt, Tom. Alles Gute, was Sie mit der Festnahme von Lane erreicht haben, wird zunichtegemacht, wenn es Ihnen nicht gelingt, Fiona zu finden. Und dabei könnten noch weitere Dinge ans Licht kommen.«

»Und was genau?«

»Nun, beispielsweise Ihre Verunglimpfung von Polizeikollegen – und Ihre Anschuldigungen gegen Sergeant Healy.«

Etwas in Tom riss.

Er war erschöpft, er trauerte, und all das musste er erst mal hintanstellen und sich darauf konzentrieren, Fiona zu finden. Aber konnte man von ihm erwarten, sich zusätzlich mit diesem Arschloch und seinen egoistischen Absichten abzugeben? Nein. Das war zu viel.

»Ich will mich nicht mit Ihnen streiten.« Er sprach leise, aber mit einem Unterton, der sogar ihm selbst fremd war. Es klang ruhig, aber unglaublich gefährlich. »Aber ich werde jetzt dieses Büro verlassen und zu meiner Ermittlung zurückkehren.«

»Und wenn ich Sie daran hindere?«, sagte Kennedy.

Die Worte waren aus Toms Mund heraus, bevor er sie zensieren konnte.

»Sollten Sie versuchen, mich daran zu hindern, bleibt mir keine andere Wahl – dann werde ich die stellvertretende Polizeipräsidentin anrufen. Ich werde Bronwyn Maher zunächst darüber informieren, wie bedenklich ich das Verhalten einiger Polizeikollegen im Land finde, besonders ihre Reaktion auf Vermisstenmeldungen von Frauen, die zu einem bestimmten Profil passen. Und dann werde ich ihr mitteilen, dass ich es mir anders überlegt habe. Ich würde mich nach dieser erfolgreich verlaufenen Ermittlung doch gern befördern lassen, werde ich ihr sagen. Weil ich sicherstellen wolle, dass die Abteilung weiter in dem progressiven Geist geführt wird, der von Menschen wie Sean McGuinness und Bronwyn selbst vertreten wird. Und dafür gäbe es meiner Ansicht nach niemand Geeigneteren als mich.« Tom blickte auf und sah dem Chief direkt in die Augen. »Nun, was glauben Sie wohl, zu welcher Position sie mich befördern wird?«

Kennedy begegnete seinem Blick, ohne zu blinzeln, allerdings war er rot angelaufen. Tom hatte einen wunden Punkt getroffen. Es bestand durchaus die Möglichkeit, dass Kennedy seinen Schreibtisch würde räumen müssen, um der ersten Wahl für den Posten Platz zu machen – Tom.

Der Inspector hatte erwartet, dass sein Vorgesetzter toben und Drohungen gegen ihn ausstoßen würde. Ihn vielleicht warnen, dass er sich einen ernsten Feind gemacht habe. So etwas in der Richtung. Doch als Kennedy antwortete, erkannte Tom, wo das wahre Talent des Mannes lag – es war seine Fähigkeit, die drohende Schrift an der Wand zu erkennen und sich anzupassen. Kennedy war ganz offensichtlich noch nicht so dicke mit Bronwyn Maher, wie er es gern gehabt hätte. Und vielleicht war ihm auch bekannt, dass Tom den Rückhalt des Premierministers höchstpersönlich genoss.

Für eine offene Konfrontation mit dem Inspector war es zu früh gewesen. Kennedy war zu weit gegangen.

»Ich glaube, Sie haben die Situation missverstanden und überreagiert, Tom«, sagte er kühl. »Es ist meine Aufgabe, Ihnen beizustehen und Ihnen die Ermittlungsarbeit zu erleichtern. Ich verstehe, dass Sie übermüdet sind und den Druck spüren. Wider besseres Wissen werde ich Sie weiterhin die Ermittlungen leiten lassen. Danach werden wir uns jedoch über unser berufliches Verhältnis unterhalten müssen. Wenn Sie mich nicht als Ihren Vorgesetzten respektieren, ist das ein Problem.

Und noch eins, bevor Sie gehen. Ich glaube, Sie unterschätzen gewaltig die Hilfe, die ich Ihnen habe zuteilwerden lassen, damit Sie ungehindert ermitteln konnten. Nicht ein einziges Mal habe ich Sie aufgefordert, vor die Presse zu treten, und das, obwohl es sich um einen der sensationellsten Fälle in der Geschichte der irischen Polizei handelt. Ich habe dafür gesorgt, dass Sie immer alle nötigen Mittel zur Verfügung hatten, und das trotz der herrschenden Sparpolitik überall. Und Sie haben mir nicht ein einziges Mal dafür gedankt. Wir werden dieses Gespräch zu einem späteren Zeitpunkt fortsetzen, das verspreche ich Ihnen.«

»Tun wir das«, sagte Tom.

Er zitterte vor Wut. Und mehr noch: Er wusste, dass er Kennedy gegeben hatte, was er wollte. Er hatte sich von ihm provozieren lassen und seine beste Karte ausgespielt.

Aber er war auch nachdenklich geworden. Kennedy hatte ihm Dinge an den Kopf geworfen, auf die er nicht vorbereitet gewesen war. Es stimmte, was sein Vorgesetzter eben gesagt hatte, und Tom ärgerte sich, dass er diese Seite der Angelegenheit nicht bedacht hatte.

Noch schlimmer, er hatte vielleicht gerade dafür gesorgt, dass ihm keine andere Wahl blieb, als tatsächlich den Job dieses Mannes zu übernehmen.

Und so gut sich das als Drohung machte – es war nicht das, was Tom wollte.

*

Sie gingen alles noch einmal durch. Lanes Finanzen. Seine Arbeitsunterlagen bei den Hollands. Sie wollten eine vollständige Liste all seiner Lieferungen in den letzten Jahren zusammenstellen – keine einfache Aufgabe, wenn man bedachte, dass der Mann praktisch jede Woche im Land unterwegs gewesen war. Doch Toms Team suchte nach Mustern. Vielleicht gab es irgendwo ein Haus, für das Lane die Miete bar zahlte, und das würde regelmäßig wiederkehrende Besuche erfordern.

»Wenn wir so nicht weiterkommen, werden wir morgen seine Identität an die Presse geben müssen«, sagte der Inspector zu seinen Leuten. »Vielleicht meldet sich dann jemand, der neue Informationen hat. Im besten Fall ein Vermieter, von dem wir nichts wissen.«

»Könnte Vincent Carney ein Mittäter sein?«, fragte Bridget. »Sollten wir Carneys Haus noch mal durchsuchen, um festzustellen, ob wir irgendwas übersehen haben?«

»Die Durchsuchung war schon beim ersten Mal gründlich, und ich kann mir die beiden nicht als Partner vorstellen«, entgegnete Tom. »Aber wir können keine Möglichkeit ausschließen, also ja, schicken Sie gleich morgen früh ein Team hin.«

»Haben wir Fionas Freund und den, ähm, anderen Verdächtigen bereits ausgeschlossen?«, fragte Michael. Er meinte Healy. Immer noch wussten nur wenige, dass der Sergeant in den Fall verstrickt war.

»Nein. Wir werden morgen noch mal mit beiden sprechen. Gibt's irgendwas Neues von Emmets Team?«

»Er analysiert noch die Genproben«, sagte Ray. Er war vor einer Weile aus dem Krankenhaus zurückgekommen und hatte sich gleich in die Arbeit gestürzt. »Es ist ihm gelungen, DNA-Material von zwei unbekannten Personen zu isolieren. Eine könnte Fiona gehören. Er sagt, sie werden die Nacht durcharbeiten.«

»Gut. Tja, obwohl ich diese Arbeitsmoral natürlich inspirierend finde, glaube ich, wir selbst sollten für heute Schluss machen, Leute. Wir sehen uns morgen früh, mit frischen Kräften. Gehen Sie nach Hause, und ruhen Sie sich ein bisschen aus.«

Die erschöpften Mitglieder der Sonderkommission stießen dankbare Seufzer aus.

Ray gesellte sich zu Tom, während der Raum sich leerte.

»Du willst noch bleiben, oder?«

»Du kennst mich so gut.«

»Ja. Von uns allen hättest du am dringendsten eine Pause nötig. Warum sagst du mir nicht, was getan werden muss, und ich erledige es? Ich schulde dir was.«

»Und wieso das?«

»Du bist gestern auf Charlie Lane gekommen. Wenn du das nicht erkannt hättest …«

»Hätte es einer von euch getan.«

Ray zuckte die Achseln. »Ich weiß nicht. Ich glaube, deshalb verdienst du auch mehr Geld als wir.«

Tom lächelte. »Na gut. Aber ich weiß im Grunde gar nicht, was ich herauszufinden versuche. Mir brummt der Kopf.«

»Wäre es nicht besser, wenn du eine Nacht darüber schlafen würdest?«

Der Inspector rieb sich das Kinn.

»Ich weiß nicht, wie ich es erklären soll, Junior. Es ist einfach … da.« Er streckte die Hand aus, als versuche er, etwas zu berühren, das er nicht sehen konnte. »Ich werde sowieso nicht schlafen können, bevor ich herausbekommen habe, was es ist.«

»Verstehe. Aber womit wolltest du anfangen?«

Tom biss sich auf die Lippen.

»Komm mit«, sagte er und warf sich sein Jackett über.

*

Natasha McCarthy saß noch an ihrem Schreibtisch.

»Glückwunsch«, sagte sie und stand auf, um Tom und Ray die Hand zu schütteln. »Das war tolle Polizeiarbeit.«

»Danke. Entschuldigen Sie die Störung. Sind Sie gerade sehr beschäftigt?«

»Papierkram. Eine weitere wasserdichte Akte für den Staatsanwalt. Ich hoffe wirklich, dass sie den Mann drankriegen. Er hat seine beiden Töchter vergewaltigt. Seit sie acht Jahre alt waren.«

»Herrgott. Sollen wir lieber gehen?«

»Verdammt, nein. Es ist grauenhaft. Setzen Sie sich, und lenken Sie mich ein paar Minuten ab. Ein bisschen Geplauder über Serienmörder, das wäre schön. Wie kann ich Ihnen helfen?«

»Nun, Sie haben es ja vermutlich schon gehört. Der Täter behauptet, er hätte seine Opfer nicht vergewaltigt, sondern nur wiederholt, was ihm selbst als Kind angetan wurde – er hat sie eingesperrt. Er schwört, dass er Pauline O'Hara nicht umbringen wollte, aber die übrigen will er ermordet haben, um das Gefühl von innerer Ruhe wiederzufinden, das er nach dem Mord an ihr verspürte.«

»Okay. Krankes Hündchen. Doch nicht wirklich mein Spezialgebiet. Sollten Sie nicht besser mit Linda reden?«

»Ich habe vorhin schon mit ihr gesprochen. Lane ist der typische Serienmörder. Komplett gespaltene Persönlichkeit und ernste mentale Labilität mit gewalttätigen Tendenzen. Linda meint, er glaubt wirklich, dass er aufhören wollte. Aber das hätte er natürlich nicht. Er hätte immer weitergemacht und wäre jedes Mal leichtsinniger geworden. Vielleicht hat er Una tatsächlich ausgegraben, um uns zu ihm zu führen, aber vielleicht wollte er auch nur den Nervenkitzel erhöhen.

Aber worum es mir jetzt geht, ist Ihr Fachgebiet, Natasha. Sexualdelikte. Bei der Fahndung nach Fiona haben wir entdeckt, dass sie etliche ungesunde Männerbeziehungen hatte. Einer ihrer Freunde schlug gern mal zu. Und der andere – tja, der ist bei unserer Truppe.«

Natasha runzelte die Stirn. »Hmm.«

»Überrascht Sie das?«

»Dass es da draußen einen Polizisten mit Penis und ohne moralischen Kompass in sexuellen Fragen gibt? Kann ich nicht behaupten. Es ist ja nicht so, als wäre er da der Einzige. Polizisten, ob Sie es glauben oder nicht, sind auch nur Menschen. Es gibt viele, die ihre Position ausnützen, um Macht auszuüben oder sich sexuelle Befriedigung zu beschaffen. Wichtig ist, dass wir die Mittel haben, diese Leute auszusieben und angemessen zu reagieren.«

Tom nickte. »Da stimme ich Ihnen zu. Es gibt noch einen weiteren Mitspieler im Fall Fiona. Den Mann, dessen Namen Sie für Ray herausgesucht haben, der mit einer Vorstrafe. Vincent Carney hat schon einmal versucht, Fiona zu überfallen, und er ist ein verurteilter Sexualstraftäter. Es gibt mir zu denken, dass Charlie Lane darauf beharrt, er habe Fiona nicht entführt. Es gibt Elemente in seiner Geschichte, die in mir die Frage aufkommen lassen, ob er vielleicht in diesem Punkt die Wahrheit sagt. Er behauptet, er würde sich seine Opfer nie in der Nähe seines Wohnorts suchen, nachdem ihm das im Fall Mary Ellen fast das Genick gebrochen hätte. Und als er von dem Brief hörte, den wir bekommen haben, wirkte er ehrlich überrascht.«

»Verstehe. Sie fragen sich also, ob Fiona möglicherweise von jemand anderem entführt wurde – jemandem mit einem sexuellen Motiv?«

Tom zuckte die Achseln.

»Das ist immer eine Möglichkeit, Tom. Vielleicht ist der Freund, der sie schlägt, zu weit gegangen. Vielleicht hatte sie vor, den Polizisten zu outen, und er hat sie zum Schweigen gebracht. Keiner von beiden ist wegen einer Sexualstraftat vorbestraft, aber das ist keine unbedingt erforderliche Voraussetzung. Und seien wir doch mal ehrlich, der Kollege würde wissen, wie man eine Leiche loswird, ohne erwischt zu werden. Aber Carney – da ist der Tatverdacht am stärksten, würde ich meinen. Weil er schon einmal wegen eines ähnlichen Delikts verurteilt wurde.«

»Mir ist gerade etwas eingefallen«, sagte Ray.

»Red weiter.«

»Wir haben auf Carneys Grundstück nach einem möglichen Versteck gesucht. Aber könnte es nicht sein, dass er Fiona bereits irgendwo auf seinem Land verscharrt hat? Vielleicht steckt Healy mit drin – vielleicht hat er sie ermordet und Carney dazu gebracht, sie zu begraben, um ihn später beschuldigen zu können. Wem würden die Leute eher glauben, einem, wie hat er ihn noch mal genannt, Simpel, oder einem Polizisten?«

»Dorftrottel. Das war der Ausdruck, den er gebraucht hat. Nachdem er vorher eine leidenschaftliche Verteidigungsrede für Menschen mit Behinderungen vorgebracht hatte.«

Tom dachte über Rays Theorie nach. Möglich war es. Sie konnten morgen eine entsprechende Durchsuchung auf Carneys Land vornehmen. Mit Hunden.

»Danke, Natasha«, sagte er und gab ihr zum Abschied die Hand.

»Sehr viel helfen konnte ich ja nicht«, lächelte sie. »Und jetzt muss ich mich wieder diesem widerlichen Fall widmen. Familien, was? Total verkorkst. Entweder Liebe oder Hass, etwas dazwischen gibt es nicht.«

»Wollen wir schnell noch was essen?«, fragte Ray. »Ich sehe, dass dein Kopf immer noch raucht. Louise wird es mir nicht danken, wenn ich dich in diesem Zustand nach Hause schicke.«

»Sie ist bei Sean«, sagte Tom düster. »Sie hat mir verboten, ebenfalls hinzukommen. Ich soll gleich nach Hause fahren und mich hinlegen.«

»Na dann.«

»Willst du nicht lieber deine neue Freundin besuchen? Bei der Hitze im Krankenhaus lassen deine Blumen bestimmt schon die Köpfe hängen. Oder ein gut aussehender Arzt könnte Laura anbaggern. Bei dem wechselnden Erfolg, den du in dieser kleinen Liebes-Saga bislang vorweisen kannst, überrascht es mich, dass du sie so lange alleinlassen willst.«

Jetzt war Ray an der Reihe, niedergeschlagen auszusehen.

»Sie lassen mich nicht noch mal zu ihr. Ich hab schon angerufen. Ihre Familie war den ganzen Tag bei ihr, und jetzt braucht sie Ruhe, hieß es. Ich habe ihr einen dieser Riesen-Luftballons schicken lassen, auf denen ›Werde schnell gesund‹ steht.«

»Da wird sie ja begeistert sein. Ich bin also nur zweite Wahl, was? Na gut, du darfst mich einladen. Gehen wir doch zu diesem Italiener in Blanchardstown. Für die Pizza Vesuvio und den Barolo dort kann ich die Augen noch ein wenig offen halten.«

Sie trafen Willie am Empfang und teilten ihm ihren Plan mit. Er bot tapfer an, sie zu begleiten, und stöhnte, seine Frau würde ihn noch in den Wahnsinn treiben.

»Ich war ein bisschen traurig wegen June McGuinness«, sagte er, »und jetzt versucht sie schon den ganzen Tag, mich zu umsorgen. Sie ist hier aufgetaucht und hat mir mein Mittagessen vorbeigebracht! Wie wär's, wenn wir den Wagen stehen lassen, Jungs, und uns ein Taxi nehmen, damit ich mir ein paar Pints genehmigen kann?«

»Sie wollen nicht fahren?« Tom tat entsetzt. »Ich habe immer angenommen, wir würden die Pedale chirurgisch von Ihren Füßen entfernen lassen müssen, sollten wir je vorschlagen, anders als mit Ihnen am Steuer irgendwohin zu gelangen. Aber vielleicht sind Sie ja traumatisiert – das war ja ein eindeutiger Verstoß gegen die Menschenrechte heute. Man stelle sich nur vor, Ihre Frau bringt Ihnen das Mittagessen vorbei. Die hat vielleicht Nerven!«

Willie hob nur spöttisch eine Augenbraue.

Sie brauchten kein Taxi zu rufen. Ian Kelly war unten am Empfang und bot an, sie mitzunehmen. Blanchardstown lag auf seinem Nachhauseweg.

Es war ein Angebot, das er bald bereute. Auf der kurzen Fahrt wurde er die ganze Zeit von Willie, dem schlimmsten Rücksitz-Beifahrer der Geschichte, herumkommandiert und tyrannisiert.

»Nie wieder«, flüsterte Ian dem Inspector zu, als der die Beifahrertür schloss. »Dagegen sind die Sonntagsfahrten mit meiner Frau ja Gold.«

Tom winkte ihm hinterher, dann beeilte er sich, seine Kollegen einzuholen. Der Restaurantbesuch war eine gute Idee. Nach der Anspannung und der Trauer der letzten Tage war er froh über die Kameradschaft und eine angenehme Unterbrechung. Doch die Trauer wurde dadurch nicht geringer, und Tom spürte einen scharfen Schmerz im Magen, als er inständig wünschte, Sean wäre jetzt bei ihnen und June sicher zu Hause. Es war eine kleine Erinnerung daran, dass die Welt sich weiterdrehte, wie sein alter Freund gesagt hatte.

Sean hatte immer noch seine Söhne und Töchter und die Enkel, und natürlich Tom und Louise, die fast wie Familie für ihn waren. Sie würden in den kommenden Tagen und Wochen alle füreinander da sein müssen.

Wenn Tom gleich nach Hause gefahren wäre, hätte er außerdem den Abend nur in missmutiger Einsamkeit verbracht, und von Schlaf wäre ohnehin keine Rede gewesen.

Er holte Ray und Willie ein, als sie die Stufen zum Restaurant hinaufstiegen. Er grübelte noch über das Gespräch mit Natasha nach und war abgelenkt. Ihm war eine Idee gekommen, und er versuchte, sie zu durchdenken.

Der Inhaber des Restaurants führte sie an einen Tisch und scherzte mit Ray und Willie, als er ihnen die Weinkarte zeigte.

»Tom weiß schon, was er will, oder?«, sagte Ray.

Sein Chef antwortete nicht.

»Tom. Hallo?«

Der Inspector blickte auf. »Entschuldige, was hast du gesagt?«

»Welchen Wein wolltest du haben?«

»Oh, tut mir leid. Den Barolo, bitte.«

»Ein Pint für mich«, bestellte Willie.

»Ich habe nur Guinness oder italienisches Flaschenbier«, erklärte der Inhaber.

»Himmel, bloß nichts Fremdländisches. Guinness tut's auch.«

»Wir sind in einem italienischen Restaurant, also was meinen Sie mit ›nichts Fremdländisches‹?«, spöttelte Ray. »Was wollen Sie denn essen?«

»Hier gibt es doch Steak, oder?«

Ray schüttelte nur den Kopf.

Sie studierten die Speisekarte.

»Was denken Sie, Chef?«, fragte Willie.

»Ach, es ist wahrscheinlich nichts.«

»Ich meinte eigentlich die Speisekarte, aber wenn Sie so was sagen, ist normalerweise sehr wohl etwas.«

Tom lächelte. »Also, ich musste nur gerade an diese durchgedrückte Schrift denken, die Emmet auf dem Brief entdeckt hat, den wir bekommen haben, angeblich von Charlie Lane. Ich habe das Gefühl, ich komme jeden Moment darauf, was diese Zeichen bedeuten, es liegt mir auf der Zunge. Als würde ich über einen Begriff in irgendeinem blöden Kreuzworträtsel nachgrübeln.«

»Also, die Herren, Ihr Wein und ein Guinness. Wer möchte ihn probieren?«

»Er ist der Experte.« Ray deutete auf Tom.

Der Wein war absolut genießbar, hinterließ aber trotzdem einen bitteren Nachgeschmack in Toms Mund.

Denn als er einen Schluck nahm, war es ihm plötzlich sonnenklar.

Es gab keine Hoffnung mehr, Fiona Holland lebend zu finden.

Sie waren Idioten gewesen, als sie angenommen hatten, dass dieser Brief von Lane stammte.

Und es war auch kein Spinner gewesen.

Fionas Mörder hatte ihn geschickt.

41

Tom erwachte erfrischt und bereit für das, was getan werden musste.

Er drehte sich auf die Seite und betrachtete Louise, die friedlich neben ihm schlief. Sie war gestern erst spät nach Hause gekommen, aber er war noch wach gewesen, als sie ins Bett gestiegen war und sich an ihn gekuschelt hatte. Er hatte die Arme um sie geschlungen, und so waren sie eingeschlafen, doch irgendwann in der Nacht hatten sich ihre Gliedmaßen wieder voneinander gelöst.

Ihr kastanienbraunes Haar war ihr ins Gesicht gefallen, und er schob es ihr hinters Ohr und strich zärtlich über die Wange, die von der Morgensonne beschienen wurde. Sie schlug die Augen auf und schaute ihn an.

»Ich kann von Glück sagen, dass ich dich habe, das weiß ich.« Seine Stimme klang heiser.

»Da hast du verdammt recht.« Sie lächelte, aber es war ein trauriges Lächeln. Es schien nicht fair, dass sie so dankbar füreinander waren, während Sean an diesem Morgen allein aufwachen musste. Aber es war ja nur natürlich, dass sein Verlust sie an das erinnerte, was sie hatten.

»Dir ist klar geworden, was dahintersteckt, nicht wahr?«, sagte sie und musterte ihn.

»Der Fall? Ja. Woher weißt du das?«

»Du wirkst entspannter. Ich kann sehen, dass der Schleier sich gehoben hat. Deine Augen – sie wirken friedlich. Wenn du über irgendwas nachgrübelst, hast du einen abwesenden, fernen Blick. Du bist da und doch nicht da. Du weißt jetzt also, wo sie ist? Fiona Holland?«

»Nein. Aber das ist nur eine Frage der Zeit. Sie ist nicht irgendwo eingesperrt, fürchte ich. Fiona ist tot, da bin ich mir ganz sicher. Ich weiß auch, wer sie umgebracht hat. Ich werde heute Morgen zu ihm fahren.«

»Du bist nicht schon gestern Abend hin?«

»Nein. Er wähnt sich in Sicherheit. Der geht nirgendwohin.«

»Tja, dann mach ihm klar, dass er sich da irrt.«

Tom nickte und küsste sie, dann warf er die Bettdecke von sich und ging unter die Dusche.

Eine halbe Stunde später hielt Ray vor der Tür.

»Kaffee?«, fragte Tom und stellte einen Isolierbecher in den Getränkehalter des Wagens.

»Danke. Also los, legen wir diesem Arschloch die Daumenschrauben an.«

Der Inspector hatte ihm gestern während des Essens seine Theorie erklärt, und Ray war rasch zu derselben Schlussfolgerung gelangt.

Auf der Fahrt nach Meath planten sie ihre Vorgehensweise.

»Wir müssen ihn glauben machen, dass wir irgendwas Konkretes gegen ihn in der Hand haben«, sagte Ray, als er die Abzweigung nach Trim nahm. »Ich glaube kaum, dass er einknicken wird, nur weil wir ein bisschen Druck ausüben.«

»Ich weiß nicht«, sagte Tom. »Vielleicht spielt er uns in die Hände.«

Aber er war Rays Meinung. Wenn es sein musste, würden sie die Fakten manipulieren, um die Wahrheit aus dem Mann herauszubekommen. Die Ironie daran entging Tom keineswegs. Schließlich hatte er sich im Verlauf dieser Ermittlung sehr über das Fehlverhalten einiger Garda-Kollegen aufgeregt.

Caroline Holland öffnete die Tür. Sie hatte Fionas Sohn auf dem Arm, der die beiden Besucher neugierig anschaute. Er war frisch gebadet, sein weiches rotes Haar war frisch gebürstet, und in der Sonne wirkte seine Haut sehr hell. Er sah seiner Mutter und seiner Großmutter sehr ähnlich.

In Carolines Augen trat Hoffnung, als sie Tom sah, und dann Traurigkeit, als er langsam den Kopf schüttelte.

»Es tut mir leid, Mrs. Holland. Ich bringe keine guten Nachrichten.«

»Oh. Aber jetzt kann es ja nicht mehr lange dauern, oder? Sie müssen ihn doch zum Reden bringen können. Sie haben den Täter gefasst – Sie werden auch meine Tochter finden, das weiß ich.«

Sie winkte Tom und Ray herein und führte sie zu dem Wohnzimmer, in dem sie schon bei ihrem ersten Besuch hier gesessen hatten.

»Ist Richard zu Hause?«, fragte Tom und hielt ihr die Wohnzimmertür auf.

»Ja. Ich werde ihn rufen. Ah, da ist Nikki. Sie hilft mir mit Cían. Nikki, würden Sie bitte das Baby nehmen und Mr. Holland holen?«

»Natürlich.«

Nikki sprach mit französischem Akzent. Die Arme. Als sie nach Irland gekommen war, hatte sie vermutlich angenommen, sie hätte einen angenehmen Au-pair-Job bei einer netten Familie, und jetzt war sie mitten in einer Tragödie gelandet.

»Augenblick, Nikki«, sagte Tom. »Mrs. Holland, ist Fergus hier? Er sollte ebenfalls dabei sein.«

»Ja, ist er. Er und sein Vater gehen die Geschäftsunterlagen durch. Richard war in letzter Zeit nicht in der Firma, versteht sich. Aber nun, wo Fiona wieder zurückkommt – also, er überprüft, ob Fergus uns auch nicht ruiniert hat.« Sie lachte, aber es klang hohl und gezwungen.

Nikki nahm das Baby und ging, um die beiden Holland-Männer zu holen.

»Ich glaube, ich habe es beim letzten Mal nicht erwähnt, aber das hier war schon immer Fionas Lieblingszimmer«, sagte Caroline und setzte sich. »Wegen dem ganzen Grün. Sie findet es beruhigend. Gott, ich kann es kaum fassen. Unglaublich, dass jemand, den wir kennen, sie entführt haben soll. Also, kennen tue ich ihn nicht direkt. Aber ich weiß, dass er für uns gearbeitet hat. Wenn ich bedenke, dass wir selbst ihn in die Nähe unserer Tochter gebracht haben. Gott sei Dank sind Sie ihm auf die Schliche gekommen.«

Sie schloss die Augen und holte tief Luft. Fionas Mutter war immer noch angespannt vor Sorge, aber die Verzweiflung war verschwunden und durch etwas anderes ersetzt worden: Geduld. Sie war ruhig, denn sie glaubte jetzt, dass es nur noch eine Frage der Zeit war, bis ihre Tochter gefunden wurde.

Wegen dieser Hoffnung war Tom das, was er gleich tun musste, was gleich kommen würde, noch mehr zuwider.

Richard und Fergus traten gemeinsam ins Wohnzimmer. Beide Männer sahen Tom fragend an, aber er wusste, dass sich nur einer von ihnen um Fionas Wohlergehen sorgte. Der andere wollte wissen, was die Detectives wussten, er wollte wissen, weshalb sie gekommen waren.

»Danke, dass Sie uns empfangen«, begann er. »Wie ich schon zu Mrs. Holland sagte, es tut mir leid, aber ich bringe keine guten Nachrichten. Ich fürchte, Sie werden sich sogar auf eine sehr schlechte Nachricht einstellen müssen.«

»O mein Gott«, wimmerte Caroline. »Ist sie tot?«

Richard wurde bleich und griff nach der Hand seiner Frau.

»Wir haben sie noch nicht gefunden«, sagte Tom. »Aber ja, ich fürchte, sie ist tot. Ich fürchte auch, dass wir die ganze Zeit einen falschen Ermittlungsansatz verfolgt haben. Ich glaube, dass Fiona schon tot war, als sie als vermisst gemeldet wurde.«

»Moment mal«, blaffte Richard. »Sie haben ihn doch geschnappt, oder? Charlie Lane. Sie sagten doch, er hat die Frauen eine Zeit lang gefangen gehalten. Also kann er Fi noch gar nicht umgebracht haben, und wenn Sie ihre Leiche noch nicht gefunden haben – warum sagen Sie das alles? Warum quälen Sie uns so? Ich verstehe das nicht.«

»Charlie Lane hat Fiona nicht entführt«, sagte Tom sanft. »Ich kann es auch nicht wirklich begreifen. Aber Ihr Sohn sehr wohl, glaube ich. Nicht wahr, Fergus?«

Der junge Mann wirkte kurz geschockt. Dann sah er die beiden Detectives finster an und setzte seine übliche schmollende Miene auf.

»Was wollen Sie damit andeuten?«, stieß er heftig hervor.

Verwirrt blickten seine Eltern erst Tom an, dann Fergus und dann wieder Tom.

»Ich begreife nicht, wie jemand seine Schwester ermorden und seine Eltern in dem Glauben lassen kann, dass sie noch am Leben ist«, erklärte der Inspector. »Das erscheint mir besonders grausam.«

»Was sagen Sie da?« Richard war aufgesprungen. »Wie können Sie es wagen, meinen Sohn zu beschuldigen! Haben Sie den Verstand verloren?«

Seine Frau wirkte fassungslos.

Fergus blieb sitzen, das Gesicht hassverzerrt.

»Wie widerwärtig, so was zu behaupten«, knurrte er. »Glauben Sie, nur weil die Polizei Fis Leiche nicht gefunden hat, können Sie anfangen, ihre eigene Familie zu beschuldigen? Das ist doch krank. Sie sind krank, Inspector.«

»Nein«, sagte Tom. »Wir wissen, dass Sie es waren, Fergus. Es war ein verhängnisvoller Fehler, dass Sie uns den Brief geschickt haben.«

»Was für einen Brief?«, schrie Richard.

»Wir haben einen Brief bekommen. Der Absender wollte uns glauben machen, dass er von dem Serienmörder stammte. Darin stand, er habe Fiona und wir würden sie nie finden, also sollten wir lieber aufgeben.«

»Na, dann wissen Sie doch, dass er es war«, flüsterte Caroline zaghaft.

Der Inspector sah sie an. Richard Holland verwahrte sich wütend gegen die Anschuldigungen, doch seine winzige Frau hockte zusammengesunken auf dem Sofa und versuchte, sich in sich selbst zurückzuziehen, um das, was Tom sagte, nicht an sich herankommen lassen zu müssen.

Sie war unfähig, ihren Sohn anzusehen.

Eine Mutter weiß es immer, dachte Tom.

»Warum haben wir nichts von diesem Brief erfahren?«, schnauzte Richard. »Glauben Sie nicht, dass wir ein Recht hatten, es zu wissen?«

Tom hob eine Hand.

»Bei solchen Ermittlungen erhält die Polizei immer viele derartige Mitteilungen, Mr. Holland, und die meisten stammen von Spinnern. Wir können die Familie erst informieren, wenn wir sicher sind, dass die Mitteilung authentisch ist. Und in diesem Fall waren wir von der Echtheit nicht überzeugt. Es gab keine Unterschrift, und der Brief enthielt keinerlei Täterwissen über die übrigen Morde. Beispielsweise die Armbänder, die der Täter seinen Opfern mitgegeben hat. Diese Information wurde nicht veröffentlicht.« Tom wandte seine Aufmerksamkeit wieder dem jungen Mann zu, der ihn immer noch finster ansah. »Sie konnten also nichts davon wissen, Fergus.

Wenn Sie uns den Brief nicht geschickt hätten, wären wir vielleicht nie darauf gekommen. Aber Sie haben die Zeilen auf Ihren eigenen Notizblock geschrieben, und wir konnten die Buchstaben und Zahlen rekonstruieren, die auf einem der bereits abgerissenen Blätter standen. Es hat eine Weile gedauert, bis ich darauf gekommen bin. Ich hätte es an dem Tag wissen können, als wir Sie im Gartencenter aufgesucht haben. Sie haben Lane angewiesen, fünfhundert Säcke Dünger von einem Laster abzuladen. LI-G. 500. D-ER. Lieferung. Fünfhundert Säcke Dünger.«

Einen Moment herrschte geschockte Stille.

Richard brach das Schweigen. »Aber das ist doch lächerlich. Charlie Lane hat in unserem Gartencenter gearbeitet. Sie haben es selbst gesagt, er hat die verdammten Säcke entladen. Warum soll nicht er diese Buchstaben und Zahlen geschrieben haben? Wenn sie denn tatsächlich das bedeuten, was sie behaupten.«

Tom schüttelte den Kopf. »Charlie Lane war lediglich Auslieferer und Gärtner. Mit der Geschäftsführung hatte er nichts zu tun. Und wir haben noch mehr Beweise. Die Handschrift. Unsere Experten haben den Brief mit der handschriftlichen Wegbeschreibung verglichen, die wir von Fergus bekommen haben. Es ist dieselbe Handschrift, auch wenn Sie versucht haben, Ihre Schrift zu verstellen, Fergus. Die Experten konnten Sie damit nicht täuschen.«

Bei dieser Darstellung der Handschriftenanalyse hatte Tom es mit der Wahrheit nicht allzu genau genommen. Genauer gesagt, es war gelogen. Er hatte keine Ahnung, was aus Fergus' Wegbeschreibung geworden war. Wahrscheinlich hatte er sie in Charlie Lanes Wagen liegenlassen, als klar war, dass der Mann sie nicht brauchte, um Carneys Haus zu finden. Doch es sollte nicht schwer sein, eine weitere Schriftprobe von Fergus zu besorgen.

Eine Weile hatte Tom mit dem Gedanken gespielt, dass der Brief von Fionas Vater stammen könnte. An jenem Tag im Gartencenter hatte Fergus erwähnt, dass er jetzt die Geschäftsleitung innehabe, sein Vater aber immer noch für die Bestellungen zuständig sei. Doch damit war nicht gemeint gewesen, dass er die Bestellungen schrieb – er überprüfte sie nur. Letztendlich hatte sich Fergus dadurch verraten, dass er an jenem Tag so nachdrücklich erklärt hatte, der Serienmörder habe Fiona in seiner Gewalt und sie sei bereits tot. Ihre Eltern, auch der Vater, glaubten leidenschaftlich daran, dass sie noch am Leben war. Das merkte man ihnen an. Aber da war etwas in Fergus' Blick gewesen. Er wusste, dass sie tot war, und das lag nicht nur daran, dass er die Hoffnung aufgegeben hatte. Er wusste es, weil er sie umgebracht hatte.

»Nein.« Richard schüttelte den Kopf. Fergus selbst blieb bemerkenswert ruhig. »Das ist doch absolut lächerlich. Welchen Grund sollte Fergus gehabt haben, seine Schwester umzubringen? Er hat bei den Suchaktionen mitgeholfen! Ich muss Sie bitten zu gehen, Inspector. Das nächste Gespräch mit Ihnen werden wir nur im Beisein unseres Anwalts führen.«

»Ich fürchte, ich kann nicht gehen, ohne Fergus mitzunehmen. Und was die Frage angeht, warum er es getan haben soll, ich vermute mal, weil sie sich geweigert hat, auf ihn zu hören, habe ich recht, Fergus? Wollten Sie von ihr wissen, wer sie schlägt, und sie hat sich geweigert, es Ihnen zu sagen? Sie waren es so leid, nicht wahr? Diese Schwester, die im Dorf herumlief und mit jedem Kerl bumste, der vorbeikam. Wahrscheinlich auch mit Ihren Kumpels. Wie Sie selbst sagten, es war ein Albtraum, eine solche Schlampe zur Schwester zu haben.«

»Hören Sie auf!«, rief Caroline. »Sprechen Sie nicht so von ihr. Sie war keine Schlampe!«

»Ach, komm schon!«, schnaubte Fergus. »Mach die Augen auf, Frau. In diesem Punkt – und nur in diesem – hat der Inspector recht. Deine geliebte Tochter hat für jeden die Beine breitgemacht, der ihr einen verdammten Wodka spendiert hat. Sie war eine Nutte.«

Der Schlag hallte laut und klar durch den Raum. Richard Holland hatte seinen Sohn geohrfeigt, bevor sonst jemand reagieren konnte.

»Sprich nie wieder so über deine Schwester«, brüllte er. »Sie ist zehnmal so viel wert wie du.«

Fergus stand langsam auf, die Hand auf die Wange gepresst, und versuchte, sich von dem Schock zu erholen.

»Aber ja doch«, höhnte er. »Daddys kleiner Engel. Du warst ja immer überzeugt, dass die Sonne aus ihrem Arsch scheint. Sogar als sie einen verdammten Bastard geworfen hat, war sie immer noch das Goldmädchen. Sie hat nie einen verdammten Finger für die Firma gerührt, aber wenn du hättest wählen müssen, hättest du dich trotzdem jederzeit für sie entschieden und nicht für mich, oder?«

»Haben Sie Ihre Schwester deshalb umgebracht?« Auch Tom war aufgestanden. Hier bot sich eine Gelegenheit, die sie ergreifen mussten. Er hatte mit Ray darüber diskutiert, ob sie behaupten sollten, jemand habe gesehen, wie Fiona zu ihrem Bruder ins Auto stieg, um ihn zu einem Geständnis zu bewegen, aber das wäre riskant gewesen. Wenn er sie an irgendeiner entlegenen Stelle aufgegabelt hatte, hätte er gewusst, dass das geschwindelt war. Doch jetzt erkannte Tom, dass sie den jungen Mann nur genug reizen mussten, damit er gestand. Er war unberechenbar, eine tickende Zeitbombe, kein berechnender Mörder wie Charlie Lane. Seine Rolle bei Fionas Verschwinden wäre vermutlich längst ans Licht gekommen, wenn nicht die Ablenkung mit dem Serienmörder gewesen wäre.

Fergus lachte ihn aus.

»Ja doch. Klar, ich hab sie wegen einer kleinen Geschwisterrivalität umgebracht. Da muss es Ihr Haufen jeden Tag mit einem Massaker zu tun bekommen. Netter Versuch, Inspector.«

Caroline Holland stand vom Sofa auf und durchquerte den Raum. Sie schob ihren Mann zur Seite, blieb vor ihrem Sohn stehen und schaute zu ihm hoch.

Sie legte die Hände um sein Gesicht, zärtlich, wie jede Mutter es tun würde, die versucht, ihr Kind zu trösten.

»Hast du sie umgebracht?«, flüsterte sie in beschwörendem Ton.

Fergus' Gesichtsausdruck schwankte zwischen Wut und Verwirrung.

»Glaubst du, dazu wäre ich fähig?«, fragte er.

Caroline seufzte.

»Ich habe dich geboren, mein Schatz. Ich habe dich neun Monate in meinem Körper getragen und lag in den Wehen, um dich zur Welt zu bringen. Als ich dich in meinen Armen hielt, meinen Erstgeborenen, wusste ich, dass ich dich immer lieben würde. Egal, was kommt. Hörst du mich? Egal, was kommen mag. Du warst mein Baby. Ich habe dir mein Herz geschenkt. Du hast es immer noch, und du wirst es immer haben. Fiona konnte … schwierig sein. Ich verstehe das. Aber hast du ihr wehgetan? Ich muss es wissen.«

Tränen liefen ihr übers Gesicht.

Fergus schluckte und versuchte, ihre Hände wegzuziehen, aber sie hielt sein Gesicht fest umfasst.

Richard legte eine Hand auf ihren Arm. Sie schüttelte ihn ab. Es waren nur zwei Menschen im Raum – Caroline und ihr Sohn.

»Hast du sie getötet?«, fragte sie wieder. »Ich flehe dich an, sag es mir. Ich werde keinen Frieden finden, bevor ich es weiß. Keiner von uns wird Frieden finden. Es muss laut ausgesprochen werden, bevor wir es hinter uns lassen können.«

Tränen traten in Fergus' Augen. Er legte seine Stirn an die ihre und schluchzte auf.

Der Inspector konnte das geflüsterte »Ja« kaum hören.

Absolute Stille herrschte im Raum, dann schrie Fergus auf und wich vor seiner Mutter zurück. Fünf lange Striemen zogen sich über seine Wangen, Kratzer von ihren Fingernägeln. Er wich zurück, und sie stürzte sich auf ihn. Tom und Ray mussten sie zurückhalten. Richard Holland war wie gelähmt, unfähig, das gerade Geschehene zu verarbeiten.

»Wo ist sie?«, schrie Caroline. »Wo ist meine Kleine?«

Wie betäubt ließ Fergus sich aufs Sofa fallen. Stumm verfolgte er, wie seine Mutter gegen die beiden Männer ankämpfte, die sie zurückzuhalten versuchten.

Sie wollte ihn umbringen.

Trotz stieg ihrem Sohn ins Gesicht.

»Du hast gelogen«, knurrte er. »Du hast verdammt noch mal gelogen. ›Ich habe dir mein Herz geschenkt‹. Klar. Aber nur für ein paar Jahre, was? Bis diese Schlampe daherkam. Ich werde dir sagen, was ich mit ihr gemacht habe. Was ich schon direkt nach ihrer Geburt hätte machen sollen. Was man mit jeder räudigen Katze tut. Ich habe sie ertränkt. Verdammt, ich habe sie ertränkt. Jetzt zufrieden?«

Caroline heulte auf und sank zwischen Tom und Ray zu Boden. Richard Holland ließ sich auf das Sofa fallen, unfähig, sich auf den Beinen zu halten, unfähig, auch nur ein Wort hervorzubringen.

Tom wandte sich an den jungen Mann. »Fergus Holland«, sagte er. »Ich nehme Sie fest wegen des Verdachts, Fiona Holland ermordet zu haben. Sie brauchen sich nicht zu der Beschuldigung zu äußern, aber es könnte Ihrer Verteidigung schaden, wenn Sie bei der Vernehmung etwas verschweigen, das Sie später vor Gericht vorbringen werden. Alles, was Sie tun oder sagen, kann als Beweismittel dienen.«

42

Es war kein Tag für eine Beerdigung. Soweit Tom sich erinnern konnte, hatte das Wetter bei jeder Beerdigung, an der er je teilgenommen hatte, zur Stimmung der Trauergäste gepasst – peitschender Regen, düstere Wolken, bittere Kälte.

Doch an diesem Morgen beschien die Sonne die Grabsteine, und die Vögel sangen in den Platanen, die auf dem Friedhof wuchsen.

Aber vielleicht passte das auch besser zu June. Sie war ein sonniger Mensch gewesen. In der Kirche hatten sie ihre Lieblingsmusik gespielt, und es war kein rührseliges Stück gewesen, das alle nur noch mehr zum Weinen brachte. Louise hatte sich zu Tom hinübergebeugt und ihm ins Ohr geflüstert: »Kommt das nicht immer beim Pferderennen? Ich wusste gar nicht, dass June sich für Pferde interessierte.«

»Es ist ›Ein musikalischer Spaß‹«, hatte Tom erwidert, und als er die Verwirrung auf dem Gesicht seiner Frau sah, fügte er hinzu: »So heißt das Stück von Mozart. Sean liebt ernsthafte, schwierige Kompositionen, und June hatte den CD-Player in seinem Auto so programmiert, dass es jedes Mal kam, wenn Sean ihn anstellte. Sie hat immer gesagt, der Gedanke, wie er fluchte und nach seinen ›morbiden Requiems‹ suchte, würde sie zum Lachen bringen.«

Sie hatten beide gelächelt, froh darüber, dass Sean es seiner Frau ermöglichte, zuletzt zu lachen.

Tom legte den Arm fest um Louise' Taille, als sie am Grab

standen, vorgeblich, um sie zu stützen, in Wahrheit aber eher, um Trost in der Vergewisserung zu finden, dass sie da war.

Es standen noch mehr Beerdigungen an. Die fünf Opfer von Lane würden eine nach der anderen zur letzten Ruhe gebettet werden. Und bald würde auch Fiona Hollands Leichnam freigegeben werden.

Nachdem Fergus angeklagt worden war, hatte er schnell preisgegeben, wo Fionas Leiche zu finden war. Seine Eltern wollten nichts mehr mit ihm zu tun haben, und obwohl er den harten Mann markierte, traf ihn das ganz offensichtlich. Vielleicht glaubte er, sie würden ihm vergeben, wenn er kooperierte.

Er hatte erklärt, er habe seine Schwester auf der Straße aufgesammelt, nur eine halbe Meile von ihrem gemeinsamen Elternhaus entfernt. Sie war verprügelt worden, und er hatte wissen wollen, wer ihr das angetan hatte. Anstatt sein besitzergreifendes Verhalten als das zu sehen, was es war – dass er auf seine Art versuchte, ein guter Bruder zu sein –, hatte sie ihn angegriffen, ihm vorgeworfen, selbst scharf auf sie zu sein, und ihn »kranken Bastard« genannt. Als Fergus sie anbrüllte, hatte sie sich hinübergebeugt, um die Türverriegelung zu lösen, öffnete die Beifahrertür und sprang aus dem fahrenden Wagen.

Da es eine schmale Straße war und er langsam gefahren war, hatte sie sich dabei nicht verletzt. Aber irgendetwas an dieser leichtsinnigen Aktion hatte Fergus zum Austicken gebracht. Er war hinter ihr hergelaufen und hatte sie zurück zum Wagen gezerrt. Sie hatte ihn gebissen, als er versuchte, sie wieder ins Auto zu schieben, und da war er endgültig ausgerastet. Er hatte sie zu dem Fluss geschleift, den sie gerade überquert hatten.

»Du bist eine Schlampe mit einem dreckigen Mundwerk,

habe ich zu ihr gesagt, und ich wasche dir jetzt den Mund aus«, hatte er erklärt. »Und dann habe ich einfach ihren Kopf unter Wasser gehalten, bis sie aufhörte, sich zu wehren.«

Dort, unter der Brücke, nicht weit von ihrem Elternhaus entfernt, hatten sie ihren Leichnam gefunden. Man hatte sie nicht früher entdeckt, weil die Suchmannschaften aus Mangel an Mitteln jeweils nur einen Polizisten zugeteilt bekommen hatten, der die Suche der freiwilligen Helfer koordinieren sollte. Fergus hatte dafür gesorgt, dass ihm die betreffende Stelle zugeteilt worden war. Er hatte versichert, dass dort nichts war, und niemand hatte die Brücke ein zweites Mal überprüft.

Soweit Tom gehört hatte, war Bart Healy bei Fionas Eltern gewesen, um ihnen zu gestehen, dass er der Vater ihres Enkelkinds war. Tom wusste nicht, was den Mann dazu veranlasst hatte – vermutlich unangebrachte Schuldgefühle. Aber es lief nicht sonderlich gut für den Sergeant. Die Hollands wollten nicht, dass er Kontakt zu dem kleinen Cían hatte, und sie bemühten sich, wegen seiner Beziehung zu ihrer Tochter seine Entlassung aus dem Polizeidienst zu erreichen.

Tom überlegte, ob das alles auch ans Licht gekommen wäre, wenn man Fionas Leiche früher gefunden hätte.

Es war ein wirklich seltsames Zusammenspiel von Ereignissen, dass der Serienmörder Lane so dicht bei den Hollands wohnte und für sie gearbeitet hatte.

Ob sie Lane wohl je gefasst hätten, wenn er ihnen nicht während der Fahndung nach Fiona aufgefallen wäre, mit deren Verschwinden er gar nichts zu tun gehabt hatte?

Diese Fragen hatten bei Tom zunächst für schlaflose Nächte gesorgt, nachdem alles aufgeklärt war.

Doch nachdem er längere Zeit mit Linda darüber gesprochen hatte, stimmte er ihrer Einschätzung zu, dass schwierige Fälle meist nur durch eine Reihe merkwürdiger Zufälle aufgeklärt werden konnten. Dadurch und durch sorgfältige, gewissenhafte Ermittlungsarbeit.

Tom seufzte, und Louise warf ihm einen mitfühlenden Blick zu. Der heutige Tag war die traumatische Fußnote zu ein paar sehr langen Wochen.

Tom warf einen Blick auf Sean, der von seinen Kindern flankiert wurde. Einer seiner vielen Enkelsöhne stand vor ihm. Tom erkannte ihn, es war der kleine Fußball-Star, dessen Sonntagspiele Sean niemals verpasst hatte, bis Junes Pflege ihn zu sehr in Anspruch nahm und er nicht mehr hingehen konnte.

Sean, der entschlossen und beherrscht wirkte, hatte die Hände auf die Schultern des Jungen gelegt. Er hatte den ganzen Trauergottesdienst über die Fassung bewahrt, sogar eine wunderschöne Trauerrede gehalten, voller lustiger Anekdoten aus dem gemeinsamen Leben des Ehepaars.

Junes Krankheit hatte er erst ganz zum Schluss erwähnt, und auch dann hatte er nur darüber gesprochen, wie gut sie alles bewältigt hatte.

Der Pfarrer beendete seine Ansprache und bedeutete der Familie, ans Grab zu treten.

Sean hielt eine einzelne gelbe Rose in der Hand. Es war Junes Lieblingsblume gewesen, weil sie Freundschaft symbolisierte. Als er die Rose ins Grab fallen ließ, brach der Riesenkerl zusammen und wurde von heftigem Schluchzen geschüttelt. Seine Kinder verfolgten es mit Panik. Sie hatten ihren Vater nie anders als stark erlebt – seine kurz angebundene Art und sein heftiges Temperament waren legendär, selbst innerhalb der eigenen Familie.

Tom ging um das Grab herum, nahm Seans Arm und umarmte den Freund ganz fest. Er musste das Versprechen halten, das er June gegeben hatte, das Letzte, worum sie ihn gebeten hatte. Er musste sich um ihren Mann kümmern.

»Sie ist nicht mehr«, brachte Sean tränenerstickt hervor. »Meine Liebste ist nicht mehr.« Es tat Tom in der Seele weh, seinen Freund so verletzlich und in so tiefer Trauer zu sehen.

»Ich weiß«, sagte er mit einem Kloß im Hals. »Ich weiß. Hör mir zu. Sie blickt gerade in diesem Moment auf dich hinab, und sie denkt sich: ›Wohl wahr, du alter Knacker. Du hast den Boden verehrt, auf dem ich gegangen bin.‹ Und das stimmt, Sean. Das hat sie gewusst. Selbst am Schluss noch.«

»Selbst am Schluss noch«, wiederholte Sean. »Tom.« Er beugte sich vor und flüsterte seinem Freund eindringlich ins Ohr: »Sie hat es mit Absicht getan. Es gab kein Aneurysma. Sie hat den Wagen gegen einen Baum gesteuert. Sie wollte sich nicht selbst verlieren. Sie wollte uns nicht vergessen, und sie wollte nicht, dass wir mitbekamen, wie sie innerlich starb.«

Tom wich erschrocken zurück.

Und erkannte, dass es stimmte.

Vielleicht ist es besser so. Das waren Junes Worte gewesen. *Sonst hätte es sich so lange hingezogen.*

Sie hatte gewusst, dass sie dabei war, sich selbst zu verlieren, ihre Persönlichkeit zu verlieren, also hatte sie es selbst in die Hand genommen.

Sean nickte mit beherrschtem Gesicht. Schon gut, besagte seine Miene. Ich werde damit fertig. Sie wollte, dass ich damit fertigwerde.

Tom trat zurück, und Seans Familie übernahm. Alle umarmten ihn, bevor sie eine Blume ins Grab warfen.

Tom würde sich bereithalten, für den Fall, dass er gebraucht wurde.

Er würde da sein.

Danksagung

Wie immer gilt mein wärmster und größter Dank meinem Mann und meinen Kindern. Martin, Isobel, Liam, Sophia und Dominic, ich liebe euch mehr als alles andere auf der Welt.

Stef, Hannah, Kathryn, Rachel und dem Rest des wunderbaren Teams bei Quercus und Hachette danke ich für ihre unglaubliche Fachkompetenz und dafür, dass sie stets hinter mir stehen.

Ich danke den Grafikern, die immer ein so großartiges Cover entwerfen.

Und allen Mitgliedern meiner Familie, meinen Freunden und Nachbarn – ihr habt Tom Reynolds ins Herz geschlossen, und ich finde es wunderbar, wie sehr ihr diese Figur mögt. Insbesondere danke ich Catherine Conway, die für jede Buchvorstellung extra aus Großbritannien anreist. Ich danke Natasha Brennan Finnegan, die sich auf unseren Spaziergängen meine verrückten Plots anhört. Und Martin Stynes, Pearse und Roisin Doherty, die mir das Gefühl vermitteln, eine begabtere Autorin zu sein, als ich es vermutlich bin.

Vielen Dank an alle Literaturkritiker und Blogger für ihre positiven Kritiken und ihre Unterstützung. Schön, dass Sie den Leuten versichern, dass diese Bücher etwas taugen.

Ich danke den Leserinnen und Lesern – insbesondere den Damen (und dem Herren) aus der Warrenpoint Libary –, die durchs Land reisen, um die Reynolds-Bücher zu kaufen –

durch Sie war das Schreiben eine wunderbare Erfahrung für mich.

Ich danke allen, die sich freundlicherweise bereit erklärt haben, ihre Namen für dieses Buch herzugeben. Nun, nachdem ich sie angefleht, sie beschwatzt und belagert hatte – ihr schuldet mir alle ein Glas Wein. Eure Namen sind berühmt!

Und nicht zuletzt möchte ich meiner Agentin Nicola Barr danken. Wenn wir Iren uns zusammentun, sollte die Welt sich in Acht nehmen!

Ich danke euch allen.